パニック症と不安症への精神力動的心理療法

フレデリック・N・ブッシュ／バーバラ・L・ミルロッド／メリアン・B・シンガー／アンドリュー・C・アロンソン 著
貝谷久宣 監訳
鈴木敬生　坂井俊之　鈴木菜実子 訳

Manual of Panic Focused
Psychodynamic Psychotherapy-
eXtended Range

Fredric N.Busch／Barbara L.Milrod／Meriamne B.Singer／Andrew C.Aronson

金剛出版

Manual of panic-focused psychodynamic psychotherapy, extended range / Fredric N. Busch... [et al.].
© 2012 by Taylor and Francis Group, LLC
Routledge is an imprint of Taylor & Francis Group, an Informa business
Japanese translation rights arranged with The Marsh Agency Ltd.
through Japan UNI Agency, Inc., Tokyo

エピグラフ

　　　　人生の旅路なかばに
　　　正しき道をうしなひ，わが身の
　　　暗き林のうちにゐるのを見た。
　　　あゝ荒れすさみ分け入りがたき
　　この林の状を語るはいかに難きことよ。
　　　おもふだに恐れが新たになり
　　　苦しきこと死もこれに優るまじ。
　　　然し 彼處にてうけし惠みを説くため
　　　彼處にて私の見たことを語る。
　　　いかに彼處に入つたか良く述べ得ない。
　　　　眞の道を棄てたその瞬間
　　　　私は眠りに充ち滿ちてゐた。
　　　　しかし恐れにわが心を
　　　　貫きし谷のつきるところ
　　　　一の小山の麓にいたつて
　　　　仰ぎのぞみ，既にその肩の
　　　人をいかなる徑にも正しく導く
　　　遊星の光線を纏ひをるを見た。
　　　その説きわが心の湖にやどり
　　いと慘ましく夜を過させた恐れが
　　　　少しく鎭められた。
　　　かくて呼吸もくるしく海より
　　　濱邊に出た人の振りかへつて
　　　危ふかりし水を睨めるやうに
　　　尚も逃げゆくわが心は
　　嘗て人の活きて去りしことなき
　　　逕を眺めんとして後にむいた。

（ダンテ・アリギエリ（1265-1321）著，中山昌樹（1886-1944）譯『ダンテ・神曲』，新生堂．
地獄篇：大正拾三年七月十二日印刷，大正拾三年七月十五日發行）

目　次

エピグラフ 3
謝　辞 9
著者紹介 11
推薦の辞 13
監訳者の言葉 15

第1章　パニック症と不安症に対する精神力動的マニュアルの重要性
　　　　... 21
　　　背　景 21
　　　この本がなぜ重要か 26
　　　心理療法の治療マニュアルの有用性と限界 29

第2章　臨床素材　パート1 33

Part 1　理論的背景 37

第3章　基本的な精神力動的概念 39
　　　精神内的要因 39
　　　臨床上の現れ 49

第4章　精神力動的フォーミュレーション 57
　　　一般的原則 57
　　　PFPP-XR における精神力動的フォーミュレーションの修正 ... 61
　　　パニック症と不安症に対する精神力動的フォーミュレーション ... 64
　　　パニック症や他の不安症の中核となる葛藤 65
　　　パニックと不安の多様な機能 68
　　　パニックと不安のフォーミュレーションを発展させるための治療的アプローチ
　　　　... 69

第5章　パニック症と不安症の病因における発達の役割 73
　　　発達的脆弱性，葛藤，退行 74
　　　パニックと不安の治療と発達的視点 75

Part 2 治　療 ... 81

第6章　パニック焦点型精神力動的心理療法－応用領域の枠組み ... 83
　　精神力動的心理療法における一般的な治療の枠組み ... 84
　　精神力動的心理療法における治療枠組みの特定の構成要素 ... 85
　　PFPP-XR の特別な枠組み ... 91
　　治療の概観 ... 91

第7章　パニック症と不安症に適用する精神力動的心理療法の
　　　　いくつかの技法 ... 95
　　夢とそのほかの空想的素材との作業 ... 95
　　明確化と直面化 ... 97
　　意味のある解釈 ... 100
　　転移との作業 ... 102

第8章　初期評価と初期セッション ... 105
　　初期評価 ... 105
　　初期セッション ... 115
　　治療初期：症例 ... 121

第9章　パニック症と不安症に共通する精神力動的葛藤 ... 125
　　分離と自律性 ... 125
　　怒　　り ... 128
　　罪悪感と自己処罰 ... 132
　　性的興奮 ... 135

第10章　パニック症と不安症における防衛機制 ... 139
　　反動形成 ... 139
　　打ち消し ... 142
　　身体化と外在化 ... 143

第11章　徹底操作と終結 ... 147
　　徹底操作 ... 147
　　終　　結 ... 150

Part 3 応用領域 ... 155

第12章　広場恐怖症およびその他の恐怖症への精神力動的アプローチ ... 157
　　恐怖症および広場恐怖の症状の意味と葛藤 ... 158
　　恐怖性回避と広場恐怖に取り組む ... 159

第13章　社交不安症への精神力動的アプローチ……………………167
　　社交不安症の力動……………………168
　　社交不安症への精神力動的心理療法……………………169

第14章　全般性不安症への精神力動的アプローチ……………………179
　　全般性不安症の精神力動的要因……………………179
　　全般性不安症の精神力動的治療……………………181

第15章　心的外傷後ストレス障害への精神力動的アプローチ……………………187
　　心的外傷後ストレス障害における心的外傷以前の脆弱性に寄与する要因……………………189
　　心的外傷後ストレス障害のための精神力動的フォーミュレーション……………………190
　　心的外傷後ストレス障害への精神力動的アプローチ……………………192

第16章　不安に関連したパーソナリティ障害への精神力動的アプローチ……………………199
　　依存性パーソナリティ障害……………………200
　　回避性パーソナリティ障害……………………204
　　強迫性パーソナリティ障害……………………206

第17章　パニック焦点型精神力動的心理療法－応用領域の実施において
　　よく起こる問題……………………211
　　不安の経験をはっきりと話せない患者……………………211
　　治療者ができることは何一つ助けにならないと確信している患者……………………213
　　具象的に思考する人……………………217
　　症状への情緒的結び付き……………………220

第18章　臨床素材　パート２――精神力動的フォーミュレーションと治療効果……………………223
　　最初のフォーミュレーションと介入……………………224
　　Aの自身の感情からの分断を取り扱う……………………225
　　Aの葛藤的な怒りを取り扱う……………………229
　　Aの罪悪感を取り扱う……………………236
　　彼の母親の喪失と構造の必要性を取り扱う……………………237
　　分離と喪失の恐れを同定し取り扱う……………………241
　　喪失を回避する手段として，葛藤と疾患を同定する……………………244
　　父親との競争をめぐる葛藤を取り扱う……………………247
　　性的な感情をめぐる葛藤を取り扱う……………………254
　　母親の喪失へのさらなる喪の作業を伴う終結を取り扱う……………………256

あとがき……………………263
文　　献……………………265
訳者あとがき……………………275

謝　辞

　本書の執筆につながる研究は，米国国立精神保健研究所（R01 MH70918-01A2）およびDeWitt Wallaceによって創設されたニューヨーク・コミュニティ・トラスト基金からの寛大な寄付なくしてはなし得なかった。
　私たちは，Rolf Sandell 博士，Pavel Snejnevski 博士，そして Manfred Beutel 博士らによる他の現場でのパニック焦点型精神力動的心理療法－応用領域（PFPP-XR）の研究への貢献に対して感謝したい。また，Marie Ruddenの内省機能と心的外傷後ストレス障害に関する研究に感謝したい。

著者紹介

　Fredric N. Busch 医学博士は，Weill Cornel Medical College の精神医学准教授，および Columbia University Center for Psychoanalytic Training and Research の教職員を務めている。彼の著書と研究は精神分析と精神医学の結びつきに着目しており，特定の疾患に対する精神力動的アプローチ，精神分析的研究，精神分析と薬物治療といった内容を含んでいる。彼は，特定の疾患に対する精神力動的アプローチに関する3つの著書（『パニック焦点型精神力動的精神療法マニュアル（APA, 1997）』，『うつの精神力動的治療（APA, 2004）』，『青年期パニック障害に対する精神力動的アプローチ（Krieger, 2004）』）を共同執筆している。彼は Psychoanalytic Inquiry の編集委員であり，その他にも『心理療法と薬物療法：統合における課題（Analytic Press, 2007）』の共著者（Larry Sandberg と），『メンタライゼーション：理論的考察，研究結果，および臨床的意義（Routledge, 2008）』の編者でもある。

　Barbara L. Milrod 医学博士は，Weill Cornel Medical College の精神医学教授，そしてニューヨーク精神分析インスティテュートおよび Columbia University Center for Psychoanalytic Training and Research の教職員を務めている。彼女は，米国国立精神保健研究所（NIMH）および財団によって資金援助された臨床調査研究の研究責任者を多数務め，広場恐怖を伴うまたは伴わないパニック症に関して，精神疾患の分類と診断の手引き第4版（DSM-IV）において初めてマニュアル化された精神分析的心理療法の開発，検証，そして効果の実証を手がけた。Milrod 博士は，精神分析分野への重要な貢献に対してニューヨーク精神分析インスティテュートから the Heinz Hartmann Junior 賞，論文"A Pilot Study of Psychodynamic Psychotherapy in 18- to 21-Year-Old Patients with Panic Disorder"において米国児童青年精神医学会から the Norbert and Charlotte Rieger 賞精神力動的心理療法精神医学部門，ニューヨーク精神分析インスティテュートによる卓越した研究に対して the Matthew

Silvan Research/Clinical Scholar 賞，ドイツ・ベルリンの国際精神分析協会から the Psychoanalytic Research Exceptional Contribution 賞，2007 年の精神分析分野における最優秀学術論文に対して米国精神分析協会から the 1/09 APsaA Scientific Paper Prize 賞，そしてニューヨークでの the APsA 厳冬期ミーティングにおいて発表された "Symptom-Specific Reflective Function" に対して the APsA stuart Hauser 賞 2009 年最優秀ポスター部門を受賞している。

Meriamne B. Singer 医学博士は，Columbia College of Physicians and Surgeons の精神医学臨床学准教授，Weill Cornell Medical College の研究員，および Clumbia University Center for Psychoanalytic Training and Research の教職員を務めている。彼女は，パニック焦点型精神力動的心理療法－応用領域の開発と訓練に携わっている。

Andrew C. Aronson 医学博士は，Mount Sinai School of Medicine の精神医学准教授，Ambulatory Psychiatry Services at Mount Sinai Medical Center の医師，Weill Cornell Medical College の精神医学非常勤研究員を務め，そしてニューヨーク精神分析インスティテュートのメンバーであり the Mount Sinai Department of Psychiatry で上級リエゾン役割を務めている。彼は，the Mount Sinai Department of Psychiatry にて精神力動的心理療法訓練のカリキュラムおよび臨床指導者として 10 年以上，the Mount Sinai School of Medicine において Medical Student Mental Health の指導者として 20 年以上務めている。彼は，Mount Sinai で精神医学における Teacher of the Residency and Educator of the Residency 賞を，そして the Institute of Medical Education から the Excellence in Teaching 賞を受賞している。彼は気分，精神病，そして不安に関連した障害に関する学術論文および出版物の共同執筆者である。

推薦の辞

　今や，わが国にあっては，認知行動療法（CBT）の全盛時代である。先日，パニック発作を持った患者からCBTを受けるべきか相談され，また，ある母親が強迫症の息子にCBTを受けさせたいと強引に専門のクリニックを受診させる光景を目の当たりにしたばかりである。いずれも，精神医学関連書を読むと，これらの不安症（障害）はCBTでないと治らないということが書いてあるというのである。このようなときに，何故に精神力動的心理療法なのか。
　そもそも，米国での精神分析離れの発端は，1950年代初めになされた精神分析療法の治療効果をめぐる研究で散々たる結果しか出なかったことにある。一方で，精神分析を批判するかたちでJ・ウォルピの「系統的脱感作療法」が，さらにはA・ベックの「うつ病の認知療法」が開発され，その効果の確かさが客観的に示されたことによって，症状を目指したこれらの治療的接近が世の耳目を集めるようになったことを忘れてはならない。その中で，適応を拡げた認知行動療法が精神科臨床の中で確固たる地歩を固めていった。それから20年。CBTの実践がさらに重ねられているのである。しかし，留意しておくべきは，精神疾患が人間存在の魔物だということである。CBTがいかに完成品であろうとも，所詮，人智のなすところには限界のあることを忘れてはならない。私は，最初からCBTにも反省期がやって来るとは考えていた。わが国ではまだ勢いは衰えないが，この道での先進国である米国では，すべてのケースがCBTによって必ずしもうまくいかない，という研究結果が出はじめたという。
　これこそが，本書で紹介されている「パニック焦点型力動的心理療法」（PFPP）が登場した時代的背景である。本書は，まずPFPPが編み出され，それに実践が重ねられる中で改訂が加えられ，さらに洗練されてでき上がった「パニック焦点型力動的心理療法－応用領域」PFPP-XRの説明が中心となっている。
　この治療的接近にどのような特徴があるのか。
　1980年のDSM診断の登場以来，表面に現れた諸症状を組み合わせて把握された状態を記載して疾患単位とし，それに的を絞った接近が主導的役割を果た

す精神医学ができ上がったことは周知の通りである。その状態があたかも脳内過程の直接の反映であるかの印象さえ与えるようになっている。それだけに，薬物療法とCBTが時代の脚光を浴びるに至った。ところが，精神分析的思考を大事にする力動的精神医学では，表面の諸症状や状態の背後には，これらを形成する精神力動的基盤があると考える。つまり，表面の症状だけを標的にしていただけでは片手落ちであるという考えをもっている。したがって，薬物療法とCBTを中軸にした精神医学的接近の万能感に陰りが見え始めると，これまで排斥されてきた精神分析的思考に基づいた治療的接近が頭をもたげてきたのである。それを現実化させたのが本書で語るPFPPであるといってよい。

　本書の著者らが，その実践を積み重ね，工夫をこらしているうちに次第に変化が生じる一方で，不安症（障害）と呼ばれるいくつかの状態，パニック症，全般性不安症，社交不安症，強迫症，さらにはC群のパーソナリティ障害に共通する精神力動があり，PFPPがより広い領域への適応をもつに至るという収穫があったことも見逃せない。

　ただここで，力動的精神医学と精神分析が不即不離の関係にあるだけに，PFPPが精神分析的概念を採用し，その実践に活用しているとはいえ，非常に専門化した精神分析療法とは一線を画していることに留意しておく必要があろう。精神分析的な訓練を受けなくても，より簡便なPFPPのトレーニングを受けることによって実践可能になるということである。そういう意味では，これまで，精神分析か，CBTかといった二者択一的な対立の構造が形成されがちであったが，このPFPPにはむしろ認知行動療法と補完的な協働的関係を形成する可能性があるように思う。換言すれば，一人の精神科医が両方のやり方を自在に操ることができるようになれば，疾病論も変わるであろうし，治療的態度も柔軟性をもってくるであろうという期待をもたせるということである。楽しみな書物である。

　最後に，臨床の現場にあって何時もその実践のあり様を模索し，わが国の精神医学的臨床のリーダーとしての役割を果たさんと，努力を積み重ねておいでの貝谷久宣先生の肝煎りのお仕事だけに，一人でも多くの臨床家が手にされんことを願っている。

ひもろぎ心のクリニック　牛島　定信

監訳者の言葉

　私は根っからの生物学的精神医学を信奉する精神科医であった。精神分析学や精神力動的精神療法からは全く遠い立ち位置で臨床活動をしてきた。45年前，大学病院精神科に入局した当時，統合失調症の入院患者の精神分析療法を目の当たりにして，患者を哀れに思うだけでなく，その治療医の医者としての人間性を疑ったことがあった。要するに私は長い間，精神分析にはネガティブな印象を持ち続けてきた。

　私は殆ど毎年米国精神医学会に出席している。先日，25年間永続会員の表彰を受けた。この米国精神医学会の会員申込用紙には精神分析をしているかどうかを質問する欄があった。当時は，精神分析医の入会には厳しいチェックがあったためであると考えられる。であるから，この学会に出席しても精神分析に関する演題もトピックスもほとんど気づかれなかった。ところが，7，8年前にこの学会に出席し，新刊図書の展示場で『Psychodynamic Psychiatry in Clinical Practice Fourth Edition (Glen O. Gabbard, 2005)』という本が一番目立つところにおいてあった。この本は米国精神医学会の傘下のAmerican Psychiatric Publishingからのものである。この時，私は21世紀の精神医学に精神分析のリバイバルが起こってきているのだと感じた。私は専門外であるのにもかかわらずこの本を購入した。それは，本書『Manual of Panic Focused Psychodynamic Psychotherapy：eXtended Range』の著者Milrodらのパニック症論文[1]をAmerican Journal of Psychiatryで見かけていたからであろう。その後，Milrodらはパニック症の精神力動的精神療法のランダム化比較試験の論文[2]を正式に報告している。不安症に対する力動的精神療法の作用は最新のレビュー研究によれば平均効果率は0.64で，従来の精神療法との効果に有意差は認められていない[3]。このような状況下で本書を見つけ，パニック症を専門とする臨床家として是非とも翻訳したいと考えた。そして，海外で育ち精神分析学を勉強する鈴木敬生氏と出会い本書の刊行の運びとなったのである。

　元来は神経解剖学者であったFreudは，"心理学における我々のすべての予見

的な考えの基にある器質的構造が分かる日が来ることを，我々は繰り返し思い出さなければならない"と言っている．しかし，その後長い期間にわたり精神分析学と生物学的精神医学はお互いに独自の道を歩んでいた．しかし，前世紀最後の年に記憶に関する脳科学者であるKendel ER[4]により生物学と精神分析学の統合に関する総説がものにされている．そして21世紀になり技術革新が著しい脳科学は精神力動的精神療法による脳変化を明らかにしてきている．最近のレビューによれば，脳画像研究がなされたうつ病や不安症の精神力動的精神療法研究は11編あり，116人の患者と94人の健常対象者が検査対象とされた．その結果，治療効果に見合って辺縁系，中脳，および前頭前野においてシナプス，神経伝達関連物質の代謝活性が正常化していることが確かめられている[5]．

　一方，精神分析学の領域からこのようなハードな精神医学に警鐘が鳴らされている．現代の力動的精神療法研究者の代表の一人であるGabbard G[6]は次のように述べている．"ヒポクラテスの言葉「ある人がどのような病気を持っているかということよりもどんな種類の人がその病気を持っているかを知ることがより重要である」がほとんど忘れられている．このような時代に精神分析的思考は今までにかってないほどの重要性を持ってくる．まさに，精神分析学的精神医学の真髄は一人一人特異な様相を呈する人の個別性に目を向けることである．治療者に病気を持った人格を治療する．病気へのアクセスと同じように人格へのアクセスを試みる必要がある．それには患者に心地よい患者－治療者の人間関係を構築し，症状を聞きだし，病気の不快さを知り，病状を理解し討論できるようにすることが大切である．患者の人格と治療者の人格の良き相互関係を保つことが必要であるが，精神力動的精神療法の治療中にはいつもそうであるとは限らない．つまり，治療者－患者の治療関係は一連の技術というよりも生身の人間同士のぶつかり合いであり，結局それが予後を決定づけることになっていくものである．"

　このようなことを耳にすると，臨床精神薬理医を自認する監訳者は，精神力動的精神療法は難しい領域であると恐れをなす一面，一人の患者と長く付き合ってきた臨床医として多少ともわからないでもないなと感じている．まあ，いずれにしろ，この本が精神力動学を専門とする人にも生物学的精神医学者にも読まれ，パニック症という病気の一側面の理解に役立つことを心から願う次第である．

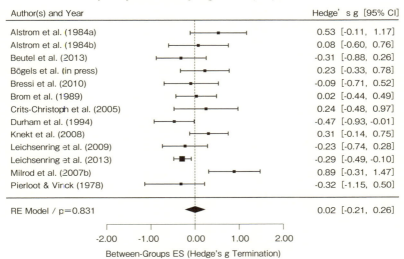

図1 不安障害に対する精神力動的精神療法と従来の精神療法の比較，両者に有意差は認めなかった。

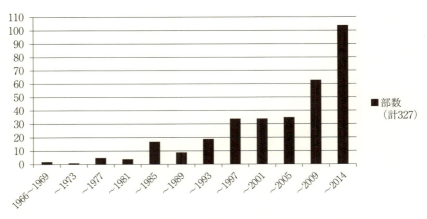

図2 "anxiety disorders" " psychodynamic psychotherapy" が含まれている論文数（PubMed1966〜2014の4年ごとの推移）

文　献

1) Milrod, B. L., Busch, F., Leon, A. C., Shapiro, T., Aronson, A., Roiphe, J., Rudden, M., Singer, M., Goldman, H., Richter, D., Shear, M. K. (2000) Open trial of psychodynamic psychotherapy for panic disorder: a pilot study. Am J Psychiatry, 157 (11), 1878-80.
2) Milrod, B., Leon, A. C., Busch, F., Rudden, M., Schwalberg, M., Clarkin, J., Aronson, A., Singer, M., Turchin, W., Klass, E. T., Graf, E., Teres, J. J., Shear, M. K. (2007) A randomized controlled clinical trial of psychoanalytic psychotherapy for panic disorder. Am J Psychiatry, 164(2), 265-72.
3) Keefe, J. R., McCarthy, K. S., Dinger, U., Zilcha-Mano, S., Barber, J. P. (2014) A meta-analytic review of psychodynamic therapies for anxiety disorders. Clin Psychol Rev, 34(4), 309-23. doi：10.1016/j. cpr.2014.03.004. Epub 2014 Mar 24.
4) Kendel, E. R. (1999) Biology and the Future of Psychoanalysis：A New Intellectual Framework for Psychiatry Revisited. Am J Psychiatry, 156, 505-524
5) Abbass, A. A., Nowoweiski, S. J., Bernier, D., Tarzwell, R., Beutel, M. E. (2014) Review of psychodynamic psychotherapy neuroimaging studies. Psychother Psychosom, 83(3), 142-147. doi: 10.1159/000358841. Epub 2014 Apr 12.
6) Gabbard, G. (2014) The Person with the Diagnosis. http://psychnews.psychiatryonline.org/newsarticle.aspx?articleid=1847457

医療法人和楽会パニック症研究センター
貝谷　久宣

パニック症と不安症への精神力動的心理療法

第1章

パニック症と不安症に対する精神力動的マニュアルの重要性

背　景

　数十年間，精神分析の領域は科学的研究の基盤をその規範に不可欠なものとすべきかどうか悩み続けてきた（Busch & Milrod, 2010；Luyten, Blatt, & Corveleyn, 2006；Milrod & Busch, 2003a）。数ある理由の中でも特にこの理由のために，注目すべき例外（Gerber et al., 2011）を除いて，科学的な信憑性が高く，信頼性を持って再現可能な効果研究が行われずにきてしまっており，精神保健従事者や一般の人々に特定の精神疾患に対する精神分析的治療の有用性について情報を提供することができないでいる。科学的に認められた他の精神科治療が実効性のある研究基盤を持つ中で，精神分析の領域では相対的にそうした研究基盤の発展が停滞しているために，精神分析的治療は入手可能な精神科治療の治療ガイドラインから次第に排除されてきてしまった（Busch & Milrod, 2010；Milrod & Busch, 2003b）。幸いなことに精神分析的治療をより体系的に評価することの必要性は次第に認識されるようになってきており（Kernberg, 2006），それが治療ガイドラインの中に反映され始めている。『パニック症患者の治療のための実践的ガイドライン Practice Guidelines for the Treatment of Patients With Panic Disorder』の改訂版（APA, 2009）では，パニック焦点型精神力動的心理療法（Panic Focused Psychodynamic Psychotherapy：PFPP）についてこれまで以上に詳しく論じられていて，そこでは Milrod, Leon, Busch, Rudden, Schwalberg, Clarkin らの研究（2007）に基づいて「こうした研究結果はパニック症の治療として PFPP を用いることに初めての支持を提供しており，この

分野でのさらなる研究の必要性を示唆している」(p.53) と結論づけている。『ガイドライン』の出版以来，パニック症や広場恐怖を持つ患者に対する PFPP への支持がさらに積み重なってきている (Subic-Wrana, Knebel, & Beutel, 2010)。こうした流れの中で私たちは不安症に対する『パニック焦点型精神力動的心理療法マニュアル』(パニック焦点型精神力動的心理療法－応用領域：PFPP-XR) を改訂し拡張を加えてきた。今回のマニュアルでは最後のもの (Milrod, Busch, Cooper, & Shapiro, 1997) と比べてより広範にその方法についての説明を記載する予定であるが，ここで概要を述べる介入法はすべて，これらの患者が示す多様な併存疾患に取り組んできたこれまでの私たちの調査研究の中ですでに用いられてきたものである。

　この 10 年間，私たちの研究グループは最初の治療マニュアル (Milrod et al., 1997) を用いて臨床試験を実施してきた。この仕事の中で私たちは，種々さまざまな心理療法家がこの介入法を行えるようにトレーニングしてきた。最初の研究の中で私たちの研究に参加した心理療法家は全員，米国精神分析学会が認めた精神分析的トレーニングプログラムを修了した精神科医および心理学者であった。調査の範囲を広げるに従い，精神分析家の訓練候補生，ヨーロッパから来た精神分析家，精神分析とは関係を持たないベテランの心理力動的臨床家，ベテランの対人関係療法家，CBT の心理療法家，まだ主となる臨床的オリエンテーションを決めていない心理学専攻の大学院生に対してもトレーニングを行うようになっている。私たちの訓練生のほとんどは上手に PFPP を実施している。

　この仕事を種々さまざまな心理療法家に広めていく中で，そしてより一般化された患者集団に対して PFPP を利用する経験が増えていくに伴って，私たちは最初の心理療法治療マニュアルで適切に説明できていなかったり書かれていなかったりする領域が存在することに気づいた。私たちは二地点 PFPP 研究〈two-site PFPP study；Milrod, B., Barber, J. P. (co-PIs)，パニック症に対する力動的治療 vs CBT, NIMH 2-site R01 MH070918〉の共同研究者であり，ペンシルバニア大学精神医学科の心理学教授である Jacques Barber 博士がこうした不明点を明らかにして注目し続けるよう私たちを励ましてくれたことに感謝している。今回のこの改訂版マニュアルは，効果を示した私たちの有効性研究で実践されてきた PFPP についてより明確な説明的記述を提供している

と考えている。

　加えてPFPPは，ランダム化比較試験で正式に研究されてきたわけではないものの，臨床場面や症例研究において複数の診断にわたって効果が期待できるものとして登場している。精神保健の領域で診断を超えて役に立つ治療法を開発しようという試みが高まっている中で，私たちはPFPPが不安症全般，特に社交不安症や全般性不安症や心的外傷後ストレス障害に対し，そしてC群パーソナリティ障害に対してどのように用いることが可能かを説明しようと取り組んできた。PFPPを用いた仕事の中で私たちは不安症とC群パーソナリティ障害にはある共通する力動が存在することを観察してきた。また同時に，いくつかの特性や力動が特定の診断に対して他の診断以上に影響を及ぼしていることにも気づいた。たとえば，このマニュアルで論じられているすべての不安症とC群パーソナリティ障害に共通する力動には，分離をめぐる葛藤，怒りをめぐる葛藤，自律的機能の発達をめぐる葛藤，そして性愛をめぐる葛藤，これら葛藤の増大が含まれている。それらの力動にはまた，防衛としての打ち消しおよび反動形成[脚注1]も含まれる。こうした診断のすべてにわたって，不安とそれによって引き起こされる障害が患者を罰する働きをしている。それは，彼らが受け入れがたいと見なしている競争的希求のためである。診断間で個々に異なるものとしては特に，広場恐怖に見られる「安全な」場所と「安全でない」場所の魔術的割り当てがある。そこでは，空間の物理的具象化は，防衛された内容を象徴すると同時に，恐怖場面の同伴者[脚注2]として見出された重要な愛着対象に対する支配も象徴している。社交不安症では他者からの批判への没頭と自己顕示欲的葛藤がとりわけ特徴的であり，全般性不安症を持った患者では葛藤的な感情や願望への恐怖から生じた持続的な過覚醒が特別な重要性を持っている。

　特定の診断においてより特異的なものとして記述されるこうした特徴はすべて，その他の不安症のいずれかを持つ患者においても存在する可能性があるものである。私たちはPFPP-XRによってこうした診断に共通する力動をどれほ

脚注1）反動形成：本書pp.139〜141参照。
脚注2）恐怖場面の同伴者：phobic companion. 恐怖症患者が恐怖場面に出て行くことを可能にする同伴者。（出典なし）

表 1-1 精神力動論とパニック／不安スペクトラム患者への介入との関係性

	PFPP-XR における精神力動論	PFPP-XR の治療戦略
パニック症と不安症の症状 (外見上)出し抜けのパニック発作	パニック発作は特定の無意識的葛藤／空想から生じる。パニック発作は象徴的意味を担っている。患者がこの意味を理解すると、パニック症状は消失する。	パニックの情緒的意味に注目する。つまり症状の心理的意味を特定し解釈する。誘因の情緒的意味を探索し解釈する。患者が内的情緒状態を理解することを援助する。これによって、増大したリフレクティブ機能で症状についてメンタライズする能力を高める。
広場恐怖	広場恐怖は重要な愛着対象を支配する無意識的方法である。そしてそれと同時に、攻撃性の否認として働く、脅威のない子どものような立場を保っている。	愛着対象に対する怒りの取り扱いを探索する。攻撃を回避する必要性を解釈する。その回避は、依存性や操作的な心配ながらな愛情欲求として怒りを表現することによっている。怒りについて率直に話し合い、それを正常なものとし、中和する。広場恐怖や恐怖場面の同伴者によって子どものような立場を維持する方法に焦点を当てる。
分離不安	分離の恐怖は必ず転移の中で生じ、それによって終結がこの問題に触れる重要な時期となる。	分離の恐怖を理解し変化させるために転移関係を探求する。転移は、情緒的に鮮やかな実例である。終結の情緒的意味は、治療の最後の第3段階で触れるべき重要なテーマである。
適切な大人の自律性を確立することへの不安	パニック症、社交不安症、全般性不安症、自律性への葛藤と恐怖がよく見られ、転移の中に現れる。自己主張と競争が破壊的怒りと混同され、葛藤を生み出す。	PFPP-XRが患者の受身性に焦点を当てることによって自律性についての葛藤が強調される。怒りの中和と理解に焦点を当てることにより、依存への欲望を脅威ではないものにする。

第1章 パニック症と不安症に対する精神力動的マニュアルの重要性　25

社交不安	自分を誇示したい、そして他者に勝りたいという葛藤的な願望を背負わされる。それは、競争的な誘発的処罰と結び付くからである。潜在する不適切な攻撃性へと人望と失望との大空想を生じさせる。	不適切感、葛藤的な攻撃性、罪悪感があり高度に防衛される。これらを探索する大的な空想、された自己顕示的な空想、自分や他者を過度に批判的に評価している中でこうした力動が出現している時に、患者がそれぞれを特定するよう援助する。これによってリフレクティブ機能が高まる。
全般性不安症	覚ぐことができないこと、常に警戒を維持する必要がある。これは、しばしば無意識的な葛藤的な願望が手に負えなくなることへの恐怖と関連している。	症状や不安に結びついている内的衝動への恐怖に焦点を当てる。内的衝動には、攻撃的なものが含まれる。過度の警戒状態の基礎となっている愛情的なものを特定する。
心的外傷後ストレス障害	圧倒的な外傷が、解離と、外傷の無意識的反復を引き起こす。外傷の加害者への怒りが攻撃者との同一化を導く可能性があり、それが今度は罪悪感を持続させる。	解離の意味と影響の理解に焦点を当てる。つまり、外傷によって引き起こされた同一化を唱えている葛藤の源泉を特定する。攻撃者との同一化を含む罪悪感を処罰しようとする衝動を減少させる。患者が自分をつながっている、外傷での無力さという状態が入れ替わる受け身性と依存という状態に焦点を当てる。
C群パーソナリティ障害	慢性的な受身性、回避、依存は、自律性の重篤な制止と攻撃性を感じていることの顕著な特徴である。	葛藤的な攻撃性にPFPP-XRが焦点を当てることによってそれを中和し、自律的機能の改善、より強く自己主張できること、行動を起こすことへの葛藤を減少させること、患者を心配してくれる他者への必要性が減少することと、行動をはっきりさせることで受身性とに導く。PFPP-XRは転移の明確化によって受身性と依存性に焦点を当て、より大人の行動を促進する。
併存するうつ病（現れた時）	葛藤的な攻撃性、罪深くく否定的な自己評価、抑うつ症状、身体的攻撃性とパニック症状と不安症状を導く。	葛藤的な攻撃性にPFPP-XRが焦点を当てることによってそれを中和し、自律的機能の改善、より強く自己主張できることへと導くく、これによって罪悪感が緩和され、自律性の改善とともに、自己への否定的な見方が改善する。

ど説明できるか，それら診断間の違いにどれほど対応できるか，そしてまたそれによってこの広いスペクトラムを持つ障害の治療に PFPP-XR がどれほど活用できるかを明らかにする。

　表1-1には，特定の症状や障害に対する PFPP-XR 理論の概説とアプローチが示されており，後の章ではそれらを深めて記載している。私たちはこの PFPP の応用領域（PFPP-XR）が治療手段としての価値を拡大していき，この焦点型精神力動的アプローチの診断を超えた有用性についての研究の助けとなっていくと考えている。

この本がなぜ重要か

　ここ数十年，不安症に対する効果的な治療法を決定する上での実体的な研究の進展が見られている。認知行動療法（CBT）はほとんどの不安症に対する有効性が実証されつつあり，パニック症状や広場恐怖（Barlow, Gorman, Shear, & Woods, 2000；Craske, Brown, & Barlow, 1991；DeCola, Sachs, & Pontillo, 2003），社交不安（Pontoski, Heimberg, Turk, & Coles, 2010）や全般性不安症（GAD；Huppert & Sanderson, 2010）に対して絶大な効果を持っている。加えて，副作用や服薬中断時の再発危険性に患者は苦しんでいる可能性はあるが（Bandelow & Baldwing, 2010），数多くの種類の薬物療法がその効果を実証してきている（APA, 2009；Blanco, Schneier, Vesga-Lopez, & Liebowitz, 2010；Van Ameringen, Mancini, Patterson, Simpson, & Truong, 2010）。しかし不安患者のすべて（29〜48%）が実証的に効果があるとされた治療に反応するわけではない（Allen, McHugh, & Barlow, 2008；Barlow et al., 2000；Craske et al., 1991；Marks et al., 1993）。不安患者のうちの相当な割合が CBT には耐えられずに不十分な形で治療を中断してしまい，役に立つと実証された精神療法の「投与」を受けることができない（Barlow et al., 2000；Chambless & Peterman, 2004；Marks et al., 1993）。また CBT に対する否定的な研究もいくつか存在している（Arntz, 2002；Beck, Stanley, Baldwin, Deagle, & Averill, 1994；Bouchard, Gauthier, Laberge, French, Pelletier, & Godbout, 1996；Chambless & Peterman, 2004）。否定的な研究すべてが，高いプラセボ反応から生じたものとは限らない（Black, Wesner, Bowers, & Gabel, 1993；Hofmann & Smits, 2008）。慎重に実施され

た臨床試験で「反応」という基準に合致したパニック症（PD）患者のうちの一定数は，治療が完了した後も PD の診断基準を満たし続けているし（Barlow et al., 2000 ; Craske et al., 2003 ; Shear & Maser, 1994），適切な治療の投与を受けた後でさえ高レベルの苦痛を経験し続けている。同様の結果は社交不安や GAD の研究からも出てきている（Huppert & Sanderson, 2010 ; Pontoski et al., 2010）。こうした患者に対して私たちは何ができるだろうか。不安症を持つ患者を効果的に治療できる代替の心理療法を発展させ検証することが重要となってきている。

いかに優れていようとも，たった一つの治療で精神障害を持つすべての患者に利益をもたらすということは期待できないし，これは不安症も例外ではない。未治療の不安症や不十分な治療しか受けていない不安症に付随するコストや障害が高まり続けていることを考えると（Kanton, 1996 ; Kessler, Berglund, Demler, Jin, Merikangas, & Walters, 2005），地域の心理療法家には不安症を持つ患者に対する付加的な効果的心理療法を学ぶという差し迫った必要性が存在する。こうした心理療法家の中には，不安症を持つ患者の助けとなることが示されてきた短期精神力動的アプローチを学びたいと思っている地域の精神力動的な治療者が比較的たくさんいる。この焦点型精神力動的アプローチは，多くの精神分析的臨床家が実践している，より伝統的で標準的な精神分析的心理療法とは異なっている。

パニック焦点型精神力動的心理療法－応用領域（PFPP-XR）は，精神分析的心理療法を不安症のために適用可能な形式にしたものである。その重要性は PFPP-XR が『精神疾患の診断・統計マニュアル第 4 版』（DSM-IV ; APA, 1994）の第 I 軸の不安症（広場恐怖を伴う，または伴わないパニック症）に対する単一の治療法としての有効性が実証された初めての精神分析的な基礎を持った心理療法であるという事実にある。この本は精神力動的介入の範囲を把握するという目的で作られている。そうした介入は PFPP 研究の中で用いられてきたものであり，主要なパニック症の基準を満たしているが非常に幅広い患者集団に対して用いられてきたものである。

不安症は依然，深刻で長引く公衆衛生問題であり続けている（Cougle, Keough, Riccardi, & Sachs-Ericsson, 2009 ; Kessler et al., 2005）。全国コモビディティ調査反復研究（National Comorbidity Survey Replication ; NCS-R）における生涯有病率は，大うつ病の 16.4％と統合失調症の 0.5％（Wu et al., 2005）と比べて，PD と

SADとGADは22.5%である（Kessler et al., 2005）。NCS-Rでの自殺企図の割合は，SADで14.3%，PD ± Agで17.3%，GADで16.4%である（Cougle, Keough, Riccardi, & Sachs-Ericsson, 2009）。こうした数字は不安の問題の重大性について知るきっかけを提供している。

　不安患者に対しては付加的な非薬理学的治療をさらに発展させていく必要があるが，それはいまだ研究中の大きな集団に対して治療を提供する必要があるからである。そこには薬物療法を拒否する者や，副作用に非常に敏感な者がいる（Donald Klein, 私信，2004 ; Hofmann et al., 1998）。パニック症患者や他の不安症を持った患者はしばしば薬物療法よりも心理療法を好む。パニックについての合同国際比較研究（Cross National Collaborative Panic Study, 1992）では，PD患者は薬物療法よりも心理療法を好んだ。Hofmannらの研究では，パニック症の多施設研究でPDを持ち二領域研究に参加した患者のうちの34%が薬物療法を受けることを望まないという理由でランダム化を受けることを拒否した。対照的に，プラセボを手にするかもしれないという理由でランダム化を拒否したのはたったの3%であり，心理療法を拒否したのは1%にも満たなかった。多くの不安症患者は出産適齢期の女性であるため，精神薬理的介入への心配が付随して生じ，そのことも不安に対する代替の心理療法の重要性を高めている。さらに，不安症に対してもっとも一般的に処方される種類の薬物である選択的セロトニン再取り込み阻害薬（SSRI）は青年や若年成人の自殺リスクの増加にかかわっているとされており，その結果，アメリカ食品医薬品局（FDA ; Leon, 2007）から「黒枠警告」を命じられることとなっている。青年に対するSSRIの有用性がさまざまな反応を引き起こす中で（Sarles, 2004），この後者の展開によって，不安症を持つ患者に効果がある可能性のある特定の心理療法を広めることが欠かせないものとなっている。パニック患者が効果的な心理療法の選択肢を一つ以上持つようになってきたことは，大きな前進である。

　精神力動的心理療法とCBTは，心理療法に対して異なったアプローチを提供している。CBTは高度に構造化されており，ホームワークを与え，患者のもっとも酷い恐怖や身体的不安に対する暴露を含んでいる。対照的に，精神力動的心理療法では構造化ははるかに少なく，ホームワークもないし，暴露を強調することも決してない。その代わりに精神力動的心理療法では，不安症状や恐怖症性回避の心理的意味を理解し，患者が治療者との間に発展させる関係性（転

移）を明確にすることに関心を向ける。こうした治療法間の極端な違いは，それらの治療法が不安を持つ患者のうちの異なったグループに働きかけ，効果的に扱うことができるということを意味する可能性がある。研究の観点からは，この違いは不安症候群の随伴現象を反映しており，それが潜在する病理の側面を明らかにし得るかもしれない。

　批判する人々は，すべての心理療法は大同小異であると主張する。それは，すべての心理療法は，効果の差異のほとんどを説明すると思われる根本的な「共通因子」を利用しているからというものである（Frank, 1971）。うつ病の研究者とは対照的に，不安症のCBT研究者のほとんどは患者の効果は非特異因子のみによるのではなく，むしろ内部感覚エクスポージャーのような治療の特異的構成要素によるものであると考えている（Chambless & Ollendick, 2001）。心理療法に対するPFPPとCBTの非常に相違した戦略は，不安とパニックへのアプローチとしてとても異なった方法を提供する。このような異なった治療法を利用可能とすることが，患者へのより良い治療と満足につながっている。

心理療法の治療マニュアルの有用性と限界

　心理療法に関する現代の科学的に信用し得る効果研究はすべて，その治療を実践するための方法について明確に記述している具体的に説明されたガイドラインや，いわゆる心理療法の治療マニュアルに大きく依拠している。心理療法の治療マニュアルは，非薬理学的な治療方略の効果研究を可能にする不可欠の道具である。付加的な価値としては，治療マニュアルが，患者を良くすることが実証されてきた心理療法の方法の要点をベテランの臨床家が知る助けとなるということがある。そして今度はこのことが，臨床家の専門知識を広げ，より広範な患者に治療を届けることを可能にする。

　しかしどのような心理療法であっても，心理療法の治療マニュアルは臨床家がその実践を会得するには不十分な道具である（Sholomskas, Syracuse-Siewart, Rounsaville, Ball, Nuro, & Carroll, 2005）。心理療法を本だけから学ぶことはできない。臨床試験では心理療法マニュアルはすべて，特別な治療者トレーニングコースによって補完されている（Kocsis et al., 2010）。本マニュアルは精神力動的心理

療法を用いるトレーニングを受けた臨床家や，不安症の診断のトレーニングを受けた臨床家に用いられることを意図している。他の領域の専門知識を持つ臨床家やトレーニング中の臨床家に対しては，力動的にトレーニングされた治療者のスーパーヴィジョンを私たちは勧めた。こうしたスーパーヴィジョンでは，力動や葛藤の特定，そして転移反応や逆転移[脚注3]反応の取り扱いに焦点を当てるべきである。

　PFPPはベテランの心理療法家に対して12時間のコースで教えられている。臨床研究では，研究に参加する治療者は通常，その治療様式での継続的なスーパーヴィジョンを受ける（Barlow et al., 2000）。さらに臨床試験では，臨床家がその治療を適切に，そして正確に実施していることを証明するために，治療固有の遵守尺度を用いて治療ガイドラインの遵守が注意深く監視される。治療固有の遵守尺度は，検証可能な心理療法のいずれにとってもっとも表に出したくない本質である。つまりそれはその心理療法の核心なのである。これらの尺度はPFPPにとっても，また検証される他の心理療法にとっても固有の研究手段であり，検証された心理療法のほとんどは治療固有の遵守尺度を持っている。

　最後に，どんなベテラン臨床家も知っているように，心理療法の治療マニュアルは広範な患者への臨床的アプローチを形成することに役立つ一方で，限界もまた持ち合わせている。たとえ適正に十分に統制された調査研究の環境であっても，堅実な医療的臨床的判断のもとにマニュアルを放棄しなければならない臨床状況は生じる。不安患者の場合，こうした状況は内科の併存疾患をめぐって生じる。そうした状況では顕在的なパニック症状は内科的疾患に似た症状を呈したり，それを隠したりする可能性があるし，新たな併存疾患をさまざまに呈する患者，特に双極性スペクトラムでもこうした状況が生じる。

　私たちの患者に対する薬物療法の使用については論じないものの，不安症を持つ患者に対して薬物療法が頻繁に用いられ，効果が実証されてきていることを私たちは知っている。しかし薬物療法にはしばしば持続的で厄介な副作用があり，一般的に精神薬理的治療が私たちがここで記述する力動を扱うことはない。私たちの有効性研究（Milrod, Leon, Busch, et al., 2007）では，継続して薬物を服用し（被験者の15％），かつ初版のDSM-Ⅳにおけるパニック症の研究受け

脚注3）逆転移：本書 p.60 参照。

入れ基準に適合する患者が受理され，薬物療法が維持された。残りの85%の被験者は薬物療法を受けていなかった。これら二群間の奏功率に差異は認められなかった。薬物療法はたしかに，機能上の問題を抱えた患者や重大な自殺リスクを示す患者においては重要であるし，その他の患者にとっても助けとなり得るものである。しかし多くの患者は精神力動的心理療法だけで効果的に治療できるということははっきりしている。この本は，こうした臨床的判断について臨床家を教育しようとするものではない。

　私たちはこのマニュアルを他の不安症に対しても拡張してきており，そういった患者が持つ不安へのアプローチについてたびたび論じる。こうした場合に私たちが言及するのはDSM-Ⅳの不安症に伴って生じるハイレベルな不安についてであり，正常範囲内と考えられるような不安についてではない。不安症を持つ患者が併発する抑うつ症状の治療にとって，こうしたアプローチは価値あるものだと私たちは考えているが（Busch, Rudden, & Shapiro, 2004；Rudden et al., 2003, 表1を見よ），このマニュアルの中ではそうした症状の治療には焦点を当てない。

　こうした制限にもかかわらず，私たちの最初のマニュアルは，心理療法を学ぶ学生，治療を行っている臨床家，研究者の役に立ってきている。私たちは，応用領域マニュアルがそれらの目標達成において，その有用性をさらに高めていくと考えている。

第2章

臨床素材　パート1

　これから述べる症例の臨床素材では，パニック焦点型精神力動的心理療法－応用領域（FFPP-XR）で治療されたある患者の初期の発症について，患者の症状の起源に関する治療者の予備的な考えとともに記述する。この症例に関しては，第4章で精神力動的フォーミュレーションの発展についての臨床例を提示するために，そして第18章でPFPP-XRを用いた患者の治療の実例を示すためにより拡張した形で再び触れる予定である。

　Aは仕事に遅れていた。彼は朝から大事なプレゼンテーションがあったので，急がなくてはならなかった。トースト一切れを食べる時間も，オレンジジュースをコップ半分飲む時間もほぼなかった。3歳になる娘に靴を選んであげて，それを履かせてあげようとすると，その娘が身の毛もよだつような叫び声を上げた。彼は苛立って，ミーティングのための着替えを済ましに行き，靴の大混乱については妻に何とかさせた。ネクタイをつけながら鏡を見た時，彼は自分の顔色が青白いことに気づいた。突然，彼は吐き気を感じ，首が絞まるように感じたため，ネクタイを緩め，家族に大急ぎで別れを言って出かけていった。彼は新鮮な空気を吸えば気持ちもすっきりするだろうと自分に言い聞かせた。車に乗り込んだ時には，いくぶん良くなったように感じた。数分間は彼の好きなサンバの音楽を聴いて楽しむことができたものの，ミーティングのために頭の中で準備しないとまずいことになると思い出すと，それもできなくなった。

　赤信号待ちの静かな車の中で座っていると，彼は突然，とても心配になった。自分の後ろのドライバーの進行を邪魔しなかっただろうか。ちゃんと朝食を食べなかったから，ミーティングで力が入らないのではなかろうか。いつもの牛

乳やその他のプロテインを彼は持ち合わせていなかった。プロテインに似たことが，Ａはひっきりなしに心配になった。家族のみんなにキスしないで出かけたのではないか。娘は自分に腹を立てただろうか。彼は自分がまだ娘に腹を立てていることに動揺した。家族は自分に話してくれるだろうか。そうでなければ，彼と妻がこの秋に娘を行かせたいと思っている新しい学校のお金を払うことができるだろうか。彼の心臓は激しく鼓動し始め，汗をかき，震えて目眩を感じ，唇と手足が痺れてきた。目がかすみ，目が見えなくなるのではないかと心配になった。彼はちゃんと息ができないと感じ，突然，自分は死ぬのではないかと感じた。遠い未来のいつかではなく，まさに今，ここで赤信号を待っている時に死ぬのではないかと感じた。彼は以前にもこうしたことを何度も経験してきていたので，職場までの残りの道のりを運転できるぐらいに落ち着きを取り戻すまで，車を路肩に停止させなければならないと感じた。

　Ａは42歳で既婚，ラテンアメリカ系の経営コンサルタントであった。彼には３歳と６歳になる娘が二人いた。彼が治療を求めたのは自分の怒りを抑えるためであり，自尊心を高めるためであり，もっとお金を稼ぐためであったということが後になって明らかになったものの，インテークで彼が述べたのは，パニック発作に対する治療を主に自分は求めているということだった。注目すべきは，彼が治療を受けようと決心したのが，娘に強い怒りを感じ，娘の手から人形を引ったくった後だったということである。

　Ａはアメリカの日の当たる道をラテン系家族の強い結びつきの中で，４人の弟妹とともに育ってきたと語った。「楽しくて，とても平穏な」幼少期について彼は語り，特に水遊びの懐かしい思い出を語った。両親はカトリックの家庭に育ったが，両親自身は「信仰を実践していなかった」。母親について彼は，強い人であり家庭を取り仕切っていたと述べた。患者が９歳の時，母親は稀な悪性腫瘍と診断され，何度かの「酷い跡が残る」手術を受けた後，彼が12歳半のときに亡くなった。母親が死んだ後，父親は優しく愛情深かったけれども，家庭をうまく切り盛りできずに，仕事では何度も降格させられ，家族はずっと小さな家に移らなくてはならなくなったと，彼は語った。

　治療のはじめから，Ａは陽気で積極的であった。時折彼は，躊躇いがちであったり自己不信に悩まされているように見え，じっとしていられずに治療者にアドバイスを求めたりしたものの，他の時には自信に満ちて率直な様子であった。

彼は愛想が良くユーモアがあり，高い動機づけを持っており，知性と洞察力を用いて治療を上手に利用することができた。

　治療者は最初から，できるだけたくさん彼のパニックの底に潜む思考や感情や空想[脚注4]を理解したいと思った。彼女（治療者）がAの不安とパニック発作の誘因について詳しく知ると，すぐに彼女とAはその意味について調べることができた。彼女はパニック発作を引き起こした状況について調べ始めた。長年にわたるパニックと絶えず続いた全般的な不安は，最初の娘が生まれた時に悪化し，そして娘が歩き，話し始めた時，さらに重篤なものになったと彼は語った。症状の出現は，彼がいろいろな場所に出かけるために家を離れた時や，ミーティングに行き，うまくやらなければならないと感じた時や，頼みごとをされて「本当にやりたい」こと（特に，水上競技，音楽，模型作り）から離れなければならない時に生じていた。運転している時に不安が生じたように，彼の不安はとりとめのない気持ちの時に生じた。最初のパニック発作は，彼が20代の前半に年配の男性の同僚と一緒に小さな事務所で働いていて，狭苦しさを感じた時に起こった。そのエピソードについて彼は詳細を思い出すことができなかった。その時彼が考えたのは，パニックは「何だかとても変な」ものによって引き起こされたということだった。

　Aを不安にさせた状況について聞く中で，治療者はいくつかのテーマを理解した。彼女はこれらのエピソードはAの分離についての感覚（彼が家を離れる時に出現し，娘が成長し自立してきた時に悪化した）と関連しているのではないだろうか，または自分の力不足への恐怖（うまくやらなければならないと感じた時に出現した）と関連しているのではないだろうかと，静かに思い巡らせた。彼女は，発作はほとんどの場合，自分の感情をAが感じることへの不快感と関連しているのではないかと思った。それは，彼のこころが自由にさまよう時に不安やパニックが悪化したからであり，また些事や雑用に気を取られている時にはそれが弱まったからである。さらに具体的には，彼女はAの怒りが発作においてどんな役割を担っているのかを知りたいと思った。というのも，娘の人形を彼が引っ手繰り，それに続いて酷いパニック発作が起こった

脚注4）空想：意識的，前意識的，もしくは無意識的な，物語性を帯びた想像上の光景や表象。幻想とも訳す。（岩崎学術出版精神分析事典）

ことが，Aが治療を求めた最終的な誘因であったし，彼がやりたくないことをやらなければならないことが，しばしば発作を引き起こしていたからである。分離，うまくやること，怒り，これらさまざまな要因が，彼が述べたパニック発作の中に含まれているように見えた。彼女はこれらの詳細はすべて，治療を進める中でその意味が明らかになっていくだろうと考えた。Aにとってもっとも重要なことを理解しようと，彼女は彼が自由に話す中で耳を傾けた。すでに述べたように，Aの症例には第18章で再び触れる。

Part 1 理論的背景

第3章

基本的な精神力動的概念

　主要な精神力動的概念についての知識は，不安症の精神力動論の理解や，パニック焦点型精神力動的心理療法−応用領域（PFPP-XR）の実践において欠かせないものである。これらの概念は患者の症状，空想，葛藤についての理論的および臨床的理解の根幹であり，また精神力動的な心理療法的介入の基礎を提供するものでもある。こうした概念の多くにはかなりの重複が見られるし，厳格な分類を意図しているものでもない。たとえば，抵抗と転移は異なった精神力動的臨床過程の側面を記述しているものの，転移が抵抗のために用いられるということもあり得る。これから PFPP-XR の理論と実践を説明する中で言及されるこれらの概念を，大まかに精神内的要因と臨床症状に分けてみようと思う。

精神内的要因

無意識

　精神力動的観点からすると心的内容は，意識が簡単に利用できるものか，「無意識」（Freud, 1893-1895）と呼ばれるより手の届かない領域に存在するものかのいずれかである。特定の願望や感情や空想（Shapiro, 1992）は無意識の状態に維持されている，または抑圧されている。それはそうした願望や感情や空想が，苦痛なもの，恐ろしいもの，または受け入れがたいものとして経験されるからである。これが力動的無意識と呼ばれるものであり，その意味は，無意識の心

的内容は力動的な理由，つまりその心的内容がもたらす情緒的危険性のために無意識の状態に留まっているということである。一般的にこうした無意識的な願望や空想や感情が意識に現れ出ることは，その個人の安全やウェルビーイングを脅かす可能性があるものとして，または道徳的に受け入れがたいものとして受け止められる。願望や空想と，これらに対する内在化された禁止との間の葛藤は**心的葛藤**[脚注5]と呼ばれ，中心的な精神分析的原理である。ウェルビーイングの状態にあるこころとは，葛藤の中にあるこころである。つまりこれが正常な状態なのである。欲求や欲望といった内的願望や，状況や関係性という形の外的要因が適応的に受け入れられたり満足させられたりした時に，ウェルビーイングは保たれることができる。しかし特定の感情や空想に対して重大な葛藤が存在したり，外的要因によって願望が挫折させられたりする時，情緒的に生み出された症状が引き起こされる可能性がある。この本を通じて，私たちはパニック発作，広場恐怖，他の不安症状や不安の兆候を引き起こす精神内的葛藤を記述していこうと思う。

　たとえば，パニック発作や重篤な不安を持つ患者は，しばしば自分が親密な愛着を感じている人に対する怒りの感情にまったく気づいていない。こうした感情やそれに関連した空想は無意識に留まっており，それらへの気づきが生じると不安や多くの回避的精神反応を起こす。その目的は，さらなる気づき，エナクトメント，受け入れがたい願望の表出を防ぐことにある。こうした人々は一般的に，怒りの表現はどのようなものでも関係性を危険に陥れ混乱させるものであるという空想を保持しており，その空想が安心や安全にとって欠かせないものであると感じている（Busch, Cooper, Klerman, Shapiro, & Shear, 1991；Shear, Cooper, Klerman, Busch, & Shapiro, 1993）。精神分析的治療やPFPP-XRの中心的な構成要素は，無意識的な精神生活の側面に患者が触れることができるよう援助することである。その無意識的な精神生活の側面とは，触れることができない場合，しつこく自らを主張し，不適応的なパターンや症状を持続的に引き起こし続けるものである。願望や空想や葛藤が意識化されると，症状は消失し，より理解され言語化されるようになり，それによって脅かすことの少ないものとなる。無意識的幻想[脚注6]（Shapiro, 1992）はしばしば発達的経験とかかわり，葛

脚注5）心的葛藤：内的要求が対立している場合を葛藤と呼ぶ。

藤の起源である願望を含みこむものであるが，それがパニック症状や不安症状の重要な決定因となり得る。以下の症例では，兄に対する患者の同一化という無意識的幻想が，症状によって象徴的に表現されている。

症　例

　Bは22歳の女性で，大学と大学院の間で1年間休んでいる時に，パニック症と長く続く抑うつを示した。彼女は，パニックのエピソードが「世界が真っ暗になっていく奇妙な感覚」を感じさせると述べるだけで，その内容をほとんど説明することができなかった。心理療法を進める中で，最初はほとんど思い出すことのできなかった自分の過去について彼女は興味を持ち始めた。彼女は家庭環境について思い出し，そこでは父親は「天才」と見なされており，母親は「すぐ感情的になる馬鹿」と見なされていた。兄については自分よりも面白くて頭が良いと彼女は見ており，自分は母親と同じで価値がなく，家族の交流の中で無視されていると感じていた。彼女は自分の扱われ方に対する怒りに気づくことを否認した。自分の関係について探求していく中で，Bは兄のふるまいと同じように軽蔑的で否定的な態度で自分を扱う男性に自分が魅かれていることに気づいた。

　一流大学院に合格した後，Bはパニックと抑うつを深刻化させた。同時に彼女は，最近仕事を失った兄に対する気遣いの高まりを経験した。治療の中で彼女は突然，兄が子ども時代にずっと，何度も医療的介入が必要な，深刻で慢性的で酷い跡が残る内科疾患に苦しんでいたことを思い出した。これまで彼女はそれを「忘れていた」のだった。この「気づき」の次のセッションに向かう途上で，彼女は麻痺して道から動けなくなるほどの重篤なパニックを発症した。父親が他の州から彼女を車で迎えに来なければならず，父親は彼女を治療者のオフィスへ連れていった。彼女は父親に怒っていた。それは「私が父親に来てもらって迎えにきてもらう必要があったというまさにこの事実によって，父親は私のことを哀れで病んだ子どものように自分は扱っても良いと思うだろうから」だった。治療者はBに対して，彼女が「前回のセッションで別の病んだ哀れな子ども」についてまさに話

脚注6）幻想：その中に主体が登場する想像上の脚本であり，無意識的欲望の充足を表している。

していたことを指摘した。彼女は「ああ，そうですね。とすると，兄が病気だったことを私が忘れていたことが，何らかの形で私のパニックとつながっているとあなたは考えている。そう私に言いたいんですね？」と言った。

さらに調べていくと，Bは自分が病気になるか傷ついたりすれば，非常にアンビバレントな感情を向けていた兄ともっと親しくなれるという無意識的幻想を持って生きてきたということが確認された。また，自分が無能であれば，兄に対する攻撃的な願望や競争的な願望が出てくるのを阻む助けになるだろうという無意識的幻想もあった。一流大学院への合格はいろいろな意味でこの空想を破壊した。それは哀れな自分というイメージを脅かしたからである。合格の後や，記憶が出現したセッションの後に重篤なパニックのエピソードが出現したことは，こうした空想を守ろうとする無意識的な試みを表している。彼女は自分の成功に罪悪感を抱いていたが，それは成功が何らかの形で兄を傷つけるという無意識的幻想を伴っていた。パニックのエピソードは，このようなやり方で自分の成功を罰するものとしても機能していたのである。自分が一つにはパニックによって，どのように兄との間に魔術的な同一化を保持していたかを意識的に理解し，大学院の合格についての罪悪感をよりしっかりと認識できた後に，彼女のパニック症状は消失した。

防衛機制

受け入れがたかったり，恐ろしかったりする無意識的幻想や感情は，意識的な気づきの外部で働く防衛機制（Freud, 1911）と呼ばれる心的過程によって意識から隠蔽される。防衛機制の一つの例としては否認があり，それは強制的で不快な感情や空想の存在を個人が否定する過程である。否認の使用の例としては，怒りの感情や空想への気づきがパニック症患者や不安症患者において欠如していることなどが挙げられる。たとえば患者は，たった今，ある人に怒りの感情を示していたにもかかわらず，それを否定することがあったり，置かれた状況が怒ってしかるべき状況であったとしても，人に怒っていることを認めなかったりする。

パニック発作や不安症を持った患者の研究や臨床観察で，否認の他に顕著に認められる防衛機制としては，**反動形成や打ち消し**がある（Busch, Shear, Cooper,

Shapiro, & Leon, 1995)。どちらも同様に，どうしようもないアンビバレンスや分離の恐怖を何とかしようとして用いられる。反動形成の過程は，感情を反対のものへと見かけの上で転換するものであり，たとえば怒りが過度な世話に転換させられたり，（多情な子どもたちや若者においてよく観察されるように）愛情の感情が悪意に満ちた感情へと転換させられたりする。患者は怒っているはずの相手を助けようと努力したり，関係を破壊する危険を冒すよりも仲良くしようと努力したりする。打ち消しの過程では，大抵の場合怒りの感情や空想であるが，葛藤的な願望や空想を内的に体験したり外に出してしまったことに対する埋め合わせを個人は象徴的に行う。この過程の一つの例としては，相手に対する怒りのコメントを患者が取り消すことで，そうしたコメントによって関係性が危機に瀕するかもしれないと感じた恐怖はもう存在しないと自分を安心させることがある。たとえば患者は，「私は彼が嫌いです，でも本当は彼を愛しています」と言うかもしれない。概して患者はこうしたことに気づいていないが，治療者に同定されると好奇心を持つことがある。

　身体化は，パニック患者や不安患者ではどこにでも存在する防衛である。それは，身体への関心に集中することで受け入れがたい感情や空想を無意識的に避けて，それを情緒的なものではなく身体的なものとして経験するからである。時には身体症状が無意識的幻想を象徴しているときもある。先の例では，Bが道で経験した麻痺は，兄のように病気になるという彼女の空想を表していた。それはまた，兄ができなかった方法，彼女が恐れ，望んでいた方法で自分が成功することへの罰の役目を果たしていた。PFPP-XR において治療者は，症状を引き起こしている潜在的な葛藤的感情や空想を探り，その葛藤をより適応的な形で解決するために防衛の存在とその意味を特定することに努力し，それを患者と共有する。

　次の症例では，恐ろしい怒りの感情と空想を何とかしようとする中で無意識的に用いられた防衛機制が示されている。

症　例

　C は 31 歳の女性で医療サービス提供者である。患者の突然死を見た数日後に，パニック発作が出現した。彼女はこの死が「不平等」だと感じたと述べた。それ

は患者が若く，回復しつつあったからだった。彼女は「神よ，あなたが彼女にこんなことをするはずがない」と考え，その後まもなく，自分自身の死の恐怖と彼女に親しい人の死の恐怖を伴って最初のパニック発作が出現した。Cは自分の人生の至る所で不公平感や嫉妬と格闘してきたと述べた。不公平感は最初，気難しい父親の彼女や兄妹や母親に対するふるまいによって生じた。そして嫉妬は，自分よりも社会的に巧みで魅力的に見えた妹に対して日常的に持っていたものだった。自分の人生に対するこうした不満の感情は，パニックの出現に先立つ数カ月の間に激しくなってきていた。彼女は仕事が薄給で，こき使われていると感じていて，また「冷たく無神経」な彼氏に対して怒りを感じていたのである。Cは自分の怒りの感情を認めることが難しかった。打ち消しの防衛機制の例の一つにあったように，彼女は怒っていることについてのコメントを取り消し続けた。たとえば彼女は恨みを持ったことを述べたのに，次には「私は執念深い人間じゃありません」と言った。また彼女は彼氏が怪我をする空想について報告したのに，次には「だけど私は決して彼に死んでほしいと思ったことはありません」と強調した。

　反動形成を用いることで彼女は自分のことを，常に他者を助けたいと思っている「援助する性質の人」だと見ていた。医療サービス提供者になるという適応的な選択は，部分的には，自分の慢性的失望感や羨望への罪滅ぼしとなっていたが，しかし同時に根底に横たわる恨みを煽るものでもあった。彼女は自分や同僚のことを「こき使われていて，薄給」だと考えていた。Cとともに，なぜ自分は（否認や打ち消しや反動形成によって）怒りを取り消さなくてはならないと感じるのかを探り，安心して自分の復讐空想を表現する機会を彼女に与えることで，彼女は自分の怒りを容認可能な当然の情緒だと認めることができるようになった。こうした探求は，彼女が自分の早期の人生状況や，怒りを生じさせる最近の状況について理解することを助け，彼女の不安を取り除くことに役立った。

妥協形成

　妥協形成（Freud, 1893-1895）とは精神生活の無意識的側面であり，受け入れがたい願望とその願望に対する防衛との間の妥協を象徴的に表すものである。症状，夢，空想，パーソナリティの諸側面は妥協形成として理解することがで

きる。パニック発作や他の不安症状は，受け入れがたかったり恐ろしかったりする攻撃的空想，葛藤的な依存願望，そうした空想に対する自己処罰，これらの間の妥協をしばしば表している。攻撃的願望は，（Bとその父親のように）患者が自分の安全にとって必要と感じてはいるもののアンビバレントな感情を持っている他者をコントロールしようとする強制的な取り組みの中に現れる。認められず受け入れがたい依存願望は，空想された身体的問題に助けを求めることによって間接的に注目と慰めへの願望を伝えるといった形で表現されることがある。患者の恐怖と障害は，これら禁止された願望に対する自己処罰として機能する。次の症例では，潜在している妥協形成が容易に理解できるパニック発作が示されている。

症　例

　Dはある町から別の町へ，彼女の21歳の誕生日パーティに出席しようと運転している時に，初めてのパニック発作を経験した。その発作は重篤なものだったので，彼女は車を路肩に寄せ，向かっていた町にいる母親を呼び，幹線道路に車で迎えに来てもらわなければならなかった。母親はDの車を運転して取りに行くことのできる人を見つけるのに数時間かかり，そうこうしているうちにDのパーティは中止せざるを得なくなった。発作を経験している時，彼女は21歳の誕生日が自分にとってとても重要だと考えている自分に気づいた。それは，21歳の誕生日が家族からの「完全な自立」と「家族と縁を切る」新たな力を象徴するものだったからであった。後の心理療法の中で彼女の病気の出現について明らかにするうちにわかってきたのは，彼女の空想の中では21歳になり「自立」することは両親や兄妹といった彼女を怒らせるすべての人々を葬り去ることと情緒的に等しいものを表しているということだった。その空想は魅力的なものであったが，しかし同時に恐怖の源泉でもあった。それは彼女がそうした願望に罪悪感と恐れを抱いていたからである。その葛藤は相当なものであったために彼女の最初のパニック発作を引き起こしたのだった。パニック発作は家族と縁を切りたい願望（突然，運転できないと感じ，彼女はとうてい家族のもとに辿りつくことができなかった）とその願望に対する防衛の両方を表現していた。防衛とはつまり，突然の重篤な病気の出現によって家族からの「自立」（と，誕生祝い，つまり空想された自立）

を不可能にし，彼女を逃避／空想計画の中から事実上，動けなくしたことである。
　さらに，パニックは自分の受け入れがたい願望に対する処罰を表していた。つまり，今や彼女は家族から解放されることができなかったのである。また彼女の症状は母親を処罰することで効果的に攻撃性をも表現していた。それは，Dのことを大事に思って計画してきたことのすべてを中止するために，何時間もの時間を母親は費やさなければならなかったからである。

自己と他者の表象

　発達の経過の中で，個人は自分の内在化された（精神内的）表象と，重要な関係を持つ他者の表象を形成する（Klein, 1948）。精神分析的な観点から見ると，こうした表象の性質と発達は精神症状の出現に大きな役割を担っている。発達的に重要な関係性のこうした内在化されたモデルは，強制的な無意識的影響を発揮し続け，人が関係性を見る見方，人が他者から期待するもの，他者に対してのふるまい方を形成する。臨床的エビデンスや研究のエビデンスでは，重篤な不安やパニック発作に脆弱な患者は，支配への期待や過保護や拒絶といった内在化された表象との特別なパターンを有していることが示されている（Arrindell, Emmelkamp, Monsma, & Brilman, 1983 ; Parker, 1979 ; Silove, 1986）。臨床的には，彼らは多くの場合，恐ろしくて，気難しく，批判的であった養育者について語る。こうした表象に基づいて彼らは大抵の場合，関係性は簡単に壊れてしまうだろうとか，特に分離や怒りをめぐるさまざまな感情や経験は安全ではないと予測する。

　次の症例は，不安の出現と持続に対する無意識的な内的表象の強い影響力について示している。

症　例

　Eは56歳の女性で，パニック症と社交不安症の長い病歴を持っていた。彼女はパニック発作への治療を求めていたが，それは特に，長年働かないでいた後に職場復帰するという考えが引き起こすパニック発作であり，彼女はPFPP研究に参加することになった。彼女は一つの所で仕事を解雇されたことがあったけれど

も，大半は金融業界で成功を収めていた。彼女は復帰の際の男性上司たちとの交流に対する恐れを報告したが，それは「馬鹿に見える」ことや非難され解雇されることへの心配を伴っていた。当初，Eは自分の不安が自分の状況に対する反応として完全に理解可能なものであり，自分の恐怖は現実的なものだと主張した。次第に彼女は治療者が強調する点を受け入れるようになった。それは，職場の男性に対する彼女の恐怖の強さと焦点化は，特に彼女が以前の仕事では成功していたことを考えると，まったく現実的ではないということだった。明らかになったのは，Eがこれまでの人生の中で，父親から始まる，恐ろしくて気難しい男性との経験を相次いでしてきたということだった。特に興奮した時の父親の侵襲的なふるまいや彼女への批判の話は，父親との歴史が，上司や年上の男性は間違いなく常軌を逸していて，彼女を不十分と見なし拒絶するだろうと彼女が予想することの一因であることを示唆していた。父親のふるまいには，母親が無能で要求がましいことへの言葉による攻撃，患者を無視すること，患者が必死に父親と情緒的な接触を持とうとすることへの非難も含まれていた。

　この強制的で不愉快な歴史が，男性から虐待を受けると感じやすいことの一因となっていた。この歴史には夫も含まれていた。それは夫が彼女を攻撃し拒絶すると，彼女は不安な反応を示すことが多かったからである。またある程度彼女は，結婚においてこうした扱いを受けるだろうと予感していた。夫は，仕事に時間を使いすぎだといって彼女が文句を言うことを批判し，特に激しい喧嘩の後は家を出て，時には一回に数日間，帰ってこなかった。彼女は夫が自分を永遠に見捨てるのではないかという恐怖から，そうした時には夫の居場所を問い詰めることをしなかった。こうした関係性の理解や，自己と他者の内在化された表象や期待の理解によって，彼女はなぜ自分がそれほど復職を恐れているのかをより正確に確認できるようになった。

メンタライゼーション

　メンタライゼーションとは，自分や他者の精神状態の観点から行動を思い描く能力のことを指している（Busch, 2008 ; Fonagy & Target, 1997）。不安症を持つ患者の場合，不安症状の内的情緒的誘因について知らないことが，メンタライゼーションの重要な障害として見ることができる。患者はしばしば防衛的にこ

うした情緒的誘因を否認し，症状の底に横たわる恐ろしい感情や空想を無意識的に避けようとして「わかりません」と訴える。こうしてパニックや不安症状は，まるで「出し抜けに」現れたものであるかのように感じられる。PFPP-XR 治療は，不安症状についてメンタライズする能力を患者が発達させることを助ける。そして不安症状，無意識的な情緒的葛藤，自らが置かれた状況の外的ストレッサーによってどのようにそれらが引き起こされるのか，その関係性についてより大きな理解を生み出す。リフレクティブ機能（Fonagy, 2008）とは，メンタライゼーションの能力の大きさを指すものである。パニック特異的リフレクティブ機能尺度（A measure of Panic Specific Reflective Functioning：PSRF）は，Rudden, Milrod, Target, Ackerman, Graf（2006）によって，この能力を評価するために開発されてきた。パニック症を持つ患者は PFPP 後に PSRF の改善が見られた。

症　例

　さきほど示した B の症例が，パニック症状に関するメンタライゼーションの改善を示している。B は自分の不安について語ることが難しく，自分の感情の心理的誘因や環境的誘因を特定することができなかった。PFPP 治療の中で，B はパニックの出現に対する自分の脆弱性の一因となった発達的経験についてよりはっきりと理解できるようになった。それは，彼女に対する父親や兄からの批判や，兄の慢性的な病気のために兄の意地悪さに対して怒ることに罪悪感を抱いたことなどであった。彼女は自分自身の健康や成功への罪悪感を認識した。また彼女は，兄と親しくなりたいという自分の願望や，秘かに兄に勝ちたいと思っていたことへの罪悪感が，どうしようもない不安の一因であったことにも気づくようになった。メンタライズ能力が改善したことによって，彼女の不安は減少し，自分の身体についての心配に集中することを止めることができた。

臨床上の現れ

症　状

　精神分析理論によれば，症状は，一つには，恐ろしかったり受け入れがたかったりする無意識的感情や空想が意識の中に現れ出てくる脅威から生じる（Freud, 1926）。葛藤的な無意識的内容が不安と罪悪感を生じさせ，防衛機制の働きを生じさせる。症状は，禁止された願望の表出とその願望に対する防衛の両方を表す妥協形成として現れてくる。そのため，症状は重要な意味を担ったものと見なされるし，重要な葛藤的空想や感情を象徴するものである。たとえば不安症では，葛藤的な感情や空想，そうした空想に対しての身体的な象徴で偽装した防衛，受け入れがたい願望に対する処罰，これらを身体症状が表すことがある。身体症状は，Bと病気の兄の症例や，親密な愛着対象の死後に特定のパニックや急性の不安症状を発展させる患者に見られるように，重要な他者との無意識的同一化と関連している可能性がある。

　夢と同様に，症状は一次過程の現れという観点から理解することができる。一次過程とはFreud（1900）によって記述された発達早期の精神機能の形式であり，欲動と願望の即時満足と結び付いていて，論理性と時間の線形性の欠如が特徴である。これと対照的なものが二次過程であり，意識的または前意識的精神活動，そして現実のために願望充足を延期することにかかわっている。二次過程思考に，論理性，線形的な時系列性，因果的推論が特徴である。症状形成を生じさせる一次過程の機制には，これまで重要でなかった観念に，より情緒的に重要な他の観念と結び付いていた意味や感情が付与される置き換えや，いくつかの意味がある一つの特定の観念または一連の症状に結び付けられる過程である圧縮が含まれている（Freud, 1900）。加えて症状は，特定の自己表象や他者表象からの影響を要約している場合がある。自己を無能と知覚したり，他者を拒絶的で批判的と知覚したりすることで自立をめぐる葛藤が高まる可能性があり，そして，不安症状には自己を無力とする見方が含まれている可能性がある。次の症例では，症状の背後に潜む意味を，どのようにして治療者が患者とともに解き明かしていくのかが示されている。

症　例

　Fは45歳の女性で，主に仕事中に起こるパニックと不安症状について語った。そこには胸痛や他の身体症状，「つかまるものが何もない」ために倒れる恐怖，そして「私は誰なのかがはっきりしない」という離人症の経験が含まれていた。彼女は自分の仕事を非人間的なものと感じており，上司は従業員の要求を無視し，彼らをロボットとして見ていると思っていた。彼女は服装規定のような就業規則の厳しさに怒っていた。彼女自身の上司については，侵襲的で，批判的で，要求がましいと経験していた。こうした状況が常にかなりの不安を生み出していた。Fの上司は何度もプロジェクトの状態について彼女に質問し，進み具合が不十分であると指摘した。彼女は上司のことを厳しくて無能であると見ていて，彼に応じなければならないことを不当だと感じていた。その一方で彼女は，少しでも不満を抱いている印象を与えたならば，自分は「嫌な女である」ということになり，職を脅かされるといった仕返しをされると考えていた。

　治療の中でFは，批判的で要求がましい家族の中で育ったことを語り，それが彼女の不安と関係している可能性について治療者に同意した。彼女は末っ子で，早期青年期の頃にはまだ，母親とかなりの時間を過ごす唯一の子どもであった。しかし母親のアルコール摂取はだんだんと酷くなっていて，日常的に日中から酔っ払っている状態となっていた。この時期，母親は言語的な虐待を行っていて，Fのことを，でぶとか馬鹿と呼んでいた。Fは，もし自分が母親と喧嘩したら，もっと酷い攻撃を引き起こすのではないかと心配していた。また彼女は，母親が酔っ払って怪我をしたら，母親を守るために自分がより多くの時間を家で過ごすことになるのではないかと非常に恐れていた。

　圧縮[脚注7]の例としては，いくつかの潜在する情緒的要因が彼女の重篤な不安やパニック発作の出現に影響していることが明らかになった。その中には上司に怒りを表すことへの強い恐怖が含まれており，彼らの関係性を破壊する可能性があるものだったが，それは早期の母親との格闘と酷似していることがわかった。「つ

脚注7）圧縮：無意識的過程の本質的様相の一つ。ただ一つの表象がそれだけで数多くの連想の連鎖を代表し，その表象はそれらの接合点をなす。圧縮の機制は症状および一般に無意識のさまざまの形成物に働いているが，この機制は夢でもっとも著しくみとめられる。

> かまるものが何もない」という感覚や，自分が誰なのかはっきりしないというFのパニック症状は，母親からの支えのなさと，彼女をひとりの人間として見てくれなかったことが関係していた。こうしたさまざまな精神内的危険が身体への関心に置き換えられていた。このようなさまざまな要因がどのようにしてパニックや不安症状として表されていたかを認識することが，Fの症状の解消に役立った。

抵　抗

　抵抗とは，治療が持つ治療効果に反対するほぼ無意識的な患者の努力のことであり，脅威的だったり恐ろしかったりする無意識的素材や動揺をもたらす感情が現れ出ることを避けたり，症状部分との無意識的な結びつきを維持したりする。この現象はさまざまな形を取り，そこには忘れることや，日常的に約束に遅れること，ある話題について話すことをあからさまに拒否することといった，より明白な行動が含まれる。抵抗はもっと微妙な形で現れることもある。それは，不愉快な話題から主題を変えたり，沈黙したりすることなどである。抵抗という概念は一見，直観に反するものだと見えるだろう。というのも，どのようなものであれ自分の状態を改善するのに必要であれば，一歩を踏み出すことを患者は望むと思われるからである。与えられた話題を探求するよう患者を理性的に指導したり勧めてみたりしても，そうした努力は大抵の場合，失敗する。なぜならそうした勧めは潜在している抵抗の理由に触れていないからである。

　精神分析治療では，抵抗は価値ある治療道具とされている。患者の中に抵抗が強まることは，脅威的だったり葛藤的だったりする無意識的幻想に治療が近づいていることの重要なサインであると見なされる。治療者は患者にその抵抗的なふるまいを実例によってはっきりと示し，重要と思われることを避けていると示すことができる。抵抗によって，治療者との関係の中で葛藤の出現を扱う機会が提供される（「転移」を参照）。

　抵抗の例は，この章で示したすべての症例に見られる。EはPFPPの3回目のセッションの後，治療者に怒りを示したが，それは治療者が彼女に今度の休暇の予定を伝えた時だった。明らかとなったのは，調査研究で彼女に割り当てられたPFPPの24回のセッションは，たとえそれが手続きの一部でなくて

も，また誰もそうとは言ってなくても，連続した12週間の中で行われる必要があるとEが想像していたということであった。彼女は最初，治療者が休暇の予定についてもっと早く伝えてくれなかったことに不満を表していた。しかしその後，彼女は必要ないことに合わせるために自分の予定を変更したことに屈辱と，自分が馬鹿みたいに思える感覚を持ち，その感覚にのめり込んでいった。治療者はこの機会を捉えて，Eがどれほど容易に屈辱を感じるようになるか，自分を馬鹿と呼ぶことで治療者への怒りを自動的に自分に向けるやり方，そして自分が粗末に扱われる立場にいると無意識的に想像するやり方を探求していった。彼女は，方向を逆転させることでこの転移解釈[脚注8]への抵抗を示した。それは「たいしたことじゃない」とか，本当にはそのことに強い気持ちを持っていないと言うことだった。治療者は患者に，彼女の傾向として苦痛な感情を最小限に評価することがあると指摘した。続くセッションで治療者とEは，彼女が他者に合わせることを心配しプレッシャーを感じていること，その後に過度に譲歩したことについての怒り，屈辱感，自己批判が続いて起こることについてさらに探求していった。

退　行

　退行とは，思考，適応，情緒的状態，気分状態の変化を示すものであり，またしばしば発達の早期段階のような行為を示すものである（Arlow, 1963；Freud, 1917）。退行は思考過程（一次過程思考への変化を含む）や自分と他者の表象，そして空想にまで及ぶことがある。精神内的葛藤によって退行が引き起こされるが，それは多くの機能領域にわたって生じる場合と，より切り離された形で生じる場合がある。自立へ向かうことや喪失に取り組むことといった，潜在的な情緒的断層を刺激するストレッサーは，退行の一因となり得る。パニック症や他の不安症はしばしば，助けを求める無力なふるまいの表現の中に，退行状態への変化を含んでいる。患者が感情ではなく身体へと注目を変化させること

脚注8）転移解釈：分析家が行う解釈とは，分析的手続きにより，被分析者がそれ以前には意識していなかった心の内容や在り方について了解し，それを意識させるために行う言語的な理解の提示あるいは説明である。転移解釈は，過去の重要な他者に対する感情や関係を分析家に向けているという置き換えを主に扱う。（岩崎学術出版精神分析事典）

も，早期の発達段階の特徴である。

　Bの症例では，患者のパニックと麻痺は退行の一つの形である。つまり，言語的に思考するといったより大人でまとまりのある方法や，大学院の合格にまつわる罪悪感に耐えるといったことができず，彼女はむしろ自分の情緒を文字通り自分の身体で，非言語的な形で経験していた。こうした状態になった時，彼女は病気の兄との同一化を身体的にエナクトメント[脚注9]していた。麻痺やパニック発作や混乱によって彼女は，他者から面倒を見てもらう必要がある子どものような無力な立場へと退行した。Bの退行は，ある点では，大学院への合格という成功と結び付いた競争的で攻撃的な願望に対する罪悪感と不安の反応として理解することができた。またその退行は，増大した自律性[脚注10]と自立という，合格が意味するものの認識によって経験された脅威に対する反応としても理解することができた。

転　　移

　人生早期に発達する重要で主要な愛着対象に対する知覚のパターンは，治療者も含むすべての関係性において現れてくる。転移（Freud, 1905）として知られるこの心理現象は，精神力動的理論とその治療の基盤となるものである。転移に気づき注目することによって，治療者と患者は，治療関係をめぐって潜在している組織化空想を明確に話せるようになることがある。それは患者が取り組む治療のタイプや治療者の治療的オリエンテーションとは関係がない。精神力動的観点からすると，転移状況は広範囲に及ぶ影響力を持ち，必ず治療結果に影響を与える。転移は，情緒的葛藤が患者と治療者との関係の中で現実となる時に，それを説明し理解する上で直接性と即時性の両方を提供する。また転移は，受け入れがたい無意識的願望や空想や感情が出現し，それを探求する場を提供する。転移現象には愛情のこもった感情や空想と，怒りの感情や空想の両方が含まれるし，患者がそれを安全に経験する可能性，または葛藤の源泉となる可能性がある。

脚注9）エナクトメント：行動に表れること。当人が必ずしも意識できないような個人的な動機が，行動により表現されること。（岩崎学術出版精神分析事典）
脚注10）自律性：衝動とその結果おこる葛藤の影響から自我機能がある程度は自由な状態にあることを指す。（アメリカ精神分析学会精神分析事典）

治療者に対する愛情のこもった感情は，それが発達的な期待からくるものでも，患者を助ける治療者の役割と現実的に関係するものでも，治療同盟（Crits-Christoph & Connolly Gibbons, 2003 ; Zetzel, 1956）と呼ばれるものに寄与することがある。治療同盟は患者と治療者が同じ目標に向かって協同して作業しているという感覚や，彼らが用いているアプローチがそうした目標を達成することに役立つという感覚を作り上げる。精神力動的心理療法では，治療同盟の破壊は抵抗の重要なサインとなり得るし，転移空想に取り組む機会ともなり得る。

PFPP-XR の中で転移が発展した時，患者は大抵の場合，不安を中心とする治療者への感情や葛藤を経験する。たとえば分離や終結の際には多くの場合，治療者との関係を失ったり破壊したりすることへの恐怖とともに，怒りの感情が治療者に対して向けられる。治療における分離や終結は，怒りと自律性についての葛藤を転移の中でよりうまく説明し，理解し，扱う重要な機会を患者に与える。

次の症例は，非精神力動的な精神薬理的治療での転移現象の重要性について示している。パニック症の治療が専門である精神薬理学者がこの症例を報告した。

症　例

Gは長年，精神薬理学者の治療を受けてきたパニック症を抱える女性患者で，ベンゾジアゼピン系薬物を大量に服用していた。

パニック発作が減少していたので，彼女と主治医はゆっくりと段階的に薬を減らしていこうとしていた。実質的には大量のベンゾジアゼピン系薬物の服用は続いていたが，彼女はこうした減量の中ほどにおり，その減量によく耐えていた。薬理学者は休暇を取る前に再び彼女の処方を「微量の減少」で減らした。Gは「私の人生で最悪のパニック発作」を起こし，そのことで彼女は数年後も未だに彼を「許していなかった」。

この患者集団におけるベンゾジアゼピン系薬物の減量の難しさはよく知られている。それは離脱症候群や反跳性不安がよく見られるからである。そのため，ベンゾジアゼピン系薬物の減量がもっともうまくいくのは数カ月の期間をかけた場合である。それにもかかわらず，パニックの薬物中止段階についての合同国際比

較研究（1992）では，アルプラゾラムを服用していたほとんどの患者が，薬物中止段階の最後の局面か，薬を飲まなくなった最初の一週間の間にもっとも重篤な離脱症候群と反跳性不安を経験していた（Pecknold, Swinson, Kuch, & Lewis, 1988）。Gはどちらの状態でもなかったが，パニックと不安に関連するまた別の，同じようによく生じる現象を経験していたのである。それは，彼女の人生において重要な結びつきをもった人物，つまりこの場合は彼女の精神薬理学者から分離する際の不安である。たとえ精神薬理的治療という状況であっても，転移への気づきとある程度の注目は価値あるものとなり得る。

逆転移

　治療者は，自分自身が持つ，自分と他者の内在化された表象に基づいて患者への反応を発展させるが，この現象が逆転移と呼ばれている（Gabbard, 1995）。逆転移は治療の邪魔になる可能性があるけれども，患者が治療者の中に呼び起こした感情への気づきは重要な臨床道具となる可能性もある。なぜならこうした感情が患者に関する手掛かりを与えてくれるかもしれないからである。治療者は患者に対する自分の反応に気づいている必要がある。それは不満や怒りの感情などで，直接的，または間接的に表現される可能性があり，もしそれに気づけないと，治療を破壊する可能性がある。たとえば治療者は患者の緊急事態の感覚に引きずり込まれるかもしれないし，患者が分離に困難を抱えていることに関連して，治療終結に罪悪感を抱くかもしれない。

症　例

　Eは治療者の休暇予定を知ったことへの反応を最小限に抑えたが，その後に治療者は，自分がEと議論しようとしていることに気づいた。それは，求職で経験した葛藤や彼女の人生において他の男性との間で経験した葛藤とこの転移状況が似ていることを彼女に認めさせようとするものだった。彼女はそうした葛藤の中で，決まって怒りと屈辱と心配を感じていた。この方向への治療者の努力は，Eのさらなる抵抗に出くわした。Eは治療者がつまらないことで大騒ぎしていると言った。治療者は，患者と議論しようとすることが自分には珍しいことであると

気づいた。この気づきによって治療者は，Eがある感情に気づくことに相当抵抗していることに気づくことができた。その時点で治療者は，彼女とその話題を追うことを止めることができた。そして，自分たちの関係性について話し合う彼女の不快に直接触れるのではなく，彼女がより安全に，自分が経験した屈辱の激しい脅威やその脅威の原因となったものを探求できるようにした。

第4章

精神力動的フォーミュレーション

　この章では，精神力動的フォーミュレーションの一般的原則について述べる。その次に，パニック焦点型精神力動的心理療法－応用領域（PFPP-XR）において精神力動的フォーミュレーションを作り上げるために必要となる，一般的原則の特定の修正について記述する。最後に，PFPP-XRでの精神力動的フォーミュレーションの構成要素について説明するが，そこには過去10年にわたる私たちの仕事によってより詳しく理解されるようになった見地が含まれている。このフォーミュレーションの要素を説明するためにAの症例（第2章）からの抜粋を用いる。Aに対する精神力動的フォーミュレーションの発展のより完全な提示は第18章で示される。

一般的原則

精神力動的フォーミュレーションとは何か

　精神力動的フォーミュレーションとは，患者の内部の精神生活についての総合的理解であり，その無意識的側面に焦点を当てるものである（Perry, Cooper, & Michels, 1987）。フォーミュレーションは，どうして患者は今のように感じたりふるまったりするようになったのか，彼らの症状はどのように発展したのかを理解するために治療者が用いる道具として役立つものであり，現在の生活に対してどのように彼らの過去が影響しているかについての仮説を反映したものである。精神力動的フォーミュレーションを発展させる中で特定される要因は，

患者の現在の全般的心理，葛藤，症状を理解する上で中心的なものであり，治療的介入を導く上で重要なものである。私たちが理解しようとする現在の生活の中での特性と内的経験には以下のものが含まれるが，これに限定されるわけではない。

- 患者の今の人生における症状の意味
- 患者は自分や他者や，他者とかかわっている自分についてどのように見ていて，どのように感じているか
- 優勢な情動と，それを表現する様式
- 優勢な防衛機制を含む，コーピングや適応のスタイル
- 他者とどのようにかかわり愛着を形成するか，愛情対象の選択，こうした関係がどのように展開するか
- 欲求と，どのようにそれを満足させるか
- 性的欲求や性的空想，そして性的にかかわる方法
- 職業選択と，望ましい道筋を進む様式
- 才能，長所，興味関心
- 感情，空想，関係性，仕事，気晴らしを含む人生のすべての領域において核となる葛藤と問題

これらの問いに対する答えをどこに見出すか

答えは患者が述べる話とその話し方からもたらされる。患者が人生の出来事を話す，その順番から多くのことを知ることができる。患者の語りや連想を理解しようとするときに留意するいくつかの特定の情報には，彼らの以下のような経験が含まれる。

- 症状
- 過去の環境的要因：誕生前も含めた家庭環境や家族の歴史
- 際立った関係性：母親，父親，兄弟，祖父母，養育者，彼らの人生における他の重要な他者との最早期からの関係性
- 患者の人生の中での目立った人物間の重要な関係：こうした関係にどのように対応するか

- 関係性の歴史：選択，経過，結びつきの質，喜びと強さ，問題，同一化
- 文化
- 学校や仕事での主要な努力の経験
- 患者が語る意識的空想，または無意識的幻想（連想の流れや明白に報告を省略したものの中から現れる）
- 治療者への転移（過去の際立った関係，現在のかかわりの様式，無意識的な記憶や空想への扉として役立つ）
- 恐怖や恐怖症を含む，過去の主要な感情，または治療中に出現した主要な感情
- 防衛と抵抗
- 性的空想，性的欲望，性的選択
- 重要な記憶
- 夢
- 患者の語りに見られるあらゆる種類のパターン
- 治療者が自分の中に気づく逆転移反応

　精神力動的フォーミュレーションとは，いろいろな意味で「力動的」である。つまりそれは（内的精神生活に関して）精神力動的であり，心理療法の中で展開していき，それぞれの新たな広がりを伴って治療者と患者の理解を深めていく。

精神力動的フォーミュレーションの価値とは何か

　歴史的素材が提示され，それを収集する中で現れる素材や，自分たちの関係を観察している患者と治療者の相互経験が提示され，それを収集する中で生じる素材は膨大なものである。フォーミュレーションは患者の情緒的状態，症状，行動の一因となっている発達的要因や精神内的葛藤を組織化する一つの方法を提供する。治療者が着実に精神力動的フォーミュレーションを発展させると，こうした素材の統合によって治療者は自分の思考をまとめることができるようになり，その素材の統合は自分の理解を患者に伝える上で重要なものとなる。

　精神力動的フォーミュレーションを患者と共有することは，多くの有益な効果を持つことがある。治療者は患者に，症状の支えとなっているものについて，可能性のある情緒的に際立った理解を提供する。それによって治療者は，より

強固な連帯感を患者に与え，そして，症状を生み出す回避された考え，空想，情動に対するより強いコントロール感を与えることができる。治療の経過の中で獲得された内的な一貫性と整合性をより強く経験することが，今度は快適さの増大や，さらなる探求に対する抵抗の減少を生み出す。

精神力動的フォーミュレーションを共有することのもう一つの利点は，自分の人生の出来事は（内的状態も外的環境も）たいてい自分が選択したものであり，自らに降りかかった運命などではないという感覚を患者が急速により強く発展させることである。この理解は，個人の主体としての感覚と，新たな観点を生み出すことができるということを伝える。それによって患者は，新たにより良い選択をすることに自信を感じ，より良い葛藤の解決にたどり着く。そしてそこには，欲求と欲望のより大きな満足，より少ない痛み，より少ない症状が伴われている。

精神力動的フォーミュレーションの重要な機能は，治療者がその中心となる構成要素の間に関連を見出すことを助けることにある。それが今度は患者が自らの内的生活のもっとも際立った側面を統合することを助けることになる。そうした関連の一つの例を示すために，抵抗と転移がフォーミュレーションの発展の一部としてどのように結びつく可能性があるかを検討する。

抵抗（第3章を参照）とは，力動的・治療的過程が深まることに対する，意識的，無意識的，またはその両方による反対のことである。たとえばそれは，患者が物理的に自らの存在を治療に現さない（遅刻，欠席）ことや，情報を提供したり自由に連想したりする過程の進行を邪魔することによって示される。抵抗は，しばしば無意識的ではあるが，自分の連想や治療者の介入の意味を認識することを避けようとする形式をとることもある。

抵抗は望ましくない心的内容やその精神内的重要性を何とか避けようとして維持される。それは大抵の場合，気づくことによって自己への否定的な見方や耐えがたい情動（恥，恐怖，怒り，罪悪感）を引き起こす感情，記憶，空想，衝動を回避するために生じる。抵抗を引き起こした空想の例としては，「もし私の怒りがばれたら，私は好かれなくなるだろう」や「私の怒りが母親を死ぬほど苦しませましたから，母は死んだんだ」や「もし彼が，どれほど私が負けず嫌いか知ったら，私が死んでしまうか，彼が私を殺すだろう」（第18章のAの治療を参照）といったものが含まれる。

抵抗は広く行きわたった空想によって引き起こされるため，必ず治療の中で生じることになる。抵抗が生じた時は，転移空想と治療者への患者の行動に対するその深刻な影響を確認するために，特定の抵抗と転移の中に潜在している空想を結びつけることに価値がある。たとえば治療者は，「私が思うに，あなたは突然静かになり，罪悪感を抱いている。それはあなたが自分の怒りの感情に耐えることが難しく，私がそれにどう反応するか心配だからなのだろう」と言ったりする。同様の抵抗は治療外の関係にも探し出すことができる（たとえば，配偶者への怒りを認めずに黙ったり，自己批判的になったりすること）。抵抗（静かに引きこもること）と転移空想（私が怒ったら，治療者は私を拒絶するだろう）との結びつきが特定されると，患者は自分のこころの機能の仕方についてさらなる理解を得る。

　力動的フォーミュレーションの統合機能は，精神力動的心理療法においてきわめて重要であるが，PFPP-XR ではそれはまた別の重要性を持っている。というのも，パニックや不安の主たる問題の一つは，患者の防衛スタイルが彼らの情緒生活のさまざまな側面，特に彼らの不安症状に関して著しい区画化と断絶をもたらすことだからである。

PFPP-XR における精神力動的フォーミュレーションの修正

　PFPP-XR の精神力動的フォーミュレーションが答えようとする問題は，人がいかにして今のように感じ行動するようになったのかについてより全体的に述べることよりも，「どんな心的要因によって患者はこれほど重篤な不安を持つことになったのか」という問題である。

　時間の制限がなく症状に焦点を当てない精神力動的心理療法において精神力動的フォーミュレーションを構築する際に用いられる原則は PFPP-XR にも適用される。PFPP-XR における主要な相違点には，そのフォーミュレーションの焦点となる目標と，情報を得るための手段がある。治療者の目標は，患者の不安，パニック症状，回避症状の情緒的意味を理解するために，それに光を当てるフォーミュレーションを発展させることである。不安症状のスペクトラムは，それを通して治療者が PFPP-XR における力動的フォーミュレーションを

構成するためのレンズである。

　パニック発作と不安症状は，大抵の場合，ほとんどが患者の気づきの外側にある思考や感情や想像された危険に反応して生じる。意識的気づきの外側の「領域」は，人生早期の局面から生じ，現在の思考や感情や行動に強力な影響を及ぼす願望，恐怖，感情，同一化，空想，記憶に溢れている。

　患者の思考や感情が意識的気づきから回避されることには，心理学的に理解可能な理由が存在する。こうした理由はほとんど常に，何がしか受け入れがたくて，恐ろしく，患者が耐えることの難しい願望や感情や空想と関係している。患者が自分の不安に関する特定の決定因に気づかない情緒的理由が重要であり，症状の意味に光を投げかけもする。症状とは，患者がしばしば表現するように「出し抜けに」やってくるのではない。こうした見方は，どうにもしようがなく情緒的に苦痛な誘因に対しての，無意識的な防衛的否認を表している。

　この治療は主に不安の底に潜む精神力動と不安を生み出す身体症状に焦点をあてており，また PFPP-XR には時間の制限がある。そのため治療者はフォーミュレーションを推敲するために発達的要因，精神内的葛藤，関係性のパターン，防衛について探求する。それはそれらが不安症状とパニック発作に関連しているからである。第1段階で最初の力動的フォーミュレーションを決定する時，私たちは以下の点を探し求める。

- 最初のパニック発作や不安症状の誘因と，患者にとってのそれらの情緒的重要性
- 続いて起こるパニック発作，回避，不安の誘因と，患者にとってのそれらの意味
- パニック発作や不安の最中に生じる特定の症状と，そうした症状に対する連想
- 関係性，仕事，気晴らし，人生の目標の中に現れる葛藤，特にそれがパニックや回避や不安と関連する場合
- 葛藤やパニックや不安への脆弱性の一因となる過去と現在の関係性における要因
- パニックや不安を生じさせ持続させる，きわめて重要な精神内的葛藤
- 現在の発達課題（分離，葛藤的怒り，性愛，自己処罰を必要とする罪悪感，

これらをめぐる葛藤への特別な注目を持ちながら）
- 明白な妥協形成（特に患者のパニックと不安にとって本質的であると見えるもの）と，それについての患者の感情
- 自尊心と自己イメージの問題
- 初期の転移と，治療開始への反応
- 防衛
- パニック発作，回避，不安が果たす多様な機能
- 解釈に対する患者の反応
- 逆転移の経験

明白で段階的な方法でフォーミュレーションを「構築」するために，第2段階では情報源を以下のものへと広げる。

- 新たに生じた，転移／逆転移パラダイム，記憶，連想，人生の変化，防衛
- 治療的介入に対する患者特有の反応
- この形式の治療において必ず現れてくるパニックと不安の誘因についての新たな情報
- パニックと不安が改善し，新たな葛藤が生じた時の症状の変化：これは元々の不安症状の理解を増強する
- 新たな素材を踏まえた上での，初期に防衛されていたものについての仮説
- パニック発作と不安症状がどのような機能を果たしているかについての新たな情報

最後に，第3段階に入る時に，私たちは特に分離／終結の文脈で生じた新たな素材，転移，逆転移を探し求める。それは患者の力動に対する治療者の理解を豊かなものにする可能性がある。

パニックと不安は避けられないものではない。患者が，以前には接近不可能だった精神生活を理解できるようになる新たな方法が存在する。それは古くて長引いている情緒的葛藤への新たな解決策を見つけることであり，それが不安を消し去り，より大きな喜びと成功を可能にする。PFPP-XRで用いられた道具は患者に提供することができる。そうすることで，患者は治療が終わった後

もより良い情緒的自己認識を促進するために継続してその道具を利用することができる。こうした改善された内省機能が今度は，親密な関係性が持つ情緒的に困難な状況に対して，段々とより良い解決法を見出していくことを助ける。それによって患者は不安からのさらなる自由を得て，不安やパニックに対する脆弱性を最小限に抑える。

パニック症と不安症に対する精神力動的フォーミュレーション

　Busch, Cooper, Klerman, Shapiro, Shear（1991）と Shear, Cooper, Klerman, Busch, Shapiro（1993）はパニック症に対して，神経生理学的脆弱性や気質的特徴や幼少期の経験に基づいた精神力動的フォーミュレーションを提案した。これらの要因のために脆弱な個人は分離や喪失によってすぐに脅かされるようになり，頼りなかったり拒絶的であったりする養育者への依存を恐ろしいものと感じるようになる。自律性は，養育者の象徴的喪失にさらなる危険性を突き付ける。こうした状況で個人は，怒りの感情やその表現が養育者との必要な絆を破壊するだろうという恐怖を発達させ，怒りに満ちた空想のために養育者を傷つけたという恐怖から罪悪感が続いて生じる。子どもは防衛機制を無意識的に発動させることによってこうした葛藤に対処しようとする。それは怒りや依存の感情や空想を否認したり偽装したりすることを目指すものであり，そこには否認，反動形成，打消し，身体化が含まれる（第10章参照）。しかしこうした防衛機制は，潜在的な葛藤が無意識的または前意識的に持続している場合には，不安や罪悪感を防ぐことに効果がない。加えて個人は，感情や空想を防衛的に回避しているために自分や他者のこころを知る能力が阻害されているので，メンタライズの標準的な能力が発達しない。成人期では，愛着への脅威が退行を引き起こすと，葛藤，罪悪感，不安，身体症状が耐えがたく圧倒的なものとなり，パニック症や他の不安症として表現される可能性がある。不安とパニックは，受け入れがたい感情や空想に対する自己処罰としても機能することがある。愛着や怒りをめぐる格闘に加えて，Milrod（1995）は一部のパニック患者では，パニックのエピソードが恐ろしくも官能的な特有の興奮を持ってい

ることがあり，それが大抵の場合，サドマゾ的な性的葛藤や性格特徴と緊密に結びついていると指摘している。

　私たちのパニック症研究における併存疾患治療の臨床経験や，他の精神分析的理論家や臨床家の仕事（第12〜16章参照）では，葛藤的な依存や怒り，願望，分離の恐怖と自律の恐怖，罪悪感，精神内的状態の防衛的回避が，さまざまな不安症において重要な因子として指摘されている。このように，これらの力動に対処することは，こうした症状の解放において診断を超えた有用性を持っている。

パニック症や他の不安症の中核となる葛藤

　上述したフォーミュレーションのように，パニック発作や不安の底にはさまざまな共通した葛藤が潜んでいる。そこには，愛着の文脈において怒りを経験するという中核的な困難があり，その他に典型的には，分離という発達課題に対するアンビバレントな関係や，自律の課題がある。こうした葛藤を同定することは，特定の患者のフォーミュレーションを発展させる中での重要な側面である。不安症を持つ患者の多くが抱いている中核的な空想は，自分が人として不適当で，役立たずで，無能であり，生きていくためには他の人が絶対的に必要である，というものである。広場恐怖を持った人では，この必要性が恐怖場面の同伴者である人物に具現化される。こうした空想は広範囲におよび，圧倒的なものとなり得るため，実際には能力のある領域を心理的には意味のないものとしてしまう。機能できない恐怖は，想像上の喪失の危険と一人になる危険を増大させる。この人としての無力感はしばしば，不在だったり，面倒を見なかったり，無能だったりする両親との経験や，どうにもならない感覚を残す外傷的な関係や外傷的喪失から生じる。

　自分を受身的で，子どもっぽく，無力だと見ることは，人生における他の多くの出来事と同じように，パニック発作や不安症状は「出し抜けに」やってきて，自分に降りかかってきたものだという感覚を伴うことがある。患者はしばしば，弱々しくて無力になることで，大人から必要な世話を得て，孤独や力不足の危険から解放される空想を持っている。パニックや不安が生み出す依存の

タイプは，愛着対象との間により深い種類の相互の親密さや信頼を発達させることを妨げ，そうすることで，手に入れられる妥協が限られていってしまう。特に成熟して機能する欲求を関係性への脅威と捉えてしまう場合には，重篤な不安は患者がより完全な大人のやり方に取り組むことを妨げる働きをすることがある。

パニック発作や他の不安症自体が，コントロールできない不安として経験されるにもかかわらず，それらは，不安や身体的な恐怖に注意を向けることで他の恐ろしい感情に対するコントロールを維持しようという無意識的な方法でもある可能性がある。パニック発作や他の不安症状を持った患者はしばしば，愛情を求める願望，愛する願望，性的願望と同様に，怒りや攻撃性を含む激しい情緒に圧倒されることを恐れている。潜在的には脅かすものであり不安定にさせるものとして情緒を経験していることに加え，患者はしばしば，自分の感情は面倒であったり受け入れがたかったりするため，弱さと罪悪感を感じることになるという信念を伝えてくる。彼らは，恐い両親，頼もしい両親，人生における重要な他者は，自分の感情のために自分を拒否したり避けたりするだろうと予想している。また，母親が抑うつ的だったり非常に不安がちだったりする患者の場合，両親（または重要な他者）は自分の感情に耐えることができないと信じている場合もある。強い情緒への嫌悪は過去の外傷によって強められることがある。結局のところ患者は，自分の感情を否認し，パニック発作や不安でそれを表現することで，あらゆる種類の自分の感情の影響が自分や他者に及ばないようにする。こうした傾向が孤立の感覚を増大させ，分離不安を強めることになる。

不安を持った患者にとって，怒りの経験はしばしば，自分が他者を破壊するだろうといった空想や，他者が自分を見捨てたり破壊したりするだろうという空想と結びついている。強さや能力や性愛は破壊的攻撃性という考えと融合することがある。患者は自分を，重篤な不安という弱くて，困窮して，情緒的に無力な状態に繰り返し置くことによって，攻撃的になる危険性を防衛する。この子どものような状態は一つのレベルでは安心をもたらすものであるが，同時に恐ろしいものでもある。なぜならその状態が，無力感，不適切感，機能障害，失敗といったことに対する恐怖を煽るからである。この自己無力感は，怒りや破壊的衝動のために患者を処罰する役目も果たす。罪悪感とそれに関連した処

罰への無意識的欲望や期待は，不安の底に潜む重要な力動である。不安の症状も患者を罰する働きをすることがある。厄介なことに，攻撃性の偽装された形としての役目を不安が果たす場合もある。それは不安が，重要な他者を振り向かせる威圧的な試みや，すぐに対応しないことで彼らを罰する試みとしての役目を果たす場合である。このようにパニックと不安は，（他者を傷つけようとする）攻撃的願望，（他者を傷つけ，それによって他者を失い，見捨てられひとりになる）恐怖，（能力の価値を低下させることによる）自己処罰，面倒を見てほしいという退行的に表現された願望の充足，これらの妥協形成として機能することがある。不安がこうした部分的な無意識的決定因の矛盾した集まりであることは，妥協形成の一つの例である（第3章を参照）。

　自分の怒りが重要な他者を破壊するだろうという空想と，競争的希求や攻撃的希求の満足を妨害するために，一部，不自由をもたらす不安に頼ることの結果として，患者は自分が今後二度と，本当に必要であり欲しいと感じるものを手に入れることはできないだろうという恐怖を経験する。こうした患者の多くにとって，永続的な剥奪の空想は，ある程度は正当なものである。なぜなら患者は，自己処罰として自らの剥奪を継続させる人生を組織してきたからである。

症　例

　第18章でより詳細に述べるが，Aの歴史の象徴的な瞬間は，彼が子どもの頃，母親が彼に宿題をやるように言ったのに，水泳の予定が入っていたためにそれに従わなかった時に生じた。母親は，別の息子が欲しいわ，と応じた。この言い争いのすぐ後に，患っていた癌で母親が死んだ時，母親の喪失はAにひどい罪悪感と，自分の怒りが何らかの形で母親を殺してしまったという恐怖を生じさせた。Aはこのことや，人生の他の経験から，怒りを表現することは他者を傷つけたり，他者を失望させたり，自分を拒否するようにさせたり，見捨てるようにさせる可能性があると恐れるようになった。Aは自分の感情を表現することと他者に自己主張的にふるまうことへの広範な制止が生じ，必要な時に助けを求めるという贅沢を自分に許すことができなかった。これはさらに彼の怒りとそれを表現することへの恐怖を増大し，不安が時にパニックのレベルに至るまで増大させることになった。

パニックと不安の多様な機能

　力動的フォーミュレーションの構築という課題を理解するための一つの方法は，不安が当該の患者に対して持っている多様な機能という視点から見てみることである。重篤な不安は以下のような情緒的な役割を果たしている可能性がある。

- それは感情を経験し伝える一つの方法であることがある。伝えられた感情（「助けて！　あなたが必要なのです！　私は寂しいのです。怖いのです。自分一人ではこんなことできないのです。具合が悪いのです」）は，しばしば患者が認めることができず，より直接的に表現することができない感情である。パニック発作と不安症状は，怒りや（時にパニック発作の錯乱で装われた）性的興奮といった，潜在している他の不安定な感情の置き換えであることがある。不安は，他者の注目を求めることを通して無意識的に怒りを表現していることがある。
- それは防衛としての役目を果たし，さまざまな情緒を意識的気づきの外に留めている場合がある。感情や空想は身体的に，そして象徴的に経験される。パニック発作や不安はどれほど苦しいものであっても，内的精神世界の恐ろしい深淵と感じられるものに直面するよりかは混乱させないものである場合がある。
- それは記憶を表している場合があり，または昔の関係性を再演しているのかもしれない。それは過去や現在の愛情対象との同一化を表す可能性があり，それによって愛する対象と空想上で親密であり続けている。こうした同一化は，病んだ愛情対象や不在の愛情対象よりも有能であるという感覚を防衛するものである可能性もある。それは，そうした感覚が，競争的空想についての圧倒的な罪悪感を生じさせることがあるからである。パニック発作をとおしての同一化が喪の一つの形を表している可能性がある一方で，喪失の感情が無意識的に表現される時や，本質的には回避され触れられない時には，同じぐらいそれは喪を阻害する可能性もある（Klass et al., 2009）。

- それはかかわることと愛着を表現することの一つの方法を与えていることがある。また，依存願望や依存欲求を直接的に認めずに身体的に表現することで，想像された危険を防御する一方で，少なくとも部分的にはそうした願望の満足を認めるという妥協を表していることがある。
- それは罪悪感による自己処罰として機能することがある。

症例

　パニック発作や不安の無意識的な決定因を明らかにしていく中で，Ａの症状はこうした機能のいくつかをはっきりと示していた。パニック発作によって彼は他者が十分に応じてくれないことに対する不満と怒りを無意識的に表していた。そしてその不満と怒りは，意識的に経験された時には罪悪感と恐怖を引き起こす感情であった。このように彼のパニック発作は，こうした感情や空想を身体症状として偽装することによって，自分が他者を切望し，他者に怒りを持っていると認めることへの防衛としての役割を果たしていたのである。Ａのパニック発作は，その喪失を十分には認められていない母親との関係性を再演する方法を示していた。母親が病気で死にそうになっていた時に彼が感じていた切望，怒り，罪悪感，苦闘に，彼は繰り返し立ち返っていたのである。こうした発作は助けを求めることで注目を得る手段であった。最後に，パニック発作は彼を処罰することで彼の罪悪感を和らげていた。それは，母親への受け入れがたい怒りと感じられたものや，応じてくれなかったり拒否的だったりと感じた他者に経験した怒りのようなものに対する処罰である。さらにパニックは，彼を弱めて，自らの破壊力に対する恐怖を鎮める役割を果たした。

パニックと不安のフォーミュレーションを発展させるための治療的アプローチ

　PFPP-XR では最初から治療者の目標は，パニックと不安という中心的な情緒的症状とかかわる葛藤と空想の根拠に耳を傾けることであり，患者が自分で

気づいていない可能性のある感情を実際に露呈する方法を明らかにすることである。こうした状況において，治療者は以前に指摘した問題をこころに留めている。それは「何が患者を不安にさせるのか？」である。不安の発症と関連した，出来事の個人的心理的意味，感情，誘因が特に明確に示される。治療者は，患者の精神内的生活との関連で，不安が心理的意味を持つ手段について特定する。最初のパニック発作や最初の不安エピソードへとつながった特定の出来事や感情と，それに続く不安の出来事が詳細に探求される。それぞれの不安の出来事の状況や，見かけ上の要因の患者にとっての意味が注意深く探索される。

　自分のことを受身的と見ることは，不安症を持った患者ではよく見られることである。患者が自分をこのように知覚している時，PFPP-XRの治療者は，なぜ彼がこの見方にしがみつくのかを再び考えることの手助けをする。治療者は，治療の中で患者が受身的役割を取る可能性があることに細心の注意を払い，彼らの受身的態度が，より自己主張的で適応的な態度や行動を飛び越して選択されたものだということに，彼らの注意を向けさせる。同時に，患者と治療者はこうした交流が，人生の他の領域での交流といかに似ているかを探っていく。こうした転移の理解が，無意識的願望，恐怖，空想，関係の様式に対する感情に満ちた理解を生み出す。

　さまざまな転移を探求する可能性が多く広がっていて，時間の制限がより少ない精神力動的心理療法と違い，PFPP-XRの治療者はパニックと不安の理解にとってもっとも中心的な転移の側面を追い求める。しばしば，こうした転移の側面は，患者の人生において不安を抱かせるより広範囲の葛藤と密接に結びついている（患者が無力だと感じるような選択のパターンのように）。核となる転移は大抵の場合，先に記述した力動と関係している。それは，治療者が患者に怒ったり無関心になったりするだろう，治療者は患者を可愛らしくないと思い，彼を拒絶するだろう，治療者は患者の激しい感情や空想に耐えることができないだろう，といった恐怖である。患者は治療に入る時，価値がないと感じること，愛されないと感じること，屈辱を感じることを予期しており，こうした感情を話すことについて用心深くなっているかもしれない。患者は，自分と治療者は支配権をめぐって戦い，一方が他方を破壊するということを想像しており，そこにはしばしばサドマゾ的な含意が伴われている。治療者は，患者が治療者を知覚する方法を特定し，それを言語的に認識し，こうした経験を患

者の早期関係性の経験と関連させ結びつけるよう患者を導く。

　こうした関係性が明瞭になった時，治療者は患者にそうした潜在的な転移空想が最終的に不安とパニックに結びついている，その道筋について示さなければならない。治療者は患者の中に育ちつつある転移への気づき，改善しつつある自己観察，そして内省機能を用いて，他の関係性のパターンに光を当てる。そして，そうした関係性のパターンがどのようにして不安とパニックを維持し，またそれによって維持されているのかを明らかにする。治療者は，こうした転移とその影響に対する患者の理解を徐々に深めることができるように（そのため，解釈は消化しやすいものであり，圧倒するものではない），過去のセッションの詳細を覚えておかなくてはならず，それによって進展が，素早い安心と持続する安心を与えるほどの十分な領域に及ぶことができる。

　転移を説明することは，不安の意味の一部を形成する関係性に影響を与えている情緒的歪曲を理解する上で価値あるものである。こうした解釈を有効に用いるためには，しばしば患者に対して，患者と治療者との関係性が重要であり，治療の中に持ち込まれる治療者への感情のいくつかの側面は，早期の形成的関係性から発生していることを示す努力が必要である。多くの不安患者は最初，こうした考えに懐疑的であり，彼らの情緒的反応のいくつかに気づき同定することから自らを防衛している。こうした懐疑に対処するために，PFPP-XRの治療者は患者に対して，治療外の他の状況や関係性においても同様のパターンがはっきり見て取れることを示す。また治療者は，空想や情緒を認めることの恐怖がどのようにして，治療者への感情を持っているという考えに対する抵抗を導き出しているかを患者とともに探求する。情緒的葛藤を持つ治療関係の側面に患者の注目を向けさせるのは，それが自らの力動についての患者の理解を推し進めるだろうという時や，こうした力動が治療の進展を妨げる恐れがある時である。治療者はまた，患者に対する自分自身の情緒的反応，つまり逆転移についても注意を払い，それを患者の理解に光明を投じるために用いる。

症　例

　治療者は，Ａが治療者の願望に迎合的になり，そのあとに彼が治療の「規則」だと見ていたものと格闘する，その交互のパターンに気づいた。たとえば，Ａは

ある時点では（充満した不快感を強調しながら）自分が何を話せばいいのか治療者に問うたが，別の時には治療者が質問に直接的に答えようとしないことについてじっくり考えていた。わかってきたのは，彼の人生において，妻を含む他の人に対しても同様の権力争いを彼が行っているということだった。治療者は，愛されるためには従順になる必要があると感じる彼の考えと，その考えが彼を怒らせることを示すことができた。別の方法として彼ができたのは，仕返しや見捨てられる危険を冒して，自分の願望を主張することだった。転移内でのこうした格闘の説明は，Aに明瞭さと情緒的即時性を与え，それは彼がこうした完全に異なった見解を統合する助けとなった。加えてそれは，治療者に対する自らの依存空想や怒りの空想について話すことで，治療の中での恐怖により直接的に直面する機会を提供した。

第5章

パニック症と不安症の病因における発達の役割

　心的発達という考えは，早期幼児期の持つ可能性に端を発する標準的な前進的曲線という概念に支えられている。発達は成熟的な画期的出来事によってもたらされる心理的変化の多次元的な軌道を含んでおり，正常な場合，自立の能力や大人の役割における自律的機能へと発展していく。外見の変化というよりも，機能的な能力（たとえば，性愛，攻撃性の取り扱い，自己表象と対象表象）が，その個人においてさまざまな割合で発達する（Freud, 1963）。もっとも望ましい場合，大人の機能には，相対的に安定した自己の感覚，自己確立や親密さの能力，幅広い情動状態や不満を扱う能力が含まれる。成熟した心理的能力へのこうした発達的前進という概念は，心理的脆弱性の組織化や精神内的葛藤一般の理解にとって中心的なものであり，また，特に不安症状の形成や出現にとっても中心的なものである。

　臨床的には，前進的発達という概念は，より高いレベルの機能へ向かっての成熟的な圧力を仮定しており，発達における混乱が精神病理への脆弱性を生み出すと仮定している。患者はパニック症や不安症の治療を求めるが，それは大抵の場合，実際にまたは象徴的に発達課題を表す経験と関連している。患者はこれまで，自我の弱さや解決できない情緒的葛藤のためにその発達課題をうまく切り抜けることができなかったのである。発達的前進についての精神内的葛藤は，より早期の発達段階への退行を引き起こす。治療的な検討は，治療を必要とする症状出現の状況と時期，より高次の機能を阻害する可能性のある心理的要因の役割と性質，そうした圧力を軽減するために用いられた防衛に焦点を当てる。

精神力動的観点からすると，パニック症状と不安症状は決して「出し抜けに」生じることはない。それが出現した時期と人生上の背景には，しばしば発達課題が含まれており，症状の発展，その意味，不安症状にとって中心的な葛藤についての本質的な手掛かりを提供している。そうした発達課題には自立，親密さ，役割に関連した成功への希求が含まれており，いくつか標準的な発達的変化を挙げるとすると，学校，大学，結婚，妊娠，育児，仕事上の成功などを進んでいくために必要なものである。効果的な不安治療では，こうした発達課題を邪魔したり制止したりする自我の弱さや葛藤を明確にし対処しなくてはならない。

発達的脆弱性，葛藤，退行

発達的脆弱性，精神内的葛藤，退行，これらはすべてパニック症や不安症の発症と持続を評価する上で考慮しなければならない重要な要因である（Arlow, 1963）。私たちは，パニック症と不安症を持つ患者は人生早期から特定の発達的問題と格闘していると仮定している。彼らはしばしば安全でないと感じ，自分ではどうにもできないと感じており，安全のためには愛着対象が必要だと考えている。こうした怯えた依存の中で，彼らが経験する自律性や自立へ向けた標準的な発達圧力が，必要な愛着対象を喪失する脅威をもたらし，競争，対立，罪悪感といった，自律性などに伴う課題を形成する。自己主張，仕事での成功，性的な喜び，親密な関係性の形成と保持といった発達的達成は，しばしば攻撃性の危険な行使のように感じられ，ライバルを打ち負かして，大抵の場合は破壊するという空想を喚起する。愛着を脅かす外傷的な出来事を含む特別なストレッサーは，この喪失の恐怖を深刻なものにもする。

最終的にパニック症と不安症を発展させた人々は，実際よりも自分がより未熟で能力がないという中心的な組織化空想を保持している。実際の分離または知覚された分離はそうした個人にとっては高度に脅威的なものとなり，強い無力感と依存心の感覚のただ中で不安症状を生じさせる。こうした役立たずであるという退行的空想を伴って，不安患者は情動への不耐性と自己を落ち着かせることのできなさを示す。彼らは大抵の場合，一次過程と魔術的思考への傾向

を持っている。感情よりも身体に注目するという患者の変化もまた，発達早期の情緒処理様式の特徴である。

　また，普段は自分のことを能力があり優秀であると見てはいるかもしれないが，精神内的葛藤によって生じた退行の中では不適切感と自律の恐れを発達させることがある。こうした患者はしばしば，自己主張的であり優秀であることと怒りや攻撃性を結びつけており，自分が発達させるどのような自律性も彼らの愛着対象を破壊すると無意識的に恐れている。自分を無力で役立たずとして見るというパニック症と不安症を代表する特徴は，こうした自らのイメージの防衛に役立つことができる。弱さと不適切さの感覚が，初めに不安を生じさせた無能感や怒りという同様の感情を増大させる。

パニックと不安の治療と発達的視点

　PFPP-XR においてそうした脆弱性や葛藤が特定され，理解され，対処される過程には，臨床素材をさまざまな関連領域から統合するという複雑な課題が含まれている。治療の経過の中で症状や，苦悩，回避，無力，依存といったふるまいが再び生じた時に，大人の機能への恐怖をはっきりと明確に理解しながらこうした経験や関連する空想を直接的に検討することができるようになる。発達の歴史と発達の文脈はこの点で有益な情報をもたらす。治療終結への明白な焦点化を持ったパニック焦点型精神力動的心理療法－応用領域（PFPP-XR）という短期治療の枠組みは，分離と自律をめぐる問題の出現を促進する。そのため，特に転移の中では，こうした葛藤は介入が直接的に利用できるものとなる。そしてそれが，PFPP-XR における大きくて重要な治療効果をもたらすことがある。

　退行の理解は PFPP-XR の治療的枠組みにおける重要な側面である。たとえば，自立した生活を始めようとしている若年成人がパニック発作を経験し出した時に，治療者は，ひとりになることへの恐怖，無能感，より自立が高まることによって家族の支えを失うことへの恐怖などの性質を調べるべきである。加えて治療者は，より前進的で適応的な機能に対して妨害となっているものの性質も理解しようとする。葛藤と発達の二つから構成される観点によって，パニッ

ク症と不安症の発症は潜在的には，より自立した機能が持つ課題を避けようとする防衛的努力であると見ることが可能になる。

PFPP-XR は，発達課題の文脈で作用している問題のある知覚，葛藤，防衛を特定し，それに対処することによって効果をもたらす。こうした特定の発達課題を明確にすることは，自分のパニック発作や不安が「出し抜けに」生じるのではなく，それゆえ潜在的には理解可能なものであり，理解することで扱うことができるものである，という理解を患者が得る上でとても役に立つことがある。自我の弱さを明らかにすることで治療者は，分離や前進的自律性への恐怖を強める空想に直面化することができる。こうして治療者は，人生の多くの領域で十分に機能する能力があるにもかかわらず存在し続ける患者の役立たずという空想に対処することができる。治療者は，一次過程思考や身体化といった退行様式の側面によって患者は脅威が自分の精神生活から生じるのではなく身体からやって来ると見なす，その方法を示すことができる。重要な愛着の喪失といった自律に関する無意識的恐怖や空想，もっと自立していきたいという発達的に正常な願望が重要な他者を傷つけるという空想，これらを特定することによって，そうした脅威は中和され，退行への圧力を減じさせることができる。

症　例

30代半ばの既婚女性であるHは，第2子を出産した後の数週間で次第にパニック発作が頻繁に生じるようになり治療にやってきた。彼女は大学時代の最初の学期の間に生じたパニックの発症について語った。彼女が合格した学校は，飛行機で数時間かかるほど実家から遠く離れたところにあった。最初のパニック発作は，彼女が初めて帰省しようとしている間に生じた。続く数年間のうちに彼女の症状は次第に当たり前のものになっていった。

Hは一人っ子で，両親は彼女が5歳の時に離婚していた。激動の結婚期間に，Hは母親がアルコール依存症の父親に身体的虐待を受けるのを目にしていた。父親の虐待にもかかわらず，離婚して父親が出ていった後，Hは父親を理想化し，自分の人生にもっとかかわって欲しいと願ったが，その願望は本当に不定期にしか叶わなかった。この失望の中で，彼女は自分が拒絶され，失敗した者であり，「見捨てられた」と感じた。彼女は母親も同じように理想化していて，母親は大いに

尊敬と称賛に値すると述べた。労働者階級の労務者であるHの母親は娘の社会的地位を上げるために休むことなく奮闘し，生徒のほとんどが裕福な私立学校に娘を入学させることに成功した。Hによれば，母親はこうした献身以外に自分の人生で優先させるものはまったくなかった。そして自分自身のことや自分の外見は顧みず，特に友達の裕福な両親たちとは対照的に，やつれて，だらしない様子になっていったとHは感じていた。Hが治療を求める10年前，母親は心臓病によって若くして突然死したが，おそらく，娘に対するこうしたひたむきで自己犠牲的な献身がその一因となっていた。金持ち私立学校という状況と，両親が揃った家庭の子どもたちとの付き合いの中で，Hは母親の献身に対して深い感謝の念を感じていたが，母親の貧相な外見と自分の生い立ちにやましい恥の感情も強く持っていた。

　Hは次のように述べた。「私の母は，優しくて華やかな女性で，私の一番の親友で，私の崇拝の対象でした。私たちはとても仲良しでした。母が死んでから，私はいつも母と一緒にいる感覚を追い求めてきました。私は常にその感覚を探しているのです。母と同じくらいの愛情を注いでくれる誰かの，安心を感じられるあり方を」。治療という安全な環境の中で，成功して自立した大人の女性，母親，妻になりたいと意識的に熱望していることにHがどれほど激しい罪悪感と恐怖を抱き，それと格闘しているかをはっきりとさせ明示することができた。治療を成功させるためには，母親との同一化を断念し，母親との親密さの空想をいくらか喪失しながらも，彼女に対する母親の願望を満たすことが必要であった。成功と自立は，喪失，分離，罪悪感の経験と結びついてきた。自立は空想上では母親を見捨てることを表し，また大人の女らしくあることと妻であることで当然もたらされると彼女が解釈した危険によって罰せられることを表していた。それは，Hの母親が苦しんだ身体的虐待と見捨てられによって裏づけられていた。治療の中で，彼女のパニック発作の発症は彼女が若年成人期の入口へと差し掛かった時に生じたと理解された。それは，成功の時期であり，複雑に絡み合い，罪悪感がある母親との関係性から遠ざかる時期であった。

　彼女が研究に参加しにやってきた時，こうした葛藤は「二度，母親」になる状況の中で活発に再生されていた。Hにとってパニック発作が持つ意味の一つは，傷ついた母親との同一化を回復することであった。心理療法の中でHは，子ども時代に「成長したくない」と思っていた記憶や，6歳になるまで指しゃぶりをし「赤

ちゃん言葉」を使っていた記憶が，それぞれの新たな出発点における自立への抵抗であったことをさらにしっかりと理解することができた。彼女はこれまでの長い間，そしてとくに第二子を出産してから，どれほど自分が身体の健康に関心を向けずにきたかについて納得のいく全体像を得た。それは，母親が惨めなまでに自己を無視していたことを引き継ぐ方法であった。彼女は自分が母親のような気がしてきていたことや，自分が母親とそっくりだと思っていたことを語った。増大した明確さと全体像を持って認識されたこうしたテーマを説明することによって，頼ることという新たな心躍る感覚の発達が可能となった。それは，見捨てられ，罪悪感を抱き，無力で，パニックに襲われた感覚からの発達であった。Hは，自分が大人の自立に参画することで予期していた危険が，子ども時代の見方や経験からどれほど持ち越されてきたものかを新たに考えることができた。Hは自分のパニックの経験の中にこうしたテーマが現れていたことを認識することができた。

　こうした要因を理解する中で，彼女のパニックは軽減した。Hは自分の自立的活動や自立への憧れへの罪悪感や恐怖に対して脆弱さが減少し，自分の実質的な能力をこれまで以上に認めることができるようになった。彼女は，能力に対する新たな自信に関する不安という馴染みの経験に，どれほど自分が取り組めるようになったかを堂々と述べるようになった。そして，こうした経験を，自分が能力のある大人の女性であり，母親であるという感覚を学び，さらに確認する機会であると考えるようになった。彼女は母親としての自分の役割に新たな誇りを持ち，他の母親と対等であることにさらなる安心を感じ，子どもの学校でリーダーの役割を担うほどであった。さらに彼女は自分の身体の健康状態の改善に積極的な取り組みを行い，衰弱した母親との同一化に縛られることはもはやなかった。彼女は，実家により近い大学に入学することもできたのに，自立を求めて，そうしなかったことを認識した。彼女は自分の自立への渇望が，母親が彼女のために抱いていた渇望とどれほど一致するかを理解し，新たな慰めを見出すことができた。

　終結によって，これまで自律性と前進に多く付きまとっていた馴染みの不安が再び呼び起こされたが，この時は，より無理のない流れで不安を検討することができた。彼女はどれほど「これがおかしな過程で……終わることへの感情は，もともとの問題の部分と同じもの」だと気づいた。セッションを終える時，Hは治療者との関係が終わることへの悲しみに新しいやり方で耐えることができた。そして，より罪悪感が少なく，誇らしい達成感を持ち，自分の達成を台無しにする

恐怖や必要性を感じずに，母親の元を離れるという終結と関連した悲しい記憶を認め，振り返ることができた。Hはパニックの寛解を達成し，治療から6年経ち，最後に会った時にも，寛解を維持していた。

Part 2 治　療

第6章

パニック焦点型精神力動的心理療法－応用領域の枠組み

　この章では，**治療枠**の概念の概観のみならず，どのように力動的心理療法を実施するのかという中核的原則をも提供する。それらには以下を含む。

- 患者にセッションの内容の舵取りをさせる
- 患者の連想と情動についていく
- 指示的であったり，助言を与えたりしない

　パニック焦点型精神力動的心理療法－応用領域（PFPP-XR）はこれらの基本的な精神力動的心理療法技法の修正を含んでいる。それは治療者が患者に対して，情緒的負担のある考え，葛藤，感情が，特に彼らの不安症への発展的力動的理解とどのように関係しているかを認識させるよう導くことを含んでいるからである。

　PFPP-XRにおける精神力動的心理療法の枠組みのそのほかの重要な修正は，その時間制限というフォーマットである。PFPPはDSM-Ⅳのパニック症の患者のための，24セッション，週に2回の治療として行われてきた。（Milrod, 2007）。あらかじめ決められた終結と治療が短いという性質によって，患者の終結に対する反応は少なくとも最後の8セッションの間に探索することが重要となる。時間制限とこれが生み出す感情的な強度は，そのほかの時間制限の無い治療よりもすばやく，治療者と患者が分離に対する反応を特定し，明確に示すことを可能にするだろう。これは強く入り組んだ分離への反応が，パニックと不安に対する彼らの脆弱性のきわめて重要な部分であるような人々を治療す

る際の利点となるだろう。

精神力動的心理療法における一般的な治療の枠組み

精神力動的心理療法の枠組みは概念，技法，転移，抵抗関連する葛藤を参加者両者が認識し，解明し，理解することのできる治療状況を作り上げる，取り決められた実践的なアレンジメントによって成り立つ。基本的なこの治療の枠組みの構成要素は，以下のものを含む。

- 守秘義務と開示のマネージメント
- 会議の構成
- セッションのスケジュール，頻度と長さ
- 全体的な治療期間
- 力動的無意識的現象に対する方向づけ
- 一貫性
- 柔軟性
- 治療者の技法的中立性と非批判的態度
- 治療者の行為やそれに関連した介入

精神力動的臨床家は，患者が必ず彼らがもともと持っていた空想，葛藤，そしてときにはほとんど認識していない感情状態にかかわる治療状況のさまざまな側面に対して，高度にパターン化された期待や反応を持ち込むと予想する。適切に確立された枠組みの中で検討されるならば，これらの反応は鍵となる葛藤に対する不可欠な情報をもたらす。そのような反応はしばしば，転移と抵抗のあらわれである。転移と抵抗は，治療関係それ自体の中で生じ，そしてそれゆえに情緒的で確信できるやり方で治療の作業にとって特に利用可能なものなのだ。これに応じて，先ほど挙げた確立されたパラメーターからの治療者の逸脱が，想定されうる逆転移のエナクトメントなのか，あるいは患者の転移に対するそのほかの反応なのかが，治療者によって独自に検討されうる。

精神力動的心理療法の臨床実践において，ルールというのは，たとえあった

としてもほとんどないが，組織化の原則は記述可能である。そうした原則を採用していても，意図的なあるいは意図しない逸脱や失敗は不可避である。治療の枠組みについて綿密に考えることの根本的理由は，意図しない繰り返される失敗，たとえば患者との問題のあるエナクトメントを最小限に抑えるためである。そうした失敗は，その時，複雑な臨床的現象のさらなる理解を困難にさせているものである。

　不安とその意味の理解拡大のために患者のふるまいに対して柔軟に作業をすることへの治療者側の意欲は，PFPP（Milrod, Leon, Busch, Rudden, Schwalberg, Clarkin, et al., 2007）において見られたように，精神力動的治療における治療効果とその保持の両者に寄与するだろう。たとえば，治療者が度重なる遅刻やセッションの欠席について，初めから気づいていたがコメントはしなかったとしよう。時間とともに，治療者はそうしたふるまいを抵抗の一形態として同定し，そして，彼らがそうした行為を通して取り扱おうとし，あるいは防衛しようとしていた感情や空想を理解するよう患者とともに作業する。

　のちのセクションにおいて，治療的な枠組みの基本的な構成要素に対する定義と論理的根拠が提示される。時間制限のない精神力動的心理療法の治療枠組みのPFPP-XRのためのある種の側面の修正についてはその後で議論される。

精神力動的心理療法における治療枠組みの特定の構成要素

守秘義務と開示

　効果的な精神力動的心理療法は患者の内的生活のもっとも私的な側面の促進的開示を含んでいる。両者に守秘義務が保証され，理解されている状況を確立することは治療枠組みに絶対に不可欠な側面である。患者と治療者の間のコミュニケーションの守秘義務はもっとも高いレベルで調整された，法的な保護を与えられている。患者が特別な懸念を表明する限り，効果的な治療枠組みを設定するためには，守秘義務が実際に保護されることを，事実に基づいた直接的な態度で説明することが義務となる。同様に，第三者に対する伝達と開示が見込まれるような理由も，治療の初めに定義しておくべきである。

　実際に保証が与えられたあとに，患者は最小限の自己検閲で彼らの思考を言

語化するように助言される。予定されていたセッションの外部での患者からの私的なコミュニケーション（たとえば，通常の予定されていたセッションの間に受け取った電話やeメールなどのやりとり）は，予定されていたセッションでのさらなる議論のために持ち出されるべきである。開示の妨げとなるものは，意識的であっても無意識的であってもどちらも不可避のもので，苦痛に満ちた，あるいは恐ろしい考え，情緒，そしてそれらに結び付いた空想を体験することに対する抵抗の一形態をなしていると理解される。そうした抵抗との仕事は，この治療の核となる側面の一つである（第3章参照）。しかしながら，守秘義務に関する現実的な懸念が対処されるまでは，より中心的で根底にある自己開示と不安に関する葛藤を同定することはできない。

　守秘義務に関する度重なる質問や懸念は，いったん明確に原則がはっきりと言葉にされ，確立されたならば，抵抗のあらわれとしてアプローチすべきであり，探索に値するものである。典型的には，そうした懸念の表現は特定の重要な素材が表面に出てきていることを示唆している。たとえば，患者は唐突に特定の困難な話題を議論する前に「あなたは誰にもこのことを話さないんですよね？」と言うかもしれない。懸念が続くのは，患者の他人を信じることの困難に起因するかもしれず，それはのちに述べられる可能性がある。

　患者をビデオ録画する経験を持ったことがない臨床家は，PFPPの研究において実施されたようにセッションの録画をすると抵抗と守秘義務に関する懸念を悪化させるのかもしれないと想像するかもしれないが，これは治療過程に悪影響を与えることは見出されていない（Busch et al., 2001）。この所見は，いったん守秘義務について適切にはっきりと述べられれば（患者が我々の研究において，ビデオ録画のインフォームドコンセントにサインしたように），治療の枠組みは自己開示への強力な基盤を与えるということを示しているのかもしれない。

一貫性

　設定やスケジュール，そして治療者のふるまいにおける変化や逸脱は可能な限り，抵抗，転移，そして葛藤の認識を促すために最小限にすべきである。たとえ避けられないとしても，確立された枠組みからの逸脱は強力な妨害となりうるし，そうした逸脱は抵抗を強め，治療過程を破壊する可能性がある。治療者は患者を理解しようとする努力においても一貫性を示そうとする。患者は概

して，実際の取決めにおける一貫性や治療者のふるまいにおける一貫性を安心させるものとして体験する。このような理由から，依存と分離に関する葛藤が中心的な役割を果たすような深刻な不安症を持つ患者にとって，一貫性は特別な意味を持つかもしれない (Busch et al., 1991; Ahear et al., 1993)。

柔軟性

一貫性は重要であるが，あまりにも厳しく厳格な治療的パラメーターのマネージメントは，それ自体が強い妨害となり，患者を治療に参加させたり，患者を治療の中に留めたりするという課題を際立たせてしまう。スケジュールの変更に関する要求，セッション外でのコミュニケーション，そしてそのほかの確立された治療枠組みからの逸脱は，少なくとも初めは，患者が行っていることの意味を理解しようと試みることなしに，禁止したり，限界を設定することで取り組むよりはむしろ，そうした行動の背景にある動機を理解することに焦点を絞って取り組まれるべきである。

治療者の自己開示の制限

治療者は職業資格以上の個人的な情報を，ほとんど明らかにすべきではない。治療者に対する好奇心は重要な転移的素材を理解する力強い機会を提供するので，治療的にアプローチすべきである。たとえそれが社会的状況では適切なものであっても，個人的な質問に直接，答えを与えるよりも，治療者はこの好奇心の意味と文脈を探索することによって患者が自分自身を理解することの大きな価値を理解するよう援助する。この種の内省は，治療において患者が徐々に学んでいく技術である。治療者についての特定の知識によって生じる早すぎる治療の終了という治療的な複雑さゆえに，自己開示を制限することは重要である。個人情報に関する直接的言語的なやりとりは別として，オフィスの内装，家族の写真，個人的な記念品，そして私物などはすべて，精神力動的な作業中の患者にとって特別な意味を持つ情報源である。実際，そうした具体的情報はあらゆる臨床的な設定にあるすべての患者にとって重要だが，患者がそれらの意味を探索する機会を持つのは，精神力動的な治療の中においてである。治療者についての実質的な情報はインターネット上でも自由に手に入れることができる。最善の技法には，個人的な情報をやりとりすることによって失われる，

あるいは得られる機会への注意深い配慮と，一見控えめな個人的な質問に対して無造作に事実を答えることによって与えられる強力で潜在的な妨害への注意深い配慮が含まれる。しかし，それは治療者を世俗とかけ離れた存在にすることではない。患者に対する治療者の反応は一般的に伝えることはないが，特定の状況でのそのような暴露に賛成している精神分析の学派もある。この話題に関する議論はこの本の範囲を越えるが，長期間の，より時間制限のない心理療法と比べて，短期の不安に焦点づけた治療においては，治療者の自己開示を効果的に行うことはずっと困難であろう。

技法的中立性

　主として患者の自我の適応的，統合的機能とつながっている，動機を禁止するのでも，促進するものでもない治療技法は，**技法的な中立性**と説明される。この治療的スタンスは動機，ふるまい，知覚，空想，願望そして恐怖を含む主観的体験の発生と理解を助ける。技法的中立性は患者の苦しみへの無関心を意味しないし，対人的なあたたかみのある態度や患者への深い関心を抱くことといった治療的姿勢に不可欠な性質を除外するのでもない。

症　例

　51歳の女性Ｉは，睡眠を妨げる深刻で慢性的な不安があり，いつも緊張を強いられていた。とりわけ仕事の際は，繰り返し窒息感を体験しており，不安の高まりが見られた。それらの感覚はとても苦しいものだったので，彼女は眠ることができず，仕事を中断せざるをえなかった。根深い恐怖は彼女にも不合理に思えたが，彼女は真剣に自分が咽頭がんで死ぬと信じていた。彼女は喉を傷めてしまう恐れから，オートミールだけを食べていた。彼女は大がかりな医学的精密検査を受けており，何人もの医師から彼女の症状は「感情的なもの」であり，それゆえに彼女には精神科的援助が必要だと知らされていた。

　心理療法において，彼女の不安の高まりと窒息の恐怖は，彼女の姉で２歳年上のローラに身体的な攻撃を受け，絞め殺されそうになった直後から始まっており，Ｉはその体験を（病気と）結びつけることがほとんどできなかった。彼女がこのときに経験したひどい混乱状態を説明したので，彼女はローラの家にはもう二度

と（当然ながら）上がりたくないと拒否し，ローラの異常な，殺人的なふるまいを恐れていたが，彼女は姉と「親密に」なり，そして「普通の関係」になりたいという空想をはぐくみ続けていた。姉と他の兄弟のIに対する敵意，および彼ら同士の敵意をIが長年にわたり否認していたことと，真実とは程遠いのだが，「私は普通の幸せな家庭の生まれなんだ」とよそおう彼女の癖に焦点が当てられ，不安の減少が生じた。Iと治療者が彼女の姉妹全員と彼女との関係性を治療の中で探求した数カ月後，ローラは再発性の結腸癌と診断され，化学療法が必要としており，Iは彼女に付き添うように頼まれた。

　Iは用心しながら同意したが，ほとんど間髪入れずに，不安と動揺と咳に悩まされ始めた。彼女がローラの要求は耐えられない圧倒的なものという感じがしていたのは，とりわけ，ローラが彼女に，終わることのない不満と彼らの姉妹を巻き込む陰謀，そして彼女が知りたくもない鎮まらない心配などの電話を四六時中してくるためだった。治療者は，Iがローラの化学療法に付き添うことに同意するまでは良い気分であったこと，しかしそれ以降，「そうしなければいけない義務がある」が行きたくないという罪悪感に悩まされて，圧倒的な怒りを伴う深い不安もが生じていることに気づいた。Iは,あまりにもローラに対して怒っているために，彼女に会うことはできないと感じていたし，まして彼女の世話をすることはできないとはっきりわかっていた。

　この状況において治療者は中立性を維持したが，それは治療者が，ローラを援助することを同意させたIの罪悪感や自己懲罰的な立場も，怒りを伴った復讐心の立場も　いずれの立場にも「味方」をしないということを意味していた。代わりに，治療者はIのローラに対する葛藤を強調し，葛藤と彼女の繰り返される不安を結び付け，この瞬間もローラの要求が自分をひどく圧倒するものと感じられている理由を探ることを援助し続けた。この探索は最終的に，Iが彼女の姉妹との関係をどのように続けていきたいかについて，より合理的で葛藤の少ない選択をすることを可能にした。

治療者の活動

　治療者による言語化は精神力動的心理療法における不可欠な治療的介入である（第7章の介入の分類を説明する用語や概念に関するさらなる議論を参照の

こと)。精神力動的治療の明確なゴールは，患者が以前には避けていた自分自身の体験を受け入れ，耐え，統合することを援助することである。精神力動的心理療法において，とりわけ時間制限のある心理療法では，患者の現在の精神状態にもっともよく対応するであろう活動のレベルと言語的介入の種類を調整する必要性にそのつど治療者は気を配る。私たちは今から，適切な活動のレベルを決定する助けとなるよういくつかのガイドラインについて議論をする。

支持的で明確化をするコメントは通常，解釈的コメントに先行する。ますます困難で，痛みを伴う，恐ろしい素材を取り扱うようになると，いかなる効果的な治療においても必然であるが，治療者による活動のレベルのほとんどが通常，抵抗を支配し，さらなる言語化を促すよう求められる。しかしそれが善意であったとしても，治療者の側の助言や指示，忠告，あるいは再保証といった過剰な活動は，脅かすような素材が現れ，患者の自由連想過程が邪魔されうるので，治療の進展の妨害となるかもしれない。沈黙の過度な使用も治療の進展を妨げるかもしれない。

あらゆる精神科的治療と同様に，言語的介入は意図した効果（理解と探索の促進と症状の除去）と，副作用（抵抗の増加と症状の悪化）の両者を持ちうる。治療者はいかに患者が介入に反応するか（促進ないし抵抗，症状の変動），介入に合わせて続くコメントをいかに調整するのかについて注意を払うべきである。患者に十分に説明がなされてきた治療状況では，不安や怒りの防衛的表現かもしれない疑念，当惑，そして混乱は，急いで除去しようとすることによってよりもむしろ，体験を統合しようとすることによって取り扱われる方がよいだろう。

可能な限り，治療者は患者の懸念事項と自分自身の体験について考える彼らの能力の増大に合わせて，それぞれの治療セッションが進むようにするべきである。この目標を達成するには，患者のコミュニケーションに対する外側からの構成や秩序の押しつけを綿密に回避しながら，治療者が積極的に患者の言語化を促すことが必要である。しかし，PFPP-XRにおいてはつねに，治療的な焦点は再び不安症状へと戻ろうとする現在進行中の感情的な素材とのつながりを含んでいる。あらわれつつある素材への患者の反応に対して漸進的探索を促すことは，治療枠組みのマネージメントの基本的な構成要素であり，心理療法過程の基本である。確立され，維持されたパラメーターと原則があっても，治

療はそれぞれ，高度に個別的要因によって，独自のシークエンスとパターンを展開する。それらの要因は，第4章においてさらに議論される精神力動的フォーミュレーションを検討する要素を構成している。

PFPP-XR の特別な枠組み

　PFPP-XR は実証的に支持された精神力動的心理療法であり，症状に焦点を絞り，期間を定義し，必然的にそれらのパラメーターの導入を伴う一連の技法の修正によるような他の形態の精神力動的心理療法とは区別される。24セッション，週に2回のフォーマットで検証されるこの治療の短期という性質は，心理療法に非常に大きなインパクトを与えた。短期療法の強みは，時間制限のない治療の症例よりも迅速な方法で感情や葛藤の出現を可能にすることである。不安を含む症例においては，PFPP における時間制限のプレッシャーによって患者は，彼らの不安症状について内省する能力をよりすばやく発展させうるかもしれない。治療者の活動は，たとえば深刻な不安を伴うような，受身的で困窮した患者にはとりわけぴったりであろう。時間制限とそれに続いて起こる感情の強さは，その他の時間制限のない治療においてよりも，治療者と患者がもっとすばやく分離への反応を同定し，扱うよう促すし，せざるをえなくなる。これは分離への反応が，不安に対する彼らの脆弱性のきわめて重要な部分であるような人々を治療する際には有利な点となるだろう。

　治療者が患者の力動像を十分完璧に把握するというプレッシャーを感じることは予測できる。時間制限は，パニックの中核的精神力動の患者の理解を迅速に高める機会の積極的探索を求める治療者の側に耳を傾ける必要性をもたらす。治療者は素材を探索することと，観察を行い，的確で正確に役立つ解釈を行うことの間において，それらをいつもうまく両立させようとする。

治療の概観

　PFPP-XR は大きく，三つの治療段階に分けることができる。それらの段階

はある程度，初期，中期，そして後期と分けることができるが，患者によって焦点は著しく異なるだろう。たとえば，ある患者の治療においては初期に転移が突出した焦点としてあらわれるかもしれないし（一般的に，クラスターBの病理と広場恐怖を持つ患者），他の患者とは終結への懸念や期待には非常に早い時期に取り組む必要があるかもしれない。

　第一段階において（表6-1参照），介入は不安，パニック発作，そして恐怖性回避の探求と軽減を目的としている。治療者は不安やパニックの発症に先立つ環境，不安のエピソードの際に生じる思考と感情，そして不安症状の意味に焦点を当てる。この探求が進むにつれ，治療者は患者の不安，パニック，そして回避の起源にかかわる心理学的に意味のある問題を定式化することができる。これは第9章で述べられるように，分離，怒り，そして性愛に対する葛藤，罪悪感についての葛藤も含まれる。

　治療の第二段階において（表6-2），治療者は，発達的要因をも含む患者のさらに深層の力動的基盤において，不安症状を引き起こす心的配置を探求する。治療において患者の無意識葛藤が現れるにつれて，不安な出来事の間に生じる感情的配置は力動的なつながりを積極的に求める。この段階において，転移の増大は治療者との関係において生じていると考えうるような関係性のパターンにさらに取り組むことを可能にする。心理療法のこの段階における目標は，情緒と空想への耐性の増加を伴う精神内界の状態（内省機能の改善）の認識と理解の増大を通して，不安に対する脆弱性を減らすことである。そのような内的変化も対人関係の困難な側面における変化を導く。

　治療の第三段階（表6-3），終結は，直接治療者との間で，怒りや自律性，分離に関する葛藤を再体験することを可能にするので，潜在している感情や空想がさらに明確にされ，理解され，恐れの減少が生じる。分離，自律性，怒り，そして罪悪感を扱う新しい能力は，治療が終わったのちに，治療者とは独立の精神内界と対人関係における葛藤を扱う際に，患者を助けるだろう。患者の終結への反応は最小で，治療の最後の三分の一（4週間）で取り組まれねばならない。

表 6-1　第一段階：急性不安とパニックの治療：不安症状は心理学的意味を持ち，PRPP-XR は安心を得るために無意識の意味を明らかにすることに取り組む。

治療段階	治療者の関心	期待される反応
初期評価と治療初期	不安発症をとりまく環境や感情の探索 不安症状の個人的意味の探索 不安エピソードの内容と感情の探索 共通する精神力動的意味，以下を含む。 　分離，自律性，怒り，認識，マネージメントとコーピング，性的興奮と罪悪感，自己処罰	パニックと不安の緩和 広場恐怖と回避行動の減少

表 6-2　第二段階：不安とパニックへの脆弱性の治療：不安とパニックへの脆弱性を減ずるために，核心となる無意識的葛藤が理解され，改められる。

治療段階	治療者の関心	期待される反応
不安とパニックへの脆弱性の治療	精神内界，対人関係，そして転移における葛藤に取り組む 徹底操作[脚注11]――さまざまな設定において同様の葛藤が現れることの証明	関係性の改善 分離，怒り，セクシャリティ，そして，不安（罪悪感）のために自分自身を罰する必要があるという葛藤的で不安な体験の減少 不安の再発の減少

表 6-3　第三段階：終結：終結は治療者に対して直接的に葛藤の再体験を可能にするため，潜在する情緒が明確になり，理解され，恐れの感情が減じる。

治療段階	治療者の関心	期待される反応
終結	終結に対する転移において中核的な分離と怒りのテーマを再体験すること	治療において感情が体験されるゆえの一時的な症状の再発の可能性 分離，自律性，怒り，そして罪悪感を扱う新しい能力

注：終結に対する患者の反応は最小で治療の最後の三分の一（1 カ月）で取り扱われるべきである。

脚注 11）徹底操作：本書 pp.147 〜 150 参照。

第7章

パニック症と不安症に適用する精神力動的心理療法のいくつかの技法

夢とそのほかの空想的素材との作業

　彼の初期の仕事において，Freud（1900）は夢は「無意識の……王道である」（p.608）と述べている。患者の中核的な無意識的空想のもっとも純粋な表現として，精神分析的治療における夢の使用の重要性は現在も議論されているが，夢は患者の無意識の空想生活についての多くの価値ある情報源の一つである。夢が重要である理由は，その**一次過程**（すなわち不合理な，非言語的な）思考やその象徴の使用，情緒を帯びた，官能的性質を中心にしている。たとえばパニック発作や不安の身体的症状のような症状は同じ一次過程の使用と未熟で象徴的な心の側面（第3章参照）を含んでいる。それゆえ，それらの症状に関連して解明される根本的な意味は，夢を理解と同様に精神力動的心理療法においても重要と考えられうる。

　自分の感情状態や衝動をしばしば身体化し，否定する傾向があるパニック症や他の不安症を持つ患者にとって，夢は治療において症状の意味を解明する際に，重要な意義を持ちうる。夢分析の技法についての記述はこの本の範囲を越えているが，患者の不安症状と精神内界の生活についての重要な中核的空想が露わになる際に夢がかかわっている症例を一つ提示する。

症　例

　14歳，8学年のJは数分さえ一人になることができないほどの広場恐怖を伴

う，急性の深刻なパニック症を呈しており，週2回の精神力動的心理療法の第2週目に治療者の注意を引いた，繰り返し見る夢に彼女は悩まされていた。夢の中で，彼女は崖か断崖絶壁の上に置かれた不安定に見える果てしない梯子を自分がのぼっているのを見ていた。彼女の母が梯子をのぼっている彼女の上にいて，母のスカートがいらいらする感じで彼女の顔をなでていることにJは気づいた。彼女はスカートと恐ろしさのせいでよく見ることができなかった。

　再び夢を見たときに，彼女は数セッションにわたって夢について連想した。彼女はパニック症になる前に，彼女の母の都会の危険に対する理不尽な不安のために，しょっちゅう束縛され，抑え込まれるような気分にさせられていた（Jは交通機関の危険はこの言い訳だと感じていた）が，彼女の母親はとりわけJ男女が一緒にいるパーティに出席することに反対しているように思えた。

治療者：なぜあなたはそのことが言い訳をしているだけだと思ったのですか？
患者：私が女友達と都会に行かなければいけないとき彼女はまったく何も言わなかったからよ。ばかばかしい。彼女はいつも私が妊娠するって教えてくるのよ！　私はボーイフレンドさえいないのに，彼女は私が12歳のときからそう言い続けているわ。
治療者：どうして？
患者：知らないわ。私に生理が来てからだと思う。ばかげているわ。女の子が私くらいの歳になったときには妊娠するような彼女のくだらない文化で私が育ったみたいに母は私を扱うのよ。でも，私は彼女の文化で育ってはいない。私はここの出身なのよ。彼女はそこをわかっていないわ。
治療者：あなたはまるで，あなたが嫌っている彼女の文化に何かがあるみたいに話していますね。（母はラテンアメリカからの移民だった）
患者：違うわ。それは大丈夫。ただ，いくつかばかなこと，女性に対するこんなばかなことがあるわ。女性は男の周りにいると脳みそを失う。むかつく！私はアメリカ人よ。そんな風にならないわ。
治療者：夢では，あなたはお母さんの後について，恐ろしい梯子に手こずっていましたね。あなたを怒らせるようなお母さんの男性に対するふるまいについて何かこれまでに考えたことがあるのではありませんか？
患者：いいえ，私はそうは思いません。（ここで患者は考え込み，そして残りのセッ

ション中考えているようだった)

　次のセッションで，Jは考え込んでいるように見えた。そして母に対する怒りについて話し始めた。セッションの終わり近くになって，彼女は腹違いの妹の年齢について言い間違い，そのことは彼女を当惑させた。探索とともに，言い間違えに対する恥ずかしさは，彼女の父が最初の妻と結婚していた間に彼女の両親が関係を持っていたこと，そして彼女自身の存在が，母親がその関係において適切な避妊をしなかったことに負っているという矛盾した彼女の知識を浮かび上がらせた。
　この症例は，無意識の空想(この例においては，両親の受胎につながる出来事において彼女が再演していたような，母親の性に関する道徳的姿勢との無意識的で葛藤的な同一化)がいかに夢の中に含まれていたか，そして夢を注意深く探索することで，いかに患者が自分自身の無意識的葛藤と空想について多くを学ぶ機会を得ることができるかを明らかにしている。

明確化と直面化

　明確化と直面化は治療者が，感情や思考，ふるまいについて患者の注意を促す際の技法を表している。Greenson (1967) によると，直面化は患者の意識的自我に対して心的現象をはっきりさせることを含み，明確化は生じている心的現象に焦点を絞ることを目的としている。多くの著者が直面化と明確化をはっきりと区別することができないと感じている。明確化は，患者の観察自我が距離をとり，体験する自己にする客観性を得ることを助ける。明確化は解釈の土台を築く。この技法の例は，患者がいつも治療者の休暇の前に治療の終結について話すことを治療者が指摘することである。もう一つの例は，もはや患者が無力な子どもでなく，それゆえに彼の無力で，力ない自分自身のイメージは長年にわたる子どもの時代の感情や空想と一致する現実の歪曲である，と治療者が患者に明確化をするような例である。Bibring (1954) は以下のように述べている。

明確化……は無意識的（抑圧されたあるいは反対に避けられた）素材には言及し……ないが，患者が十分には気づいておらず，患者の注意から外れているが，彼らの目の前にはっきりと示されたときには，多かれ少なかれ容易に認識できる意識的，および／または，前意識的過程に言及する……治療における明確化は，治療的観点と関係のある，そうしたあいまいで不明瞭な要因（言語化のレベルが頻繁に下がる）に狙いを定めている。適切な言語化を可能にする自己認識と，自己観察の明瞭さと区別とが高い水準に達することを助けるような技法と治療過程のことを指す。（p.755）

明確化は，患者が自分自身へのより客観的な見方を獲得するための心理療法的アプローチに必要な道具であり，彼らの幼少期を理解する際に不可欠なものにもなりうる。

不安症を持つ患者にとって，それらの技法はしばしば本来不安や恐怖症的症状にまつわる心理療法的作業においてきわめて有益である。パニックと不安のある患者はしばしば彼らの身体の通常の身体的変動を（たとえば，暑さ，寒さ，空腹を感じることなど）潜在する病や疾患の兆候として体験する。彼らが病気で，必死で助けを求めているという空想は容易に現実と混同される。身体的感覚の源泉となり，防衛に身体化という焦点を与える感情状態の明確化は，不安を持つ患者の治療においては，ほとんど例外なく重要である。

症　例

19歳のKは，パニック症と強迫性障害を持つ男子大学生で，頻繁に治療者に対して，無数のわずかな身体的感覚を理由に自分自身が病気だと思うと訴えていた。彼の訴えはしばしば，どんなに熱いか，寒いか，空腹を感じるかについてか，あるいは勉強していた学科の課題をどれほどろくに覚えられないかということだった。彼は不規則な排便習慣と関連しているように思われる，断続的な腹部の痛みにしばしば怯えるようになっていた。Kは彼の身体のわずかな変化のほとんどに恐ろしい解釈をつくりだし，同時に自分が鉛中毒，ライム病，そしてAIDSを患っていると思っていた。内科医は彼の身体的健康に問題ないと断言した。以下のやりとりは，治療の4カ月目からのものである。

患者：おそらくあなたは僕の頭がおかしいと思うでしょうが，昨夜，僕のアパートの水に鉛が入っていると確信していると思っていました。その可能性はあるんです。すべての僕の生活の問題は鉛中毒のせいかもしれないんです。

治療者：もちろん水に鉛が入っているという可能性はありますが，しかし実際，試験が始まってからあなたがどれだけ心配しているかについて考えるよりも，むしろ自分の身体的感覚に対して恐ろしい解釈を与える方を好むようですね。

患者：僕がそうしているのはわかっています。でも，ポイントは僕も病気かもしれないということです。本当は鉛中毒かもしれないのに僕は感情の問題で何年も治療をしていたのかもしれないんです。医者が僕には問題がないと言ったのは知っていますが，信じがたいんです。

治療者：現実はあなたの恐ろしい空想と同じくらいには重要ではないんですね。あなたはいつも人を信じることを怖いとも思っています。あなたは内科医にそう感じているし，私に対してもここで同じように感じているんですよね。でも真実はあなたがとりわけ不安を感じたときあなたが抱いている感情は身体のものだという思い込みです。

患者：ええ。どうして僕がそうするんだろうって思います。実際，つぎの3日間にやらなければいけない仕事がどれほど残っているかを考えて過ごしていたら，僕は完全にだめになったでしょう。僕は本当に今回落第する危険にさらされているんです。

効果的な明確化は患者の空想のさらなる探索を助ける。それらはぞっとするような誤った認識によって患者があまり恐怖を感じないよう助け，それゆえにさらなる，より詳細な探索を促す。Kの症例において，患者が幼少期の性的誘惑に続いて生じた彼の身体的脆弱性の感覚を探索し始めることができたのは，自分とかかわる人を信用することの彼の恐れと，自分の問題を「身体的なもの」として考えようとする彼の欲求を治療者が指摘したまさに後だった。

意味のある解釈

　解釈は患者の精神生活における力動的なパターンを治療者が定義することを含む。解釈は，患者の防衛の使用を同定すること（防衛解釈），精神内界の葛藤の側面を同定すること（力動的解釈），現在と過去の体験のつながりを同定すること（発生的解釈），そして治療者との関係性を同定すること（転移解釈）などを含むいくつかの形態があるしれない。解釈は症状や行動，あるいは治療の過程の変化に気づいたときには意味があると思われる。しかしながら，患者が反応しているのは解釈のどの部分か，そして治療者の言ったことを正確に患者が聞いているのかは，必ずしも明快であるとは限らない。患者が言い換えて復唱する，治療者が言ったと思っていることが，治療者自身が言ったと思っていることと多くの点で異なっているということは，多くの治療者にとって共通する体験である。それらの違いはしばしば，心理療法設定の中の治療者と患者の間で発展する，激しく転移的かつ逆転移的な覆いによって説明されうる。この過程は広範囲にわたりたくさんの形式で詳しく述べられているので，このマニュアルの範囲を越えている（Jacob, 1986 を参照のこと）。

　意味のある解釈の結果として生じる変化は解釈に続いて即座に起こるとは限らない。これが与えられた解釈の有効性の評価を複雑にする。解釈が異なった文脈と異なった方法で言い換えられる期間がしばしば必要である（**徹底操作**の過程）。非常に意味のある解釈的な仕事はしばしば，それを可能にする意味のある解釈に先行する。「意味のある解釈」がうまくいくとき，患者の現在の状況に影響を及ぼしている，転移と発達的葛藤をつなぐ幼少期の体験と関連する，早期の記憶，情緒，あるいは空想を想起する過程がもたらされる。変化は患者が治療に持ち込む詳細な素材，患者の報告する連想の流れ，症状の深刻さや内容についての解釈に続いて見られる可能性がある。

症　例

　Lという若い女性は，彼女のボーイフレンドが意地悪で彼女を気にも留めないゆえに，彼女が彼の助けを必要としているのに，彼女を助けないのだという考え

を抱き，彼に対して腹を立てたときにパニック発作を経験した。この相互作用は数セッションにわたって探索された。患者のパニック発作は1カ月前に治療に入った時からより頻繁で不穏になっていた（症状の悪化は治療の初期にはときどき生じるし，治療の失敗を意味するとは限らない。それよりむしろ，治療的な関係性が強まっていること，そして不安を引き起こす患者の葛藤が治療関係において現れていることを意味するかもしれない）。

治療者：それで，あなたが先月私と会いに来始めてから，あなたのパニック発作がどれほど悪くなってきているのかについて，何が心に浮かびますか？
患者：わかりません。今までの人生で一番悪いです。治療で余計なことをしゃべりすぎかしらね？（笑）。
治療者：ええ，私はそれはとても重要なポイントだと思います。あなたは，私があなたのことを気にかけておらず，ちょうどあなたが婚約者に対して感じたと話していたように，私があなたのことを助けたくないか，助けることができないと感じているのだと思います。彼に対してと同じように，私に対しても激しい怒りを感じていると思います。そういう複雑な気持ちを私に対して抱いていることは，あなたにとってとても不愉快なものでしょう。それゆえに，あなたのパニック発作は今，とても悪化しているのです。
患者：（笑）あなたよ！　あなたが私の問題なの！　本当に面白いことだと思うわ。そのことについて，何を考えればいいのかわからないわ。

　彼女が治療者に対して怒っており，治療者が「気づかってくれないし助けにならない」と感じているゆえに，治療を開始してから彼女のパニック発作が悪化したという解釈を治療者が患者に対して行ったまさにそのとき，患者は自分のパニックの重要な力動的基盤に対する洞察を得たようだった。彼女のパニック発作はこのセッションに続いて姿を消した。ここで記述されたセッションの後，数セッションにわたって患者は，幼少期のパニック発作で，彼女が孤独で恐ろしいと感じているとき，特に，両親が外出しているときには彼女の身体を叩く姉と彼女一人が一緒にいるときの，膨大な幼少期の記憶を生み出し始めた。

転移との作業

　パニック焦点型精神力動的心理療法－応用領域（PFPP-XR）の経過において，関係性における不安患者の葛藤は，治療者その人にますます焦点が当たるようになることで，より直接的な探索が可能となる。この文脈において，パニックや不安の特定の症状の根底にある無意識的幻想が現れる。転移（Freud, 1905）は，患者が治療的二者関係の範囲の中で関係性の情緒的状態と関係性の空想的側面を再体験し，心理療法の安全な枠組みの中で葛藤を探求することを可能にする，強力な道具である。転移に対する注意深い焦点づけが精神力動的心理療法の中心的な治療的要素であり，この領域における適切な作業は，不安とパニックエピソードの再発に対する脆弱性を減少させる際に役立ちうる。精神療法設定における不安の発生，限定的な発作，あるいは本格的なパニック発作は，ときにほかでは得難い非常に特異なパニックの引き金を同定することに役立つ可能性がある。

　転移は患者の無意識的幻想生活を知る強力な機会を提供するため，治療者によって治療に持ち込まれる問題で転移の性質に不必要な影響を与えないよう注意を払う必要がある。この理由から，治療者はできるかぎり，専門家的で非判断的な態度で居続ける。たとえ患者の恐れや恐怖症的懸念がきわめて非現実的に聞こえたとしても，恐怖の根底にある空想は単に退けるべきではなく，理解されるべき歴史的な現実の核に基づいているゆえに，それらを現実の懸念として扱うべきである。多くの不安の強い患者は，積極的な意思決定に伴う不安を避けようとして，彼らが格闘している意思決定の困難に治療者を積極的に携わらせようとする。助言を与えることは，避けるべき落とし穴である。転移の探索を中断することは，精神力動的心理療法と暴露を基本とした治療とを併用すべきでない重要な理由である。この種の心理療法の目標は，患者が自分自身で決断を下し，自分自身の人生により積極的な役割をとり，そしてなぜそこまで責任を負うことを恐れるのか理解することを助けることであり，意思決定の実行機能を奪うことでは**ない**。

　患者は現実の人間として治療者に対して現実的な反応を示す。しかし，たとえ「現実的」な反応でさえ，患者にとって探索し，理解することが重要な潜在する無意識的幻想に影響を受ける。治療者は，治療と治療者に対する患者の感

第7章　パニック症と不安症に適用する精神力動的心理療法のいくつかの技法　103

情と空想にそれらが生じるたびに注意を向け続けるべきである。

　いかに迅速に直接的に転移が取り組まれうるかに関しては治療状況と治療者への患者の反応を説明する際の患者の居心地の良さの性質によるところが大きい。その話題が治療者によってあまりにも長い間避けられたり，患者の合図が見逃されていたなら，不安患者の，治療者に対する陰性感情に治療者が耐えられないのだという恐れは強められるかもしれず，そして，それゆえにちょうど彼らのそうした感情に対する両親の反応をしばしば体験していたために，立ち入ることができなくなる。それゆえに，転移を例示できる場合には，そうすべきなのだ。一方で，転移に対する治療者の早期の強引な焦点づけは，攻撃や侵入と体験される可能性があるため，あまりに強く追及するとしばしば否定や怒りにあってしまう。もし，彼らの治療者に対する感情に触れたときに，患者が怒ったり，不安になるのなら，さらなる転移が観察される前に，この現象を彼らに指摘すべきである。これは，しばしば彼らの転移を吟味する不快感や抵抗に関する価値のある洞察を導くことを可能にし，必ずや彼らの人生における他の重要な関係性と彼らの問題と結び付けられるだろう。

　パニックや不安のある患者の中には，治療者に対する強烈な感情を，他の強い感情が扱われるのと同じやり方で決してそうした感情に言及しないことによって，あるいはまったくそうした感情を受け入れたり，体験することを許さないことによって扱う。患者はもし治療の経過を通して回避するならば不安やパニックへの脆弱性の減少を妨害する可能性のある強い転移を体験するかもしれない。たとえ転移からの置き換えが容易に観察されたとしても，患者が治療者に対する感情をより容易に話し合うことができるようになるまで，治療外の関係性への焦点づけとともに，解釈は続けられうる。この種の状況におけるもう一つのアプローチは患者の寡黙さに焦点づけることである。たとえば，「私たちの知っている一つのことは，私に対するいかなる感情もあなたはまったく認めたいと思わない，ということです」というような。

症　例

　24歳のMは，パニック症を持つ女性で，彼女が好印象を与えたいと思っている数々の女友達に，腹を立てて傷ついた気分で頻繁にセッションにやってきた。

Mはそれらの関係において自分がないがしろにされてきたと感じたことをいくつも例に挙げたものだった。彼女の空想では，これはわざとであった。心理療法では，Mは頻繁に彼女の治療者にも無視されていると感じている証拠があった。彼女の治療者が一度5分面接に遅れてやってきたという事実とそのセッションのタイミングがこの空想を強めた。彼女は公然とは自分の傷ついた気持ちを表現することはなかったが，それらを胸に秘めておく代わりに，彼女の治療者に対して，治療者の「多忙さ」と，いかに自分が邪魔をしていると思っているかを，うっかり洩らした。何度か治療者が彼女のコメントについて直接的に指摘したとき，彼女は治療者によって傷ついた感情を否定した。そしてその話題が語られる度，治療者がその話を持ち出すことに彼女は苛立っているように見えた。次のやりとりは3カ月の心理療法の最後になされた。

患者：これは本当にあなたとは関係ないんです。ただの私の話し方なんです。

治療者：あなたがなぜ，あなたの問題は私のやり方だと言い続けているのかについて，私たちが平等に考えることに対抗しようとしているように見えます。

患者：ええ，それは私の問題です。それで苛立ってしまうんだと思います。とにかく，恥ずかしい。

治療者：どうして？

患者：（泣く）私はあなたにとても見守られていると感じていますし，そしてあなたにある種，依存していると感じています。私は，自分がそんな風にならないようにと言い聞かせていました。私にとってとても重要なこの私たちの関係のようにどうしたらあなたにとって何か意味を持たせることができるんでしょう？ 時々，私はセッションからセッションへとだけで生きていると感じるけれど，私たちの50分の終わりにあなたがいなくなって，自分の生活に戻ってしまうと，私は放っておかれたと感じていたんです。

治療者：どうしてこのことについて話すことがこれほどまでに辛いことだと感じていたのでしょうか？ あなたはそれがとても重要なことだと思っていると私は知っていました。

患者：もしこのことを胸に秘めておけないのなら，私はあなたに完全に負けてしまうのだと感じていたんです。

第8章

初期評価と初期セッション

初期評価

　不安症を持つ患者の初期評価には，特定の不安症状のアセスメントが含まれる。この期間はおおよそ治療の第一段階と一致するが，たとえば特定の不安エピソードの状況のような，それらの要因の調査はパニック焦点型精神力動的心理療法 – 応用領域（PFPP-XR）のどの時点でも生じる可能性がある。精神力動的な方向づけを持った臨床家は患者の性格（たとえば，併発するストレッサーに対する反応の仕方を形作る現在進行形の無意識的幻想への反応において発達してきた彼らのパーソナリティの特徴），発達的な歴史，機能レベル，そして重要な関係性の認知を探索する。患者が言葉で自分自身を表現する能力は，治療者が心理学的要因と症状を結び付け始めるにつれて，心理療法の初期に重要になるであろう介入のタイプを決定するために評価される。評価においては，不愉快な話題，あるいは患者の防衛の引き金となる話題に注意を払うべきである。PFPP-XR と同様に初期評価を通して，治療者は不安症状と，関連する力動への集中を維持する。

　以下のガイドラインは私たちが不安のアセスメントにおいて重要であると考えている領域をカバーしている。しかしながら，それらのガイドラインは必ずしも厳守することではない。

1. 不安症状とパニック発作のアセスメント
    a. **精神障害の診断と統計の手引き**第4版（DSM-Ⅳ-Rev；APA, 2000a）のような症状。

b. 不安の発症に先立つ状況。たとえば環境，感情，ストレッサーなど（喪失，生活場所の移動，責任の程度の変化，重要な他者との関係）。
c. 症状，思考，感情，発症状況と関連する過去の不安やパニックエピソード。
2. 発達的歴史
   a. 両親と家庭生活の認知。怒り，身体疾患，そして他の感情的な話題の家庭における扱われ方，早期の喪失と分離の歴史，そしてそれに家族と患者がどのように影響されたかに注目する。
   b. 幼少期の不安症状。学校恐怖症，シャイネス，恐れ，そして心配。
   c. 思春期。依存／自律性の葛藤，関係性，親の支配との戦い，不安のマネージメント。怒り，分離の仕方，そして性愛の扱われ方。
   d. 成人期の人間関係。葛藤の性質，患者が快適に感じる責任の程度，そして自己主張と消極性のバランスの程度を含む，患者が重要な他者に対して持つ関係性の種類と質。
3. 精神力動的アプローチへの患者の適応のしやすさのアセスメント。これは心理学的に考える能力，他者との関係を説明する能力，力動的な関連を作り出す能力，感情を言葉にする能力，そして自分の動機と自分の困難における役割に興味を持ち続ける能力を含んでいる。このアセスメントは力動的治療において患者がいかにうまくやれるかということとは何の関係もない。これらの能力の成長は PFPP-XR の仕事の一部である。むしろ，これは，どのような形で精神内界の要因と症状の間のむすびつきを導入するかを治療者が評価することに役立つだろう。

　心理療法において作業を行い，その過程を真剣に受け止めようとする患者の動機は，治療結果に重要なインパクトをもたらしうる（Malan, 1979）。症状に対してかなりの苦痛を体験しているので新しい治療を始めたときに，不安のある患者のそれに対する動機はしばしば非常に高いものである。患者が急速な症状の軽減を得るにつれて，治療者は不安の再発に対する心理学的脆弱性を探索することの重要性を伝える必要があるかもしれない。治療者は患者に対して，不安の心理学的意味を同定し始める評価過程の一部としてアセスメント中にあらわれてくる力動的な主題に，積極的に言及すべきである。

症　例

　Nは，ひどいパニック発作，広場恐怖，そして強迫的な反すうがあまりに抑えられないほどになってきたために，大学を中退したときに初めて，深刻なパニック症のための治療を探し求めた。治療者との初めてのセッション時，彼はホモセクシャルの男性の友人と一緒にポルノ映画を見ていた間に，エイズに感染していたのではないかという空想で頭がいっぱいになっていた。

　彼はオフィスに入って来たときから，エイズについての懸念はおそらく現実的ではないと気づいていたが，最初は自分の不安の原因をさらに深く考えることはできなかった。

治療者：今まさにあなたの経歴について語ったことからは，あなたはしょっちゅうこのように不安を感じているみたいですが，具体的な懸念は変化するようですね。

患者：ええと，そうですね。でも今，私は過去に自分が心配していた他の事柄はこれに比べてばかげていたと思います。（沈黙）そうですね，でもね，私はいつもそれが何であれ心配事を抱えているんです。

治療者：そこには不安な事柄のパターンがあると思っているようですね。

患者：昨日あなたが私にそう言ったならば，同意しなかったかもしれません。でも今は，あなたが言ったことは，本当だと私は考え始めています。要は，私はいつも頭がおかしくなりそうだと思っているんです。

治療者：そういうことを考える傾向があるのはなぜか，何か心当たりはありますか？

患者：いいえ。いや，実はあります。両親がまともではなく，そして彼らは私をいくぶんめちゃくちゃにしたんだと思っています。

治療者：それはとても心をかき乱す考えのようですね。

患者：ええ，そうだと思います。どうしてそんな風になったんでしょう？

　このやりとりの中で，患者は，今まで気づいていたよりももっと客観的で冷静なやり方で自分の感情について考える能力があることと，過去の感情と現在の状況とを結びつけることができることを示した。Nはなぜそれらのこころをかき乱

す空想を自分が持っているのかを理解したいと思っていることを示した。短いやり取りの中で，彼は自分の症状と彼が自分自身と家族について抱いている空想を結びつけることができ，そして心の底にある考えを追及することによって，治療者の探索的な導きについていった。時間をかけて治療者は，彼が自分の感情や空想や，いかに自分の心が動いているかに対する好奇心，そして治療者の考えに対する興味を，一歩離れて見たり，目を向けてみたりする能力を発展させるよう患者を援助した。

治療的オプションと心理教育

　治療的オプションは患者とともに議論すべきであるが，種々の介入の相対的な価値はこの本のテーマではない（序章を参照のこと）。治療における選択は研究結果に基づくべきであり，重要なことだが，患者の好みに基づくべきである。精神力動的心理療法が推薦できる治療と考えられるならば，勧めることができる（例，患者が**クラスターC**[脚注12]の病理を持つ；Milrod, Leon, Barber et al., 2007）。

　認知行動療法と比較して，心理教育は不安の精神力動的治療の中心的焦点ではないが，いくつかの心理教育的技法はこの治療における探索をより深めるために活用されうる。たとえば，教育的な発言は，患者の診断に対する評価の最中や，もし患者が関心を示せば，障害の神経生理学的な基礎についての評価の最中にも行うことができる。しかし，不安に関する神経生物学の基礎に対する我々の深い知見（Busch, Oquendo, Sullivan, & Sandberg, 2010；Gorman, Kent, Sullivan, & Coplan, 2000）は，なぜ患者が苦痛や重篤な不安を体験しているのかを説明するために十分に詳しいということはない（Milrod, 1996）。治療者はたとえば「心臓発作について怯えているけれど，あなたの医者はあなたの心臓に医学的に何の問題もないと述べていますね」などと教育的なコメントをするかもしれない。しかしながら，PFPP-XR の治療者はこの発言に引き続いて，「それゆえに，私たちはなぜあなたがこの空想を持ち続けているのかを理解する必要がありますね」と述べる。

脚注12）クラスターC：回避性人格障害，依存性人格障害，強迫性人格障害。

治療者が冷静に，自信を持って，しかし患者に対して共感的な方法でふるまうことは重要である。これまでの情報を提供する際に，治療者は患者に何が問題で，治療がどのようにその問題に取り組むかをはっきり伝える。不安の意味についての説明を含む，予備的な精神力動的フォーミュレーション（第4章参照のこと；Viederman & Perry, 1980）は，評価の終わりには，患者に提示されるだろう。治療者は積極的に，患者に対してどのように心理療法が役に立つかについて教育を行う。たとえば，夢，自由連想，願望，そして葛藤は不安症状に寄与する患者の無意識的幻想を探求するために活用されうる重要な心的布置である。患者が納得のいくような心理的負担がある転移的介入のために，治療者との十分な強度を持った関係性を獲得するためには，最低でも週に2回の治療が望ましい。

治療者との関係性

不安を持つ患者は治療同盟を構築する方法に特別な困難を抱きうる。多くの不安症を持つ患者にとって，治療者との間に同盟を確立することは，治療においてもっとも恐ろしく，しかしもっとも重要な部分と感じられる。同盟は時間をかけて確立され，患者の症状と懸念についてはっきり話し合おうとする治療者の寛容さと意欲によって，さらには患者のこころをメンタライズし，このことを患者に伝える治療者の能力によっても育まれる（Fonagy & Target, 1997）。どのように治療が役に立つのかに関する質問は真剣に受け取られるべきであり，注意深く説明されるべきである。心理療法の過程に対する患者の混乱は治療が進むにつれて転移的空想によってさらに大きくなるが，治療経過のどの時点であっても本当である。転移の発展が必ず見られるということは，この有益で，専門家的でありながらも，友好的な関係性の背景とは相反する。

パニック症，不安症を持つ患者は強烈な不安を持っており，しばしば自分の問題が効果的に取り扱われうるという相当な量の再保証を求める。治療者は患者に不安症状は通常治療に対しよく反応すると伝え，この再保証を与えるべきである。再保証と心理教育はすべての治療において不可欠な手段であるが，精神力動的心理療法においてそれらの技法は症状の根底にある意味の探索ができる程度に患者を落ち着かせるために用いられる。

患者を参加させること

深刻な不安とパニック発作の心理学的起源を理解しようと努力し，心理療法過程に進んで参加する患者もいる。しかしながら，性格のスタイルか，あるいは防衛的な否認のせいで，彼らのパニック発作と心理学的問題の関連性を理解することができないため，そのほかの患者はほとんど関心を示さない。治療者はしばしば，いかに不安症状が彼らの現在の，そして過去の自分自身のふるまいの仕方と関連しているかを示すことによって，患者の関心と興味をすばやく引きだすことができる。治療者は不安と，患者の人生を通して彼らが抱いてきた現在進行中の感情的な懸念を伴う不安に関連する空想を結びつけることができる。

症　例

初期評価の経過において，28歳の女性であるＯは母親との関係性と自分のパニック発作との間のつながりという妥当性を理解することができなかったと述べた。特筆すべきことは，彼女は自分の母親を支配的で息が詰まるような人だと説明していたが，息苦しさは彼女がパニック発作の間に体験している感覚だった。彼女は母親とふたりだけで暮らしていたが，つねに母親と争っていた。治療者はＯがパニックエピソードの間に抱いている正確な体験を注意深く探索することでこの話題にアプローチした。Ｏは自分の肌をひっかき出しそうだと言った。

治療者：その体験について何か私に教えていただけますか？
患者：ええ，私はそのときとても動揺していました。でもどうして私がそれをするのかは，よくわからないんです。
治療者：この感情やふるまいを他のときに感じたことがありますか？
患者：ええと，はい，誰かに腹を立てたときと喧嘩のときに。でも，その時はパニックではありません。私は母と喧嘩しているときにそれを感じます。
治療者：あなたにとってそれはどういう意味があると思いますか？
患者：ええ，そうすることによって母を静かにさせることができます。彼女が私を責めるのを止める唯一の方法なんです。ええ，それが私のパニック発作においてと同じだというのはとても興味深いです。ある意味で，私は私が母と

> 喧嘩しているときには，パニックを感じているときと同じことを体験しているけれど，不安よりも，むしろ怒っているんです。喧嘩の後，母は私に話すのをやめて，私は自分がひどく嫌な人間だと感じ始めます。それがパニックの感情が始まるときなんです。
>
> 　これは，主観的窒息感と母親に対する激しい怒りの間のつながりと，いかにそれらの両方が彼女のパニック発作の間の感情状態と関係しているのかに対する患者の新しい気づきの段階であった。
> 　心理的に注意深くなる能力を患者に発展させることは精神力動的心理療法的作業の重要な部分である。治療者は，先に描写したように患者のパニックと不安体験においてあらわれている心理的要因の有益な例を提供する。通常，患者はこの素材を活用することができ，そしてたいてい治療者によって提示されたフォーミュレーションを練り上げ，詳細を付け加え，より正確に彼らの状況に適用するためにフォーミュレーションを変更することができる。これは自分の症状に対して内省する能力を発展させる過程の一部である。

症状に対する屈辱感

　パニックと深刻な不安に苦しむ患者と治療を行う際の困難に共通する要因は，不安症状を持っていることに対して彼らが体験している，屈辱という重要な感情である。そうした症状を持つ患者が，自分自身が「強い」存在であるという考えに固執し，自分の感情をコントロールすることへ過度の期待を抱いていることは珍しくない。これは，無能，未熟，そして弱さの感覚を作り出す不安とパニック発作の体験に対してしばしば見られる反応である。患者は自分自身や治療者を含む誰もが彼らの症状の程度にあまりに困惑してしまうために，受け入れることができないとしばしば感じるゆえに，この感情の構成は患者にとって治療にかかわろうとすることの困難となりうることがわかる。
　治療者は，患者がどの程度自分の症状を否定する必要があると感じているかどうかに気づくべきである。彼らが回避しようとしている不安症状によってどれほど自分たちの人生が抑制されているのかを理解することができる機会が治療において徐々に生じてくる。

症　例

　30歳の男性であるPは，いつも自分を「強い男」だと考えてきた。彼は強くなる必要があり，あらゆる弱さの兆候は自分にも他者にも屈辱とみなされるだろうと感じていた。彼は，両親は彼が決して弱さを見せないという期待を抱いていると感じていた。彼は自分の父を，「決して動揺したり，落ち込んだりしない」という自分のふるまいのモデルとみなしていると評した。Pの不安とパニック発作は，責任の増加を伴う結婚と仕事における昇進を含む，一連のストレッサーという状況で発展した。

　彼は新しい仕事を遂行できないのではないか，そしてクビになるのではないかと恐れていた。不安が募るたびに，妻の助けを求めることで，妻に拒絶されたり，見捨てられるのではないかとますます心配するようになった。この葛藤が，彼をより孤独にし，すべてを失うという危険を感じさせるので，見捨てられるという感情とパニックの感情が付け加わった。

治療者：奥さんは，あなたが不安について話したことにどんな反応を示しましたか？

患者：ああ，すごく良かったです。彼女はとても支えになってくれました。でも，私が話し続けているときには特に，彼女が私の話にうんざりしているのではないかと感じられました。

治療者：あなたは，本当は彼女があなたの不安を扱えるとは思っていないんですね。

患者：（涙ぐんで）ええ。心の深いところでは，彼女ができるとは私は思っていません。私は，彼女が私のことを弱い人間だと思うだろうし，それで興味を失うだろうと感じています。

治療者：あなたは，助けを必要としているときに他人に捨てられる危険なしにそれを表現する方法はないと感じているようですね。

患者：ええ，それは確かだと思います。そして，彼女が私に応えていることは私はわかっています。でも，わからないんですが，私はいつも強くあらねばならないと感じてきたのです。もしかしたら，自分が強くなければならないという思いを減らせるかもしれません。

Pのパニック発作は治療の初めの2週間の後に解消したが，彼はパニックに対する彼の脆弱性に関する問題に取り組むためにPFPP-XRにとどまった。

症　例

　21歳の学生であるQは，パニック発作と一人になったときや車を運転しているときの狼狽するほどの恐怖を含む，さまざまな差し迫った不安症状のために心理療法にやって来た。乱暴な物言いをする10代後半であった頃，彼女は自分自身のいつでも合理的なところ，彼女の女友達や母親とは違っている自分を誇りに思っていた。Qは不安症状が彼女自身をひどく狼狽させていることと，実はそうした症状が彼女がもっとも嫌っている自分自身の一部であるということを認めた。それにもかかわらず，彼女は治療において自身の恐ろしい思いや空想について話すことが非常に困難であった。治療者は，しばしばQが楽しそうに微笑んでいるときに症状についての質問をし，症状の衝撃を最小限にしようとせねばならなかった。

　彼女はとにかく症状と関連した考えを思い出せないと述べたので，しばらくの間は，彼女の不安の根底にある空想についての情報を集めることは困難なままだった。彼女は人生のいかなる時点の夢も思い出せなかった。Qは治療者と会いはじめてからストレスの少ない状態だと言ったが，その理由はあいまいなままだった。「私は来続けなければいけないんです」と彼女は言った。「どうしてかはわからないけれど」彼女のパニック発作は心理療法を開始して2週間以内に解消した。

　翌月，彼女は夏の仕事のために，彼女の親友と暮らすために他の都市に引っ越す計画を立てた。治療において数週間，彼女の夏の間のアパートと仕事の詳細が話し合われた。治療者は彼女に，過去のものとして彼女が語り続けている，学業や不安症状を含むたくさんの心配事から，夏が彼女を解放するかのように彼女が感じているようだと言った。患者は愉快そうに同意した。

　他の都市に出発して1週間後（彼女との最初のセッションから2カ月後），Qは彼女の治療者に，来週には街にいると思うので，お目にかかりたいと言って電話をかけてきた。オフィスにやって来て，Qはものごとが「（他の都市に行って）

悪くなったみたいで」と言い，自分がその都市でいかに動揺し，怯えていたかに衝撃を受けたと言った。彼女は思い直し，夏の予定を諦め，夏の間は両親とともに家で生活を続けようと決心していた。彼女はきまり悪そうに，夏のために中断した治療を再開するとも言った。

患者：本当に大した問題じゃないんですけど，ここが気に入ったんです。
治療者：ええと，とても驚きました。私はあなたが夏の計画をどんなに楽しみにしていたのかを知っているので。
患者：ええ，そうでしたけど，でも，私はただあそこにはいたくなかったんだってことがわかったんです。そしてマーシーとは何も問題ありませんでした。彼女は怒らなかったわ。他のルームメイトを探すのを手伝ったし。だから問題ないわ。
治療者：あなたはこの夏の撤退を一大事にしたくないんだろうと，私はあなたに言うことができますが，私たちにとって，いったい何が起こったのかを正確に探ることは本当に重要なことだと思いますよ。……いかに頻繁に，あなたが，あなた自身からさえも本当に心配を隠そうとしているかについて話し合ってきたので，この話は身近に思えます。
患者：ええ，私たちが話し合ってきたことですね（虚勢を張って笑いながら）。
治療者：ええ，突然の計画の変更は，あなたが本当に不安になるときに，あなたに何が生じるのかを私たちがここで探索する機会をもたらしたと思います。まさに両親からもっと独立しようとしたとき，この体験すべてがあなたをとても狼狽させ，まるで赤ん坊のように感じさせたに違いないことを私は知っています。もし私たちが，今までしてきたよりも，もっと探索をしないなら，おそらく同じことが起こるだろうと思いますし，そして私は，あなたは本当はそうしたくないんだと知っています。
患者：ええ知っています。私はただ，両親の家からすぐに出て行かないといけないんです。これを立て続けに起こすことはできないんです！

　患者がより積極的に参加できるようになり，そして自分を怯えさせている自分自身の考えに興味を持てるようになり，より効果的な探索的方法で自分の治療を利用することができるようになったのは，まさにこの後だった。このケースは特

> 別な実例で，彼女が最初に心理療法を始めたほぼ直後に患者のパニック発作は消失していたが，治療の中でそれらについての実質的なことは何も理解されていなかった。しかしながら治療者は，これが，患者が症状の幅を受け入れることを耐えられなくさせ，パニックの発症に際して分離の恐れが担われていた役割に直面する気をなくさせる，裏目に出る危険のある，みかけ上の「治癒」であると知っていた。彼女が治療を中断したとき，すぐにでも，彼女の症状が再出現するだろうことは予測されていた。

初期セッション

　PFPP-XR は初めに，不安とパニック症の発症にまつわる心理学的意味をターゲットにする。もっとも共通することだが，症状がしばしば抵抗しがたいために，不安症状の説明とともに初期のセッションを始める。この状況での有用な探査は以下のような内容を含む。今私に話したような不安な体験の際に，あなたに何が起こっているのですか？　あなたが心配し続けていることが何なのか，心当たりはありますか？　特定の出来事について心に思い浮かぶことはありますか？

　しかし，もし患者が自分の不安の説明から始めないのなら，治療者は最終的に症状を追求すべきであり，提示された素材と不安やパニック状態とを関連づけるよう試みるべきである。治療において最初に焦点を当てる領域は，不安の発症にまつわる感情や環境，個々の不安症状の意味，そして不安のエピソードを伴った感情や思考を含む。心理療法の経過において，治療者が患者に知らせなければならない，不安状態に先立つような特定のストレスや思考や感情といったパターンが現れる。たとえば「ということは，最初の症状が出たとき，特定の思い出を思い起こさせるようなレストランで友人と食事していたんですね」，あるいは「最初のパニック発作の時に，特定の不快な考えを引き起こすような何かを部屋で一人で読んでいたんですね」，といった簡潔なつながりが作られるかもしれない。

不安の発症に先立つストレッサー

　不安症を持つ患者はしばしば自分の症状を何のはっきりした原因もなしに「出し抜けに」やってくるものとして提示する。しかしながら，研究は，通常意味のあるライフイベントがパニックの発症に先立つことを示している（Faravelli, 1985 ; Klass et al., 2009 ; Roy-Byrne, Geraci, & Uhde, 1986）。精神力動的観点から見れば，病気が「出し抜けに」やってくるという患者の見解は，引き金となる事象を生じさせる強烈な感情に対抗する防衛を表している。治療者は患者とともに，不安とパニックの発症に寄与する重要なライフイベントと，それらの潜在的情緒的重要性を探索しなければならない。患者からこの情報を引き出す例は，以下の治療初期の症例において示される。

症　例

　Rは1歳児を持つ16歳の母で，過去3週間に突発的に発症した「錯乱する出来事」を主訴として病院の救急治療室を訪れた。評価に神経学的精密検査が含まれていたのは，Rの症状を説明する際の中心症状のためだったが，それらの評価は，彼女が人生で初めてのパニック発作を発症したことを示していた。発作は著しいバランス喪失の感情と，頻脈と，今にも死んでしまいそうな感覚を含んでいた。当初，Rはそうした変化の原因となりうる感情的生活における変化は何も思いつかなかった。

治療者：そうすると，あなたは本当にパニック発作を持ち始めてから，自分の生活が前と違ったり，変わったことがあったと考えられないのですね。
患者：ええ。何もありません。娘と家でじっとしていました。退屈な毎日でしたよ。
治療者：あなたの今後の予定は？
患者：ええと，実は，最近陸軍に入ろうと考えているんです。資料もすべてもらっています。郵便でそれを先月受け取りました。すばらしいです。軍は私に，大学と大学院に行くお金を支払ってくれるでしょう。それは私がしたいことができる本当に唯一の方法になるでしょう。
治療者：あなたの赤ちゃんはどうなるの？
患者：平日の間は私の祖母に預けることができるし，週末には会えるわ。理想的

　　　　　ではないけれど，でももちろん私の年齢で中絶しなかったのは馬鹿げたこと
　　　　　でした。
　　治療者：あなたの計画をご主人はどう思っているの？
　　患者：ああ，実は夫はヒステリックになっています。彼は，私を失うんじゃない
　　　　　かと思っているわ。彼は私に家にいてほしいのよ。そもそも考えてみれば，
　　　　　私を家に留めておくために彼は私を妊娠させたがったのかもしれない。でも
　　　　　これは私の人生なの！　行かなくてはいけないわ。赤ちゃんのそばにいられ
　　　　　ないのは胸が張り裂けそうだけれど，でも最終的には彼女のためなの。
　　治療者：あなたのおばあさんは？
　　患者：（笑いながら）彼女も本当に動転しているわ。彼らは私のことを愛している
　　　　　の。私に行ってほしくないのよ。私は今までに一度だって家族のもとから離
　　　　　れたことはないんですから。
　　治療者：いつこの一連のことが起こったの？
　　患者：ええと，私が病気になる前，申し込みの半ばでした。来月になるはずでした。
　　　　　今は延期せねばならなくなりました。
　　治療者：この話の中で，私はとりわけあなたが自分の生活には何も変わったこと
　　　　　はなかったと言っていたことが心に引っ掛かるのです。
　　患者：（笑いながら）それじゃああなたは本当にこれが結びついているっていうの？
　　治療者：ええ。
　　患者：ええと，認めるのは嫌だけれど，でも最近少し怖いんだと思います。突然，
　　　　　いろんなことがすばやく起こりました。赤ちゃんに会えないという考えは私
　　　　　を打ちのめしそうです。

症状の心理学的意味

　パニック症と不安症を持つ患者は，症状像や，不安な思考や空想の内容にという点において異なっている。症状のわずかな個人内の変動は，しばしば患者にとって特異な心理学的意味を持つ。いずれの症状もその起源と心理学的意味に関して深く探求されるべきである。次にいくつかの例を示す。

症　例

　Sは,「典型的」とされている息切れと動悸というパニック症状を体験していた。彼女は,突然死ぬのではないかと恐れていた。彼女の両親はどちらも比較的若い年齢で亡くなっていた——彼女の父は交通事故で,母はがんだった。末期患者を扱う仕事を強いられる患者の職業は,突然ものごとが悪い方に進んでいくような感情のために,彼女の身体に対する安全感の欠如を増大させた。

患者：死が間近に迫ってくることが私をいっそうおびえさせるのかもしれません。いちばん恐ろしい感覚は息切れです。それを体験するとすぐに,私はパニックになり始めるんです。
治療者：この経験は何を思い起こさせますか？
患者：ええと,私の母ががんで死んだとき,彼女はひどい呼吸困難でした。その時に初めて母は自分がもう死んでしまうんだと気づいたんです。そんな母の姿を見るのは本当につらかった。彼女はとても涙ぐんでいました。私はそれが耐えられませんでした。
治療者：以前に彼女がそんな風になるのを見たことがありましたか？
患者：いいえ。そこまでのことはありませんでした。でも,父が死んだあとは彼女はよく泣いていました。彼女はとても無力で,そして家に関することは私が引き受けねばなりませんでした。あの時は私と私の兄弟にとっては大変な時間でした。パニック発作が起こるときに私が無力感も感じるのは,興味深いことです。私の母の身に起こったことのせいで,私は息切れが恐ろしいのかもしれないとも思います。

　パニック発作は,患者が実家を売るために実家を片付けたことが引き金となり,母親のことを想起した後に起こった。この体験は,この時点でのそのほかの喪失とともに,初めは父親の死によって母親を失い,さらにその後に母親自身の死によって母親を失ったという痛ましい体験の記憶を呼び起こした。空想においては,Sはパニック発作を通して繰り返しそれらの瞬間を作り出していた。

症　例

　Tは，パニック発作の間に感じていたひどい恐れの一つは，飲み物を飲んでいる間に，息がつまり，窒息死してしまうのではないかというものだと説明した。彼女は他者に対して怒っているときに，自分が身体的に窒息するという感覚をたびたび経験していたことを打ち明けた。治療において，彼女は子どものころに夕食時に，自分が食事をちゃんととらず，飲まないということについて，強烈な怒りに満ちたもめごとがあったことを思い出した。

患者：私は食べ物を食べず，飲み物を飲まなかったのを覚えています。父はとても怒り，私に飲めと叫びました。私はそうするよう強要されていて，まるで息が詰まったように感じました。私は本当に怒りを感じて，泣いていました。
治療者：それはパニック発作の際の窒息する体験と同じような感覚でしたか？
患者：はい，そうだったと思います。でも私がその時，パニックになっていたとは思いません。父と私は何年もいつも喧嘩をしていましたし，しばしばそんな感情を抱いていました。

　それらの体験は，彼女の不安に寄与している父親との闘争的で，興奮させる，サドマゾ的な関係性の一部となっていた。彼女の治療の最初に，Tは恐れている状況の階層について説明した。飲み物を飲んでいる際の窒息感はそのリストの最上位であった。Tは彼女のボーイフレンドとの怒りに満ちた，興奮させられる争いの体験の後に，窒息感を伴ったパニック発作に襲われた。

不安とパニックの際の感情

　不安症の最新の定義は強い不安の感情を強調しているが，患者はしばしば不安症状のエピソードの間に豊富で多彩な感情を体験している。複数の著者（Fava, Anderson & Rosenbaum, 1990 ; George, Anderson, Nutt, & Linnoila, 1989 ; McGrath, Robinson, & Stewart, 1985）は，パニック発作の変形としていわゆる怒り発作に言及している。抑制された怒りの感情の周辺症状は無意識的，あるいは意識的な不安に頻繁に随伴し，かつ不安症状はしばしば他の感情を誘発する。たとえば，

それらは他者に対するアンビバレントな希求を象徴する可能性がある（Klass et al., 2009）。不安症状の最中に感じるそのほかの共通している感情は，コントロールを失う感覚や混乱の感情に対する屈辱を含んでいる。治療者は不安発作と不安のはざまに生じているさまざまな感情を分類し説明する努力をすべきである。なぜならそうしたさまざまな感情は症状をもたらす感情のクモの巣を形成しているからである。臨床的ビネットの中でこれについて詳しく説明する。

症　例

　38歳のUは，慢性的で理不尽な嫉妬の感情のために，望んでいないにもかかわらず，自分のパートナーと別れてしまうのではないかと心配していた。過去の恋愛関係において彼が行って来たことと同様であった。ある晩，彼のパートナーがいつものようには反応が良くないように彼には見えた。Uは彼の恋人が突然に関係を終わらせるのではないかと恐れるようになった。彼はパートナーを失う可能性があるという恐ろしい感情について話した。こうした状況において，彼はパニック発作になった。

治療者：その状況で何があなたを恐れさせたのかということについてもっと教えてください。
患者：ええと，自分がそこまで恐怖を感じているということを僕はとても心配していました。僕は頭がおかしいと感じて，そしてとてもそれを恥ずかしいと思っていました。彼に，僕がどんなにおかしいのかわかってしまうんじゃないかと心配していました。
治療者：それで何が起こると思ったんですか？
患者：ええと，たとえ彼がそんなことしようとしていなかったとしても，僕がおかしいからって彼が僕を拒否するかもしれない。でも，合理的には，まったく何の問題もないと知っているんです。彼がまさに関係を終わらせようとはしていないと。その後で，自分が彼の気分を害したんじゃないかと心配になるんです。
治療者：どんな風に？
患者：僕は彼に尋ねたんです。「なぜあなたはこんな風にふるまうの？」って。僕

は彼の気分を害したんじゃないかと心配だったんです。
治療者：あなたはそれを怒ったように言ったのですか？
患者：はい。僕は彼に対して怒っていたと思います。それを認めたくないんです。たくさんの異なる感情があったんです。とても混乱していたんです。

　患者の感情をさらに探索するにつれて，彼はパニック発作の際に，さまざまな入り組んだ感情が募ることを報告した。その感情の一つ一つがパニック状態の体験の一因であった。心理療法における探索は，患者の喪失と破滅の激しい恐れの複数の根源を明らかにすることに役立った。この例は怒りが転換する複雑な可能性を示している。この患者は自分が嫉妬深いためにパートナーの元を去るという考えをしばしば抱いていたが，患者はパートナーの鈍感さを彼に対する怒りと解釈し，そのせいで捨てられるのではないかという恐れを抱いていた。依存感情の受け身性を打ち消すことに役立つ，この共通する投影という防衛機制は，不貞行為の葛藤的な空想や怒りの感情への罰として機能することもある。

治療初期：症例

　次の症例に，パニック症を持つ患者の精神力動的治療における最初の数セッションの例として提示される。Sは，先の章の「症状の心理学的意味」で取り上げた患者であり，パニック発作を示し，そのためにたくさんの医学的精密検査を受けていた。医学的検査は陰性であったが，医学的に問題がないということは彼女を十分に安心させはしなかった。はじめに治療者は患者の病気の性質について，患者に再保証を行った。

治療者：あなたの症状は，治療可能な精神科的疾患であるパニック症と一致しています。あなたが説明した症状——息切れと動悸——は医学的疾患というよりもむしろこの障害の一部です。
患者：ええと，それを知ってとても安心しました。私は心臓発作を起こしたに違

いないと思えるほどでした。
治療者：あなたに感情的に起こっているかもしれないことがらを考えてみましょう。それがあなたが自分の健康についてそこまで恐れるようになる引き金となっているかもしれませんから。

この教育的なステップは患者のこころを落ち着かせる効果があったので，治療者はパニック発症時の状況の探索を進めることが可能になった。Sは，その時点で彼女の人生に起こっているとりわけ困難な問題は何もないので，自分がなぜパニックになったのかわからないと言った。しかしながら，治療者の質問に対する回答の中で，彼女は実家を売りに出すために家を掃除するのに「あまりに忙しすぎて」，そのことを思い悩むことができなかったことを打ち明けた。彼女は，15年になる彼女のボーイフレンドとの関係が「どうにもならない」状態であったこと，しかしこれは「ワンワン泣く」ほどのことではなかったとも報告した。

彼女は最初，仕事に関するいかなる問題も否定していたが，後になって彼女は仕事において，重病の患者を扱っており（「感情的疲労」），仕事を変えようとしていたことを語った。

治療者：実家をすっかり片づけるのはどんな感じでしたか？
患者：ええと，とても忙しかったです。私たちには何も考える時間がありませんでした。
治療者：初めてのパニック発作はいつでしたか？
患者：実家の片づけが終わった次の日でした。
治療者：家を片付けることがあなたの両親の死の記憶をもたらしたのでしょうか？
患者：ええ，そうです。私たちは皆その話をしました。私の父は私が18歳のときに突然亡くなりました。私たちの皆を世話しなければならず，母はとても苦労しました。私はそんな母を見ていられませんでした。あとになって，私は父に非常に腹を立てるようになりました。彼は私たちに多額の負債を残しました。（**患者は泣き出した**）それから母が55歳の若さで，がんで亡くな

> りました。自分の死を自覚している母に会うことは恐ろしいことでした。とても，とても悲しかった。

その後，治療者は彼女とボーイフレンドとの関係について話し合った。

> 治療者：ええと，私が完璧に理解しているかどうかわかりません。あなたは彼と15年付き合ってきて，そしてあなたはその関係が終わったと認識しているのに，まるで重要ではないことのようにふるまっていますね。
> 患者：私はそのことについて考えてきませんでした。でも，悲しいのだろうと思います。つまり，私の人生は今やまったく違うものになりました。
> 治療者：どのように，ですか？
> 患者：私は，今までのように友人や知り合いと出歩かなくなりました。それなのに，まだ忙しいんです。
> 治療者：どういうわけか，この変化の衝撃を認めることがあなたにとってとても大変なことのようですね。
> 患者：（**泣いている**）ええ，思っていたよりもずっと辛いみたいです。久しぶりにとても悲しんでいます。これらの出来事が私のパニックが起こったこと関係していたと思いますか？
> 治療者：ええ。患者さんはしばしばパニック発作の発症の前に喪失を体験しています。あなたのパニック発作を減らす手助けをするために，あなたに起こったそれらの喪失の影響について私たちはさらに理解する必要があります。大きな喪失の大変な悲しみの感情を受け入れることはあなたにとって困難なことのように見えますね。

治療初期において，治療者は患者の症状についての再保証を行い，彼女の不安のレベルを下げる目的で，患者に対してパニック症に対する教育的発言を行った。しかしながら，いかなる精神力動的心理療法においても，治療者のゴールは心理学的なレベルで患者のパニック発作の起源の探索を促すことである。

患者は彼女の人生における最近の喪失の感情的衝撃を防衛するために，否認を用いていた（第10章の防衛機制参照）。穏やかな直面化とともに，治療者は患者に対して，15年もの関係の終わりによって感情的になることができないということがどのように可能なのかと，患者に質問をすることによって，彼女の否認を示すことができた。この直面化の中で治療者は，自己観察能力，メンタライゼーション，そして自分自身への好奇心という能力の増大という目標とともに，患者が自身のこころの観察者になるよう促した。ボーイフレンドを失ったことの意味と，家を売りに出すことによってもたらされた両親の喪失の意味は，はっきりと理解されないままに彼女を圧倒した。パニック発作は彼女の注意を自分の身体に向け，喪失とそれらに対する彼女の感情の大きさを認めずにいることを可能にした。

　Sの事例においては，パニックへの脆弱性への一因となっている現在も続いている性格上の問題が存在する形跡があった。たとえば，何が彼女を15年もの問題含みの関係性を続けさせたのか，そして何がこの時点でそれは永久ではないと実感させたのかを探索する必要があった。彼女がストレスにどのように反応しているかに関する不適切な情報を得ることによって，自分の感情状態を否認する必要があったという事実も，パニックを生じさせる彼女のもともとの傾向における重要な要素であった。Sのパニック発作は急速に解消され，加えて彼女は自分の現在の症状の起源をより知ろうとするようになった。Sはパニックが消えた状態で3ヵ月間の毎週の心理療法を行った後，治療を終結した。

第9章

パニック症と不安症に共通する
精神力動的葛藤

　不安とパニックの発症に先立つ環境と感情の探索を通じて，治療者と患者は，患者のパニック発作と不安の起源の中心となる無意識的葛藤の理解をさらに深めることができる。治療の中で時間をかけて現れるテーマはしばしば分離と怒りについての葛藤，罪悪感を伴う自己処罰の役割，そして性的葛藤を含んでいる。いかにそれらの葛藤が不安症状を導いているかを患者が解明することを治療者は援助する。それらの葛藤をさらに深く述べることにする。

分離と自律性

　分離と自律性にまつわる空想は深刻な不安とパニックを起こす患者にとって葛藤的な領域であることが多い。複数の疫学的出典からの資料文献に，このよく見られる臨床的所見への間接的支持が存在する。Weissman, Leckman, Merikangas, Gammon と Prusoff（1984）のイェール家族研究において，両親がパニック症を持っていると，その子どもたちが6歳から17歳の間に分離不安症になる危険性がそうでない場合の3倍以上になることがわかった。成人の幼年期の歴史に関する後ろ向き研究と，不安症を発展させる危険性の高い子どもたちの前向き研究（両親のうちの一人，あるいは両者が広場恐怖を持つ）の両者において，幼年期の分離不安症と後に成人後期に広場恐怖を発展させることの間には関係があるように思われる（Leonard & Rapoport, 1989）。見慣れない人への行動抑制（BI）を持つ子どもは分離不安症，広場恐怖，社交不安症，パ

ニック症，そしてその他の不安症を発展させる危険性を諸研究は示している（Biederman et al., 1990 ; Kagan et al., :Rosenbaum et al., 1988）。BI がある乳幼児と子どもたちは，「目新しいものに触れた際に，かかわるまでに明らかに長い潜伏時間があり，見慣れないものを回避し，母親にぴったりとくっついている間は，遊ぶことや発話をやめてしまった」（Biederman et al., 1990, p.21）。Rosenbaum ら（1988）は，両親がパニック症と広場恐怖を持つ子どもの 85％が，そのほかの精神科的疾患を持つ者の子どもたちの比較グループより，有意に高い頻度でBIを示すことを見出した。この危険性は遺伝的ないし心理学的脆弱性，もしくはその両者を表しているかもしれない。Biederman ら（1993）は，初期評価後の 3 年間のフォローアップで，BIのない子どもと比較して，BIを持つ子どもに高い確率で複数の不安症，分離不安症，広場恐怖を見出した。

　一般的に患者はパニック症発症に先立つライフイベントは，現実あるいは空想上の喪失や分離を含んでいると報告する。対人関係上の喪失と分離への反応はパニック症の発症に一般的に先行している。我々のグループは，原発性の（*DSM-IV-Rev* ; APA, 2000b）パニック症の心理療法臨床試験に参加している患者の 73％が，身近で愛着のある対象の死，真剣な関係性の破局や離婚，あるいは流産／中絶（Klass et al., 2009）として定義される対人関係上の喪失となる出来事を 6 週間以内に体験していることを見出した。パニック発作と不安を伴う思考は，しばしば自立することができないという空想を伴う一人になることや捨てられることの恐れを典型的に含んでいる。患者は無力だと感じ，まるで一人では生きていけないように感じる。恐怖場面の同伴者は，たいていこのことやその他の危険を防衛するために必要だと感じられて，パニック症と広場恐怖の間に見られるよく知られた関連と一致している（APA, 2000a ; Deutsch, 1929 ; Freud, 1985, 1926 ; Klein & Gorman, 1987）。

　それゆえ，いかなる不安症の精神力動的心理療法も，患者の分離と自律性への恐れ，そして自分ひとりでは機能できないという彼らの感覚について追及しなければならない。それらの恐れは葛藤的な幼少期の出来事に起源を持ち，現在進行形の対人関係の困難と関連している。Busch, Cooper, Klerman, Shapiro と Shear(1991)そして，Shear, Cooper, Klerman, Busch と Shapiro(1993)が記述しているような早期の気質的要因，たとえば BI や感情的前兆は，失望と葛藤に満ちた分離個体化過程[脚注13]と，将来（後期幼児期と成人期）の不安

の調整の困難と対人関係における親密さに対する困難の準備状態となる。分離恐怖に加え，彼らは世話をされたいという強い願望とそうした願望を抑圧する傾向の両者を伴った依存に対する葛藤を発展させ，その葛藤は，過度に愛情を欲したり，屈辱的だと体験されうる。

　これらの問題は，患者が治療者との関係性を発展させる際に必然的に生じる。たとえば，不安とパニックを持つ多くの患者は，彼らが他の重要な関係性に対して感じてきたように，治療者に対して「過度に依存的」になることを心配する。それらの恐れは心理療法に取り組むことを困難にする可能性があり，彼らはセッションを休む理由を頻繁に見つけるかもしれない。そのほかの患者は，治療者に対して非常に依存的になり，面接時間の変更，治療者の休暇，そして終結が迫ってくることに対して，恐怖や強い悲しみや怒りを募らせて反応する。彼らはセッションの前に非常に早くやってくるかもしれない。治療的設定はまさにその性質によって，探索とこの重要な一連の葛藤の再出現のための自然な道筋を数多く提供する。

症　例

　第3章において議論された34歳の女性Dは，家族からの「最終的な自立」と心に決めてきた自分の21歳の誕生日パーティに向かう途中，ある都市から他の都市へと運転をしている際に最初のパニック発作を起こした。最初のパニック発作に先んじて，この誕生日は彼女が大人になることを意味していると怖がり，そして興奮していた。最初のパニック発作の間，彼女は道路に車を止めねばならず，運転を続けることができなかった。パニック状態で，彼女は母親に迎えに来てもらわねばと感じた。それから8年間，Dは日々，複数のパニック発作に襲われ，一人での外出も，仕事を持つことも，学校を続けることもできなかった。21歳の誕生日パーティが彼女の母親からの自立を象徴しているという彼女の空

脚注13）分離個体化：小児科医，精神分析医であるMahler, M. が提唱した，一般健常児の発達過程における0歳より3歳までの発達の大きな道筋であり，母子が一体となった未分化な状態から，母子それぞれが分離した個として確立されるまでの心理的苦闘を描いたもの。（岩崎学術出版精神分析事典）

想とは皮肉にも対照的に，この出来事は，彼女が母親なしではもっとも基本的なこともできなくなる状態の始まりとなった。

　当然のことながら，彼女が後年心理療法に参加したとき，Dの自立と甘えに対する葛藤はただちに表面化した。彼女は頻繁にセッションをキャンセルしたり忘れたりした。それは，結局のところ，助けを必要としたくないけれど，その一方で誰かにどうしても助けてもらいたいという，とても入り混じった感情と関連していると理解された。その感情は彼女が心理療法を始めたことで強く再び引き起こされたのだった。彼女の母親との関係性のように，患者は治療者に依存的になることへの恐れを表現し，もし自分が依存的になってしまったら，治療者が彼女の欲求に応えてくれないのではないかと恐れた。治療を始めて1カ月後，治療者は彼女に「あなたが私にもっともしたくないことは私があなたにとって重要な人になることでしょう。もしそうなっても私が決してあなたのそばにいないだろうと思っているし，そしてそのことでどれほど腹を立てることで自分が傷つきおびえるだろうとあなたが思っていますね」と言った。「あなたの言うとおりよ」Dは答えた。「そう思うと時々，死にそうになります」

　このやりとりは，患者が自分の行動化を理解することを助け，彼女がより定期的にセッションに出席することを可能にした。Dが自律性に対して強い憤りを感じ，しかし同時に強い欲求も感じているということに関する一連の理解は，彼女のパニック症状の意味の一部である葛藤的な対人関係と転移的性質に触れていた。

怒　　り

　不安症やパニック症を持つ患者は，自身の怒りの感情や思考に耐え，調節することに強い困難を抱いていると臨床的所見は示している（Busch et al., 1991 ; Shear et al., 1993）。怒りへの恐れとそれらが沸き起こるときに伴う意識的，無意識的な報復的空想はパニック発作の要因となりやすい。治療者は，怒りの感情と危険だと感じられている付随する空想の探索を促すようなやり方で患者にアプローチしなければならない。そうした患者はしばしばさまざまな防衛的な理由から，自分自身を「怒っていない」と見なす必要があるので，非批判的態度

が重要である。患者が無意識の怒りに気づけるよう助けることと，それをなぜ恐れるのかを探索することは不安の解決において重要な道具となる。現実的な懸念と空想とを区別するよう患者を助けること，そして効果的なやり方で怒りを扱うよう手助けすることも PFPP-XR のきわめて重要な一部である。

　患者の家族のこれまでの怒りの扱い方は情報となりうる。激しい怒りや敵意の扱いに対する家族的な困難は，表立った家族のとげとげしさと暴力の歴史によってのみ明らかになるわけではない。両親の不安の表現は子どもには激しい怒りの表現と理解される可能性もある。たとえば，両親を怒らせていると知っているのに，子どもが門限破りなどといった規則を破るとき，子どもの幸せと安全に対する恐れのあまり両親は度を失うかもしれない。患者が子ども時代に両親の不安症状の暗黙の意味を無意識に理解していることが，彼ら自身の激しい怒りと不安症状の表出の意味に関する空想に組み込まれるようになる。子どもは直感的に両親の反動形成を理解することができ，この気づきは怒りを理解し，処理する幅広い方法へと発展していく可能性がある。

　よくある空想は，激しい怒りやそれを表現することが，もっとも依存している人々に見捨てられることやその人々の喪失という結果になるかもしれないというものである。愛情を背景とした無意識的な殺人空想は，親密さと分離を克服する際の患者にとって難しい中心課題となりうる。それらの恐れは必ずしも現実の子ども時代の体験と結びついているわけではないが，とはいえ，抑えがたい子ども時代の空想を表現している可能性がある。

　怒りに耐えることに関する葛藤は，不安とパニック発作を持った患者が，治療において直接的に彼らの感情や空想を議論することを困難にする可能性がある。たとえば，両親に対してコントロールできないレベルの怒りが見られる患者が，危害を加えられるのではないかと恐れていたとする。それらの恐れは現在の心理療法的な関係性へと必ず変換され，患者の怒りを表現することへの遠慮に寄与しうる。それゆえに，病歴的要因は患者の不安とパニック発作の意味の治療者の理解，そして治療的介入のタイミングと構造に組み込まれねばならない。心理療法においてそれらの話題を議論することは禁止されている。それは，必然的に彼らとの重要な葛藤的関係性のモデルをはたす治療者への怒りの感情を認めることを患者が恐れるからであるとしばしば指摘される。

症　例

　42歳女性のVは，2度目のパニック症のエピソードで，パニック発作から4年後の再発のため治療に参加した。より最近のパニックエピソードの病歴の報告は，彼女が愛した人々への葛藤的で時折無意識的な激しい怒りがしばしば症状の発症に先んじていることを示していた。

患者：秋頃，私は家族にとってまったくの重荷だと感じました。私の夫は特にその時忙しくて，彼は私を助ける暇もありませんでした。

治療者：それについてどう思いましたか？

患者：時々，どうしていいかわからなくなりました。特に，私がしたことに彼が不満を言った時，彼が私が決断することを手助けしようとさえしないときに。

治療者：それはあなたを怒らせましたか？

患者：はい，そうです。それから，それに加えて私の母が病気で，それで母と兄は私に母の世話をしてほしいと期待していました。どうして私が彼女の世話をしなければいけなかったのかわかりませんでした。特に兄の方が母のそばにいたときには。でも，私はそれでも，そうしなければいけないと感じていました。私はそのことにも激しく怒っていました。

治療者：それから何が起こったのですか？

患者：ええと，私は彼らを避け始め，そしてますます孤独と怒りを感じました。不安になる期間が始まりました。私が不安になったときに，私は怒りを感じてはおらず，恐れているだけでした。私の息子がだんだん重荷になってきました。彼は他の子どもたちと遊ぶ代わりに，私にしがみついていました。息子は夜中私を起こし続けるので，十分に夜に休むことができませんでした。

治療者：彼にも怒りましたか？

患者：いや，まさか。彼は子どもです。彼にはどうしようもないもの。でもイライラとさせれはしました。

　患者は，4年前の彼女の息子の誕生後にも短期間起こっていた彼女のパニック症の最初のエピソードと同様のストレスや葛藤と格闘していた。彼女の夫は，著名な弁護士で，彼の仕事が特別忙しく，彼女は新しい赤ん坊の要求と格闘してお

第 9 章　パニック症と不安症に共通する精神力動的葛藤　131

り，そして彼女の母親は病気だった．とりわけ，彼女は息子がとても手がかかると感じていたが，子どもに対する怒りは常に否定していた．代わりに彼女は，彼は「イライラする」と言った．これはこの患者やパニックを持つ他の患者の，とりわけ愛着を覚えている人々に対する怒りの感情と格闘するときの典型である（第 10 章，防衛機制参照）．

　意識的に，この患者は怒りを「無駄」で，怒りは何の有益なものも半わないと考えていた．これは，彼女が自分の暴力的な空想に気づいたときに，彼女が体験した苦痛から自分自身を守ってきた意識的な合理化であった．彼女は自分の怒りがコントロール不能であること恐れていたし，身体的に人を傷つける，あるいはそうしてしまうことを恐れているという一連の出来事を言葉にすることを恐れていた．たとえば，彼女は最初の夫との喧嘩の最中にナイフを振りかざして威嚇している「自分に気づいて」いた．彼女は，幼少期に怒りのせいで「自分を傷つけた」と母親が言っていたと語ったが，患者はこれを覚えていなかった．

　V は彼女のパニックエピソードにしばしば先立っている激しい怒りの引き金となっている「侮辱」のパターンについて述べた．これらの侮辱は概して，彼女がやりたくないと感じており，屈辱と感じる雑用や責任を負わせる他者から彼女への要求であった．たとえば，彼女は，彼女が病気の母親の世話をするという不当な要求を家族がしていると感じていたし，家族に対して非常に腹が立っていることについて罪悪感を感じてもいた．彼女は母親が死んでしまうかもしれないと心配してもいた．心理療法における探索によって，それらの考えは部分的に，幼いころに母親のせいで体験した「侮辱」と関係しているということが明らかになった．彼女の母親が思春期前の彼女を無視したのち，青年期には彼女の活動を厳しく制限するようになったことを，彼女は母親からの「侮辱」と体験していた．彼女が母親に対して怒りを感じるようになったとき，彼女の母親は彼女を完全に無視し，V の感情は放っておかれ，打ち捨てられたのだった．

　心理療法において，V は自分の怒りとパニック発作の間のつながりを理解することができるようになった．彼女は議論の際に同僚に対して怒りを募らせていると感じたのち，限定的な症状の発作が生じ始めたことに気づいた．転移においてそれらの感情が探索される機会が生じ，V は，家庭と仕事での新しいストレスという状況下でパニックに近いレベルまで高まった彼女の不安を治療者が防ぐことができないことに怒りを感じた．治療者は彼女に，彼女は症状の再発について怒

り狂っており，治療者にも捨てられると感じているのだろうと言った。ちょうど，彼女の夫や他の人たちが彼女を助けることを気にかけず，無反応であったように，まさに母親が子どものころの彼女を放っておいたように感じているのだと思うと言った。彼女は自分の怒りを受け入れ始め，治療者とともに転移の中で再体験するにつれて，彼女の不安は消え，そして彼女は子どもを世話する際の手助けを夫に積極的に求めることができるようになった。

罪悪感と自己処罰

　罪悪感を伴う自己処罰と罪悪感の感情への反応はパニックと不安症の力動の中核的構成要素である。患者はしばしば，怒りや依存にまつわる感情を含む，種々の受け入れがたい感情と空想に対して罪悪感を体験する。多くの患者はそうした感情を体験することは間違ったこと，あるいは悪いことだと感じ，それは否認や，打消し，反動形成といった形態の補償的努力につながる。患者はしばしばそれらの空想のために罰せられるべきだと感じる。罪悪感と自己処罰への衝動は，無意識にとどまっている罪悪感の残滓さえも呼び起こす。深刻な不安とパニック発作はしばしば，それらがもたらす限界や不快感における罪悪感に対する自己処罰の役割を果たす。加えて，罪悪感は他者に対する適切な自己主張を妨げる可能性があり，そして人を傷つけたり，否定したり権利を奪ったりするような他者のふるまいを患者が受け入れることが，もう一つの処罰の形態となる可能性がある。

症　例

　42歳の高校カウンセラーであるWは，2年前に始まったパニック発作との格闘ののち，PFPP-XRに参加した。その時点で，薬物や就学の問題を抱えた家庭の若者たちとかかわる彼の仕事における問題は深刻化していた。彼は自分の仕事の限られた影響力に対してますます欲求不満を感じていた。彼は，自分が責任を負っている若者たちは，自分たちの行動を変える必要があると思うような価値体

系を持っておらず，そして彼らの親は，たいていは父親の不在によって供給されていないしつけの役割を彼が担うことで，彼に子どもを変化させてほしいと期待していると思っていた。彼は「奇跡的な働き者」の役割を演じざるをえないと感じており，長時間労働をしていた。彼の仕事に対する期待は，学校の人員削減のために増加していた。Wは，職場の同僚たちに愚痴を言うことはさらに面倒を増やすだけだから，あるいは無益なことだと感じているから，彼の仕事に対するいらだちを「内在化している」と説明した。

　Wは子どもの頃の，父親との制限された関係性での，著しい怒り，後悔，そして失望について述べた。彼には5人の異父兄弟がおり，兄弟たちにもっと親としての役割を果たさなかったことを後悔していた。彼は，彼の母親の男性との関係性には問題があり，継父による母親への言語的，身体的虐待を見て来た，と言った。彼は，11歳の時，母が継父と同居するために，彼らを近くの町に引っ越しさせたという外傷的なターニングポイントについて語った。新しい学校で彼はほとんど友達ができず，いじめられ，学業もうまくいかなかった。彼は攻撃的すぎると叱責されたが，それはいじめられることに対する防衛のために必要だと感じていた。彼は母親が引っ越しさせたことと，学校での彼の問題に対する母親の関心の欠如に対して怒っていたし，怒り続けていた。しかしながら，彼は，それらの問題を「内在化」していたと再度言った。そしていじめの程度について母親には伝えなかったと言った。治療者はWが自身の感情を「内在化する」と呼んでいることは，彼がそれらの感情を取り扱うことを避ける機能を果たしているようだと指摘した。

　PFPP-XRにおいて，Wは，彼の感情を「内在化すること」あるいは否認するよりもむしろ，メンタライズする能力を伸ばすことで，パニック発作に先立っている感情的反応を認めた。彼のパニックエピソードの要因を探索することによって，彼が仕事をしている若者たちと家族たちに対して怒りを感じるときがしばしば引き金となっていることがはっきりしてきた。彼は，彼の怒りが，継父が母親に対してそうだったように，制御不能になるのではないかと恐れていた。Wもそうした時に，強い罪悪感を体験していることが明らかになってきた。なぜなら彼が助けようとしている生徒に対しての自身の怒りに彼は嫌悪感を感じていたからであり，また彼らを助けることができないことも嫌悪感を感じさせていた。それゆえに，彼のパニック発作は，生徒とかかわる仕事における彼の怒りの感情への

恐れと罪悪感ゆえの自己処罰との両方を表していた。結局，ひどい不安によって苦しめられ弱っていったのは彼自身だったのだ。治療者は患者の過去の体験に基づくさらなるフォーミュレーションの定義を進めた。

治療者：私は，あなたが自分が受けることの無かった種類のしつけをそうした生徒たちに与えようとしているのではないかと思います。
患者：ええと，そういう風には考えたことはありませんでした。でも，それは大いに納得がいきます。私がなぜおかしくなったのかということの一部かもしれません。なぜなら，生徒たちは私がどんなに骨を折っても応えようとはしませんでした。こんな風に誰か私を助けてくれるような人がいたらいいのにと思ってました。それから彼らに怒っていることに居心地が悪く感じていました。彼らはただの子どもなのに。
治療者：ええ。そしてあなたはもっと生徒たちを助けなければと自分を追い込むことで反応し，なおさら苛立ち，不安になりましたね。
患者：そしてあなたは，それは私がパニックになるときだ，つまり私がさらにプレッシャーと怒りと罪悪感を感じる時だと言いましたよね。私はこのことについてもっと考える必要があります。

　このケースでは，Ｗの怒りと罪悪感は反動形成という防衛を引き起こしたが，彼の仕事でのよりいっそうの努力は彼の感情に，苛立ちと無力感を加えただけだった。彼が体験した自分の無力さ，そして生徒やその家族の間でのプレッシャーの感覚は彼が自分自身の家族との間で抱いた感情と同じものだった。生徒に対する彼の怒りと，それに彼がいかに罪悪感を感じているのかが明確になることで，彼の恐れと自己処罰を和らげることができた。彼は自分の仕事に伴う限界をより受け入れはじめ，そしてプレッシャーを感じることが減り，生徒やその家族に対してより適切な制限を設定し始めた。彼は安心して同僚に自分の欲求不満を打ち明けられるようになった。こうした中で，Ｗはパニックの解消を体験した。

性的興奮

　患者の中には，病気になるのではないか，死ぬのではないか，「気が狂って」しまうのではないかというよくある明らかなパニック思考を越えて，不安とパニック発作がそれ自体，重要性を持つ場合がありうる。不安とパニックエピソードはそれ自体が本質的に官能的となりうるし，かつサドマゾキスティックな性的空想や葛藤と密接に関係しているかもしれない。そうした患者は頻繁に彼らのパニック発作について不満を示すが，それらを取り除こうとはしないかもしれない。患者は彼らが共に生きてきた持続する不安なしに生きていくことは，「退屈な」生活のように思えると言う。発作は彼らのアイデンティティの中核的な部分となる興奮を与え（「それは私が誰であるかの一部であり，私を定義するものである」），そしてある種の人にとっては，発作はより動揺させるような思考と空想から気をそらすものを意識的に表していることもある。

　パニック発作は，そのほかの症状と同じように，その時々で，患者にとってさまざまな力的な意味を持つ。症状の第二の力動的な強化因子が治療においてはっきりと語られ，根本的な葛藤に立ち向かうために患者が代わりの方法を見出して初めて，症状が無事に放棄される可能性がある。治療状況において，それらの力動は官能的な葛藤の中に現れるかもしれず，しばしば患者によって治療者に対して無意識に企てられる。

　それらの問題は次に示す臨床例においてもっともよく説明されている。

症　例

　第7章で議論された19歳男性のKは，毎日複数のパニックエピソードがあり，いつも大量の強いコーヒーを飲むことでパニックに近い状態に常に自分を置いていた。これが心理療法の中で探索されたとき，患者は，自分がとても「興奮している」感情を「愛して」いるので，いつもパニック寸前の状態でいるのだと報告した。「興奮するんです」と彼は言った。

　この患者は，自分が受け身で，「女々しくて」，傷つきやすいと感じるときに，非常に不安になった。彼の母親によって性的に誘惑されていたという彼の幼少期

の歴史が受け身的になることの恐れと密接に結びついていた。パニック寸前の状態でいるという，極端に警戒した状態は，彼がパニック発作の間に体験している依存の感覚の中で，逆説的に無意識で上演される，心をかき乱すような受け身的な切望から彼を守ることに役立った。

　治療者とともにKは，たとえば宿題などのように，それをやるよう「命令される」ことをしばしば願っていたけれども，実はいつも自分で主導権を握りたいと思っていたのだ，という意識的な感情とともに，誰が責任を負うのかについてもがき始めた。彼がこれをしていたことを受け入れることは彼にとって困難だった。しかしよくあることだが，彼が他者と交わしてきた相互作用のパターンは，治療者の助けを得て転移を探索する中で，彼にとって容易に理解できるものとなった。この例は，彼の心理療法の2カ月目に行われたものである。

患者：何について話せばいいか教えてください。あなたが何を話せばいいか教えてくれるまで僕は何も話しませんよ。僕は重要じゃないことを話して，ここで時間を無駄にするかもしれない。
治療者：私の事前の許可がなしに話そうともしないほど，あなたはあれこれ私に命令してほしいと思っているように聞こえますね。
患者：ええと，僕は何が重要かわからないんです。あなたはわかっているでしょう。あなたは僕にそれを教えたくないだけなんでしょう。
治療者：今現在，はっきりしていることは，あなたは私があなたを無視しているように感じていて，それは私の知識をあなたに与えないためで，そしてそれであなたは私に怒っています。でも，私との争いの全体のプロセスは，繰り返し起こっていることのように思えますね。
患者：わかってます。（彼ははにかみ，くすっと笑った）
治療者：私と喧嘩をすることはどこか楽しみでもあるようですね。

　Kがそれらの争いにひどく興奮を見出していることがついに明確になった。彼はそれらを繰りかえし引き起こし，ニヤリとし，そしてそれが起こった時には身体的に過敏になった。このような興奮する話題を引き出すことと，それと転移における彼の不安との関係は患者が自身のパニック症状を手放す際に重要になっていった。

症　例

27歳女性 X。彼女の母親は診断未確定の精神病的な障害を持つ強制収容所の生存者であった。彼女はたびたび，性交中にも怒って殴っていたボーイフレンドとの喧嘩の最中にパニック発作を体験していた。性的に興奮すると，この患者は家具でボーイフレンドを叩いて気絶させるという意識的な空想を抱いていた。それらの考えはいつもきまってパニック発作に先立っていたが，それらの空想なしに彼女はオーガズムを体験することができなかった。彼女の心理療法の中で，彼女はボーイフレンドの性的誘惑を身体的攻撃として体験しており，それが彼女を恐れさせるとともに，興奮させてもいたということを認識するようになった。それは彼女を「ぎりぎりの状態に」留めさせ続けた。彼女のパニック発作はつねに彼女を悩ませるものではなかった。ときに発作は彼女を怯えさせていたが，最初に治療に参加したときには，彼女は発作を，自分で変えられるもの，変えてみようとするもの，むしろ変えたいものだとすら思っていなかった。「それらは私の人生の狂っている部分です」と彼女は言った。「それらは必ずしも私を困らせるばかりではありません」

第10章

パニック症と不安症における防衛機制

　パニック症と不安症の治療において患者の防衛機制は重要である。それは，不安のマネージメントにおける防衛機制の役割と，症状の発展に防衛機制が寄与する方法ゆえである。防衛機制は，無意識の恐ろしい情緒と空想を回避することに役立つ，一連の精神内界の機能である。不安症を持つ患者はどんなタイプの防衛も用いる可能性があるが，臨床的な研究と我々の独自の観察は，それらの患者はある特定の防衛機制を頻繁に用いることを示している（Andrews, Pollock, & Stewart, 1989 ; Busch et al., 1995 ; Pollock & Andrews, 1989）。私たちは不安とパニック症の患者においてもっとも顕著に観察される防衛の働きの簡単な説明を提示する。また，どのようにそれらの防衛が機能するのかという説明と，そして心理療法においてそれらにアプローチするための最善の方法についていくつかの助言を提示する。調査において見出された，パニック症を持つ患者に共通して用いられている防衛機制には反動形成，身体化，そして打ち消しが含まれる（Andrews et al., 1989 ; Busch et al., 1998 ; Pollock & Andrews, 1989）。加えて，不安を持つ患者は，彼らが自身の身体に焦点づける（身体化）のと同じやり方で，頻繁に外在化という防衛を用いることを我々は見出した。

反動形成

　反動形成はある情緒をその反対のものとして装う防衛機制である。たとえば，激しい怒りは過度の思いやりや関心として現れうる，あるいはロマンティック

な愛着は「嫌悪」あるいは批判によって表されうる．反動形成は不安とパニック症の患者にたびたび見出される無意識的な機制であるが，なぜなら，それは重要な他者との結びつきが怒りによって脅かされていると体験されるときに，反動形成がその結びつきを強固なものにするよう働くからである．治療者は，不安症の患者が誰かに対してどれほど肯定的に感じているか，またはどれほど否定的に感じているかを，おかしなほど話題にするときには，反動形成が現れたのかどうかを評価すべきである．彼らは無意識的に一連の反対の感情を隠そうとし，その反対の感情についてたくさん言及しているかもしれない．

　次の例は患者の反動形成の使用を示している．患者が自分の人生へのさらなるコントロールを獲得することを助けるために，心理療法においていかに反動形成がうまく観察されうるかを示している．

症　例

　9年のパニック症の歴史を持つ26歳男性Yは，もっとも症状が強烈だったとき，一日に7回から8回のパニック発作があった．窒息する感覚を抱いていたために，発作は彼にとって強烈な体験であった．彼のパニック発作の持続期間は短かったが，発作と発作の間に自律神経症状はないものの，彼は非常に不安なまま，ほぼ継続的に「何か本当に恐ろしいこと」が起こるんじゃないかという不吉な感覚を抱いていた．恐ろしいことは不明瞭なままであったが，Yが誰かを傷つけるという考えとぼんやりと結びついているようだった．

　Yは西部の州の大きな農場で育ち，脳動脈瘤による彼の一番の男友達の突然死の後，17歳の時，空軍に入った．彼は4年間空軍にとどまり，活発に海外での戦闘に参加した．彼が自身の極度の不安を，初めは大量のアルコールの使用，そしてのちには彼が違法に手に入れたものだったがマリファナとベンゾジアゼピンによって，自分で治療し始めたのは空軍にいたときであった．彼が治療に参加したとき，彼は高容量のアルプラゾラムに身体的に依存しており，日々マリファナを使用していたが，あらゆるアルコール摂取はやめていた．この多剤併用にもかかわらず，彼は絶え間なく嫌な予感を抱き続けており，そして週に複数回のパニック発作を経験していた．彼は自分の怒りに意識的におびえていることに気づいていた．治療に参加したときに，彼は治療者に「怒ることへの私の恐れはまったく

合理的な意味を持たないんです，なぜなら私は誰かを傷つけたことなどないのです。高校のころから喧嘩さえしてないんです」と言った。彼は戦闘体験の間も武器を発砲したことはなかった。

　治療にやって来たとき，Ｙは婚約者との２年に及ぶ関係を解消しようとしていた。彼は初め，そうする理由を「私たちはお互いにとってふさわしくない。人としては彼女を愛しているけれど，彼女にはこれ以上惹かれないだけなんです」と説明した。しかしながら，心理療法の最初の数週間を経て，Ｙは激しい怒りにくぎづけになり，彼女と，彼女の友達と，そして彼女の家族とひどい喧嘩に巻き込まれていたことが，次第に明らかになった。そして，その出来事を明瞭に説明できるにもかかわらず，まるでそうした喧嘩が起こっていることにまったく気づいていないかのように生活しているようだということも明らかになった。彼は激しく怒ることに対するたくさんの客観的理由を持っていたにもかかわらず，彼のガールフレンドへの怒りの感情を認めたがらなかった。

　Ｙは，大学の最終学年を終えるために，苦しみながらさまざまな仕事をして貯めていた数千ドルをガールフレンドが彼から盗んでいたことを，渋々治療者に語った。興味深いことに，Ｙは自分がこのことについて怒りを感じることで「不公平で優越主義者」になるかもしれないと感じており，そして盗みがなされたことについて知った時の彼の反応は「おお，ええと，彼女は本当にお金が必要だったんだ，それに彼女は自分よりずいぶん若いし（４歳差），当然，彼女に責任を負わせることはできない。彼女は成熟した人間じゃないんだ」というものであった。

　この出来事が起こったとき，Ｙは，本来はどのくらいガールフレンドを信用できるかを見直すべきだったが，彼はどういうわけか，気が付くと彼女が他のことをするために必要なお金をやむを得ず渡しているのだった。そして彼らの嵐のような関係性の中で初めて，彼女が身体的に彼を殴ることを許した。

　この反動形成と，反動形成が象徴していたガールフレンドに対する無意識的怒りを徐々に探索していくことは，報復のために彼女を切り刻むというまさに暴力的な空想（そしてそれが彼自身を「偏執的優越主義者」として自分を説明するようにさせていた）の出現とともに，非常にマゾキスティックな関係性から，治療を開始して４カ月後にようやく彼を解放することを可能にする際の中核となった。この探索は彼がマリファナを吸うことをやめることをも可能にし，彼の不安症状のさらなるコントロールを獲得することを可能にした。

打ち消し

　打ち消しは反動形成と同じ目的に役立っている。打ち消しは，意識的になっていたり，表現されていたりするあらゆるネガティブな情緒を撤回し，否定することを患者（そして彼が愛着を感じている人）に再保証する。打ち消しの使用は臨床家にとって，どれほど頻繁にネガティブな情緒は即座に否定されねばならないかを患者に気づかせるための機会を提供する。これは患者がためらいがちに表現する感情への不快感の強さに対する気づきを得ることに役立ちうる。

症　例

　第9章で述べたVは，次に示す会話のように，頻繁に打ち消しの防衛機制を用いていた。

患者：私は本当に夫を嫌っていましたが，そして信じてほしいんですが，本当に彼を愛しているんです。
治療者：夫に対する怒りをあなたが説明しているときはいつでも，次にあなたはどんなに彼を愛しているのかを語ることに私は気づきました。それはまるであなたが自分自身を安心させようとしているようです。
患者：はい，以前にもあなたがこのパターンについて言及していましたね。そして今，あなたが言わんとしていることをわかり始めています。私は，私が思っているよりも，彼に対する自分の怒りに居心地のよくない思いをしているんだと思います。

　この例において，治療者は以前に何度か，怒りを打ち消すことに役立つコメントをする患者の傾向を指摘していた。時間を経ることで初めて，患者はこれが自分のパターンであり，自分のアンビバレントの程度への重要な手がかりとなることを自覚した。打ち消したいという衝動を彼女が感じたときの怒りの体験に向き合うことができるようになった。彼女は，自分が身近に感じている誰かに対して怒りを表現したあとに不安になり，罪悪感を感じること，そのうえ「悪い子」と

見られるのではないか,そして拒絶されるのではないかと恐れているということを学んだ。それで彼女は自分を制限し,従順にふるまうようになり,自分がしたいように自分自身を表現することができないことにいら立ちを感じていた。自分の感情に関するさらなる知識の増大によって,彼女は怒りの感情を現実に体験し表現することは危険ではないと感じるようになった。さまざまな状況における葛藤を検討することによってもたらされる着実な理解は「徹底操作」の過程の一部である(第 11 章参照)。

身体化と外在化

　パニックと不安を持つ患者は,内的な感情状態を認めるよりもむしろ身体化する傾向があるので,しばしば内面を見つめる過程に困難を抱く。この問題は患者の防衛スタイルのもともと持っている側面で,同様の防衛スタイルがパニック発作や不安の一因となると考えられる。身体的な関心に焦点を当てること(身体化)と,他の問題に焦点を当てること(外在化)は感情状態と葛藤への取り組みを回避しようとするための手段を表している。心理療法においてそれらの防衛が生じたときには,治療者はそれらに取り組む必要がある。
　身体化の例はこのテキストの至るところに見出される。たとえば,第 8 章の M は,母親に対して体験した直接的な窒息感と激しい怒りを回避するために,主観的な窒息感の体験と自分の皮膚をひっかくことに焦点を当てていた。Q も第 8 章で説明したが,彼女の母親の死の苦痛に満ちた記憶を考えることよりもむしろ息切れを体験した。それらの患者ははじめは彼らの感情と彼らの症状とのつながりがわからなかったが,治療の最初の数週間を経て理解することができるようになった。
　外在化の症例では,他者の問題に焦点を当てることによって治療を始める不安症の患者がいる。通常の戦略は,治療者は,患者が他者を見るパターンを探しながら,初めは患者に他者についての議論を続けさせることである。治療者は他者との関係性における彼ら自身の役割を見出すよう患者に働きかけることができる。もし,患者がしつこく他者の問題や不安に焦点を向けるのであれば,

治療者は彼らが他者の問題に焦点づけている方が快適に感じているように見えることを言及することができるし，このことに彼らが目を向けるよう促すことができる。こののち，このつながりが，患者が彼らの友達の不安を彼ら自身の不安となぞらえさせることができるし，他者の不安について話すことで，ぞっとする話題を話し合うような場である心理療法的状況で，彼らが不安を感じなくてすむようにさせていると指摘することができる。いずれの技法が選ばれるかは，臨床的状況と患者の症状の深刻さへの否認の必要性の強さによって決定されるだろう。

症　例

　パニック症とエレベーター恐怖症を抱える13歳のZは，症状のために心理療法を受けることを母親に懇願してやって来た。彼女の問題は長年にわたっていたが，Zはしょっちゅうひどく怯えているので，もっと大変なことになると感じ始めていた。それにもかかわらず，彼女が週に2回の心理療法を始めたとき，最初のセッションで詳細にわたって彼女の症状を説明したのちに，Zは彼女の恐怖症やパニック発作の話題に戻ることを嫌がっているように見えた。その代わりに，彼女は自分のセッションを友達の問題を治療者に詳細にわたって説明することに費やした。特に，彼女は親しい女友達の不安症状について焦点づけた。彼女は友達の恐怖を「ばかげたこと」と説明したが，時々，そのように非合理的になってしまうことがどんなことかを彼女もわかる，と付け加えた。続くビネットは週2回の心理療法の2カ月目に行われた。

治療者：あなたがたびたびHの問題について私に話していることに気づいているんじゃないかと思いますが。
患者：ええ，そうだと思います。でも，あんなばかげたことを心配しているなんて彼女はまるでばかみたいです。
治療者：もしかしてあなたもそれらの問題は「ばかみたい」で，あなたが抱えている問題についても恥ずかしいことだと感じているかもしれないと，私は考え始めています。もしかしたら，あなたを私のところに来させる原因となったあなたが抱えるいくつかの困難を思い出させるゆえに，あなたはHの問題

について私に話すのかもしれませんね。
患者：わかんないです。たぶん。

　パニックと不安のエピソードの最中に彼らが体験している緊急性ゆえに，多くの患者は自分自身と治療者を含む他者に，彼らが実際には強く，そして能力があるのだということを証明する必要性を感じている。この理由のために，他の人のことを議論することはしばしば彼らに安心をもたらす。第8章で述べたように，彼らが不安症状を深く屈辱的であると考えていることは珍しくない。
　もしあまりにたくさんの解釈が他者に対してなされるのであれば，外在化は強化され，それゆえに心の内側を探索することの困難を一層深刻化させる。通常の技法は，アンナ・フロイトが指摘したように（Sandler, Kennedy & Tyson, 1980引用），患者の傷つきや怒りの感情の「一部」に言及することである。これは症状が生み出される原因となっている精神内界の葛藤という考えを強調することに一役買うだろう。そのほかの技法的戦略は葛藤的な願望の性質，たとえば「あなたは，傷つけたい，あるいは性的に利用したい，殴りたいあるいは殺したいという願望を恐れている。そしてそれゆえにそれらの感情と戦っている他の人の話をする必要があるのです」といった言及などである。

第11章
徹底操作と終結

徹底操作

　徹底操作（Freud, 1914）とは，患者が獲得した自分自身の葛藤と心的機能についての知識を，患者の生活と症状のさまざまな領域へ葛藤がどのように影響を与えるかの理解を深めるために，絶え間なく適用される漸進的な過程である。この段階では，中心的葛藤のさまざまな影響と不安とパニックを引き起こす脆弱性の要因が探索されるので，不安とパニックの再発に対する患者の脆弱性を減ずることに有効である。心理療法状況において，患者がこの特有の一連の力動にいかに影響されているかを理解すること助けるために，同一の精神内界現象の異なる形での現れに対して解釈がなされるため，類似した，かつ深まっていく解釈を繰り返し行うことがこの過程の特徴である。患者は自分自身の葛藤とそのインパクトにより意識的になるにつれて，仕事や関係性における機能の改善を典型的に示す。

　それがどんなに重要な解釈であっても，単一の解釈に反応して患者が変化することはほとんどないということを治療者が承知していることは重要である。たいていは，明確化と解釈の段階的な増加が必要である。加えて解釈は，患者によって，自分自身の体験に似ているものにより近づいていくため，言い換えられたり修正されることがある。解釈に対する否定的な反応はそれが正しくないということを示してはいないかもしれない。なぜなら，患者は新しいフォーミュレーションを耳にする心構えがなかったかもしれないからだ。とはいえ，治療者は患者の反応に細心の注意を払い，解釈やフォーミュレーションの形式

を考え直した方がよいだろう。

　不安症を持つ患者は，まさに彼らの症状像の性質により，しばしば感じる抗しがたい感情と，言語の形態を用いた知的に理解可能な考えとを結びつけることに特有の困難があるゆえに，患者の精神内界の体験と人生のさまざまな側面を結びつける上で徹底操作の過程が不可欠である。

　治療者の抱える一つの課題は，個別の現象の十分な徹底操作を構成するものを明らかにすることである。この決定は，解釈によって生み出された変化が，徹底操作の過程によって十分に強化されてきて，予測可能なストレスのもとでは破壊されないように思われるかどうかに基づいている。不安症の患者の症例では，不安の引き金の性質に対する患者の気づきの増大とそうした状況でもたらされた挑戦と感情を効果的に扱う患者の新たな能力によって，これが証明されるだろう。

　患者が治療の中で言われてきたことを熟考し，自分の生活にどのように応用するかを認識するにつれて，徹底操作はセッションの中でだけでなく，治療セッションの外でも生じる。不安のエピソードの間にしばしば自分自身のことを力を奪われ無力だと見なしている重度の不安症の患者の場合，徹底操作の過程の一部にはたいてい自分の受動性と他者への依存性を認識することと，より積極的に自分自身の世話をすることを学ぶことによるパニックと不安の段階的な克服を含んでいる。加えて，パニック焦点型精神力動的心理療法－応用領域（PFPP-XR）の経過において，不安症の患者はしばしば，置き換えられ，否認された怒りの感情に次第に気づくようになる。気づきの増大とそれらの感情に対する安心により，以前に感じられていたよりも有害ではないものとして怒りを体験することが可能となり，他者とのより直接的で効果的な交流が可能となる。

症　例

　第9章の最後のＶは，治療者に対して腹を立てたのちに，彼女の怒りとパニック発作との間のつながりを認識した。彼女は夫に対してより率直で自己主張的になれるようになった。この初期の自己主張という変化にもかかわらず，Ｖは多くの場合，怒りに居心地の悪さを感じ続けていた。

第11章 徹底操作と終結

　もっとも顕著なことだが，彼女は母親に対する怒りを認めて扱うことに対して葛藤を感じていた。母親を訪ねたときにパニックになり始めたと彼女は気づいたので，彼女は母親を完全に避け，数週間口を利かなかった。母を避けている間は彼女は不安を体験しなかったが，罪悪感を感じており，母親の病状に対して申し訳ないとも感じていた。

　母親を再び訪ねたとき，Ⅴは激しく不快になり，パニックエピソードの前にいつも感じていたような感情に気が付いた。母親はⅤに会えなかったことと彼女の具合が悪そうな様子に不平を述べた。Ⅴは過去に，母親が不当な扱いを受けたと感じると，自分自身の世話をきちんとしなくなり，結果として母親の病気の再発を招いたことを認識していた。それにもかかわらず，彼女は母親に対して怒りを感じていなかった。Ⅴの罪悪感によって，彼女はかつてよりもさらに母親の世話をすることになり（反動形成の例），彼女に対する母親の受け身的で自己破壊的な激しい怒りの表現に憤慨していたために，いっそう彼女の無意識の怒りと不安を強めることとなった。彼女は母親が自分自身の世話をきちんとしないことを母親に突きつけることはなかった。

　Ⅴが他の状況では経験した怒りを今では認められるようになったことと比較して，治療者は認めることができない怒りを色々な場面で説明した。彼女は，別の場合には母親のこのふるまいが自分を激高させたことから，自分は母親に怒っているに違いないのだということを理屈では分かっていると答えた。しかし，彼女はまったく怒りを体験せず，このことに対してもどかしさを覚えていた。

　心理療法のこの時期，Ⅴの既婚の恋人の妻に，その女性の夫とⅤとの不倫について知らせるために母親が電話をしていたというショッキングな出来事を想起した。このことに気づいたとき，Ⅴはこのことを知ったときに怒りを感じるよりもむしろ「唖然とし」，そして決して母親とこのことについて話し合うことができなかった。治療においてこのエピソードを再検討した際，自分にも共通しているものだと思い込んでいる，母親の尊大なほどの出しゃばりを認識した。そして彼女はこの出来事に対して，そして普段，同様の出しゃばりに対して感じてきた耐え難いほどの激しい怒りをゆっくりと認めた。「唖然とする」感覚は彼女を困惑させ，そして無意識的な保護装置として役立ってもいたので，自分の怒りを認めることや，母親を傷つけるという空想を抱くことができなかったということを認識した。こうしたワークによって，Ⅴは現在，母親に本当に怒っていることを認識するこ

とが可能となり，母親の操作的なふるまいについて母親に立ち向かうことができるようになった。

　Vにとって，徹底操作の一面には，いかに彼女が怒りを避けているのかを理解することが含まれていた。それは怒りを認めること，体験すること，そして受け入れることであり，彼女の激しい怒りのかつての基盤を新たに想起することであり，激しい怒りとパニックとの間のつながりを理解することであり，そして怒りを適切に表現することができるようになることだった。

終　　結

　パニックやそのほかの不安症を持つ患者は，しばしば喪失，分離，そして自律性の確立の問題にまつわる重大な葛藤を抱いていることが多い。PFPP-XRにおいて，これらの緊迫したテーマはしばしば探索の焦点となる。重要な他者との分離は不安とパニック発作の要因として繰り返し現れる。加えて，分離と喪失は，さらなる葛藤の源泉となる怒りの感情を引き起こす。転移において，治療者が共感に失敗したと患者が感じることは，感情的に打ち捨てられることとして体験される可能性があり，これらの葛藤を全面に押し出す。治療者の休暇もセッションとセッションの間の時間も，分離への患者の反応を探索する機会をもたらす。

　分離に対する感情の徹底操作の重要な側面は，この感情があまりに恐ろしくなってしまい分離が耐えられなくなることなしに，必要な他者に対し激しい怒りを体験することができるようになることである。これは不安症を持つ患者にとってとりわけ困難な問題を示し，分離に対する反応に繰り返し取り組むよう求められる。治療の経過を通してずっと，これらの問題へ焦点を当てることは避けられないにもかかわらず，パニックと不安を抱える患者との終結段階（段階Ⅲ）は，治療者に対して傷つけられた，見捨てられたという感情と怒りの感情の増大をしばしば伴う。こうして，終結は患者の成熟の感覚，自立，自律性，そして能力の発達において獲得したものを強固にするための決定的な機会をも

たらす (Tyson, 1996)。

　時折，患者は不安エピソードの解消ののちにすぐに治療を終結したがるかもしれない。時にそうする方が良いこともありうるが，さらなる治療的作業は通常，症状の再発に対する脆弱性を減らすことを示している。患者は，不安エピソードの中で無意識にとどまっていた心の底にある情緒や空想を取り扱う可能性に怯えることがありうる。親密さ，依存，そして分離への葛藤を持つ不安症の患者にとってはとりわけ，探索的な心理療法的関係性を確立するための助言は特に恐ろしいものになりうる。終結段階に含まれる，これらの中核的葛藤を徹底操作し，治療者とともにそれらを扱う機会は不安の源泉への理解と耐性を大幅に高めうる。

　次の症例は不安とパニックに焦点づけた長期の精神力動的心理療法に基づく。第18章の長い症例は，24のセッションからなるPFPP-XR治療の終結例である。

> ### 症　例
> 　AAは精神力動的心理療法を3セッション行った後に，パニック症状の解消を経験した。さらにその後の12セッションで，パニック発作の発症の中核となった押しつけがましい母親との葛藤と，怒りの感情に対する困難を探索し始めた。患者は関係性において，とりわけ女性との関係性に大きな困難を持ち続けており，他者と親密になったり，拒絶されるかもしれないと彼が恐れていた危険を冒したりするよりもむしろ，孤立しがちであった。
> 　この時点で，患者は治療をやめたいと述べた。治療者は，彼のパニック症状は解消されたが，彼の孤立しがちな傾向は孤独感をもたらしており，そのため，彼はとりわけパニックを再発しやすくさせていると述べた。また，AAがより親密な関係を持とうとすると，彼はとても恐ろしくなった。彼はなぜこれが起こるのかがわからなかった。治療者はAAに，彼が他者とより親密な関係になることを妨げているものをさらに探索する必要があるという意見を述べた。そして，それがまさに治療者との治療を続けることを不快にさせている恐れであると示唆した。しばしその問題について考えたあとに，AAはこの計画に同意した。彼の治療はさらに8カ月続けられ，その間，彼はより他者とかかわることができるよう

になった。この進歩にもかかわらず，AA は未だ親密さを回避していた。この間，彼にパニック発作や深刻な不安エピソードの再発はなかった。

症　例

　第 7 章の転移の節で議論した M は，彼女が治療を終えることについて語り始めたとき，週 3 回の心理療法を 3 年半行っていた。彼女が示していたパニック発作は治療を開始して 2 カ月以内にすっかり解消していた。心理療法の残りの時間を，彼女が男性と恋愛関係になることを切望しながらも両価的であること，家族からもっと自立することに対する葛藤（彼女に対して母親的な役割をしばしばとる姉に対する子どもじみた愛着，依存を維持していた），厳格で気まぐれな父に対する激しい怒り，そしてより自立した役割を引き受けることへの複雑な感情といった困難な課題を探索することに費やした。この最後の葛藤は大学院における彼女の専門家的機能をしばしば妨害していた。これらのすべての問題が彼女の不安症状の発生の一因となっていた。

　転移において，M の治療者との関係は心理療法経過を通して劇的に変化していた。彼女は初め，治療者は彼女と彼女の人生に，もっとストラクチャーを与え世話をすべきだと盛んに泣き言を言う一方で，あたかも彼女が完璧であるかのように治療者が彼女を扱うよう，治療者に対して子どもじみた，依存的な態度を向けていた。この関係性は母親の存命中に母親とかかわっていた方法としてまさに患者が語っていた型であり，姉に対し同様のストラクチャーの関係性を継続していた。心理療法により患者の自律機能が改善するにつれ，転移が展開し，彼女は治療者をより批判的であると感じ始めた。現実とは関係ないものと彼女は認識していたが，男性とのロマンチックな関係性を確立することによって，彼女に離れて行って欲しくないと治療者が感情的には思っているという空想を抱いていた。彼女はこうした問題で治療者に対してひどく腹が立っていることに気がついた。彼女は母親の存命中に母親に対して感じていたに違いない空想とそれらの空想との間のつながりを検討することができるようになったが，治療者に対する怒りはしばしばとても抑えられないものと感じられた。

　大学院の卒業を見越して，M は真剣に他の都市への引っ越しを考え始めた。彼女

第 11 章　徹底操作と終結　153

はたくさんの理由を挙げたが，もっとも強烈で葛藤的な理由は，彼女が治療を離れ，治療者から「逃げる」ことができたら，彼女は男性との関係を築くことができるのではないかという空想を伴っていた。彼女はこの空想の非現実的な性質を認識していたにもかかわらず，治療者の1週間の休暇の間に彼女は強引に遠くの都市での雇用機会を求め，緊急時には仕事を請け負うことに合意した。休暇後，自身の決断について彼女が治療者に述べたのは，彼女が新しい仕事に就くことに対して非常に不安になり，涙があふれ，罠にはまったと感じているということだった。

彼女はほぼ即座に心からそうしたかったのだが，彼女が署名した新たな仕事の契約書は彼女が考えを翻すことを許さなかった。治療者は，彼女が自分を行か「せる」ためにこの状況を準備したに違いないこと，治療者のもとを離れることについてどれほど葛藤的で恐れを抱いているか，を指摘した。M は 1 年，新たな仕事の開始を遅らすよう調整し，治療の残りの時間を自身の能力や素質に対する認識の高まりにもかかわらず，長年にわたっている自立への恐れについて話し合うことに費やした。「私はこれまでずっとそれらのことを避けて過ごしてきたみたいで，だから私はあらゆる愛着を断ち切る必要がなかったんだと思います。でも私はこれ以上そんな子どもじみた関係でいる必要はないとわかっています」

この都市での彼女の最後の数カ月，M はこれまで自分に許してこなかった，男性との性的関係を持ち始めた。彼女は男性との新しい関係は治療者のもとを去ることに対する強い執着を拡散することに役立ったと認めた。それでもなお，関係性それ自体が，この心の狭い若い女性の人生における現実的で重要な達成を表していた。終結が近づくにつれ，M は自分の心理療法に対してより郷愁を感じるようになった。彼女は新たな都市に向かう手はずを整え，アパートを借り，帰ってきたときには何度か治療者に会った。「戻ってきて，あなたのいない私の新しい生活について話すことで，ちょっとだけあなたを連れて行けるような気がするの」みじめで孤独で（そして治療者を失った）という恐れにもかかわらず，M は成功裏に引っ越しを乗り越えた。翌年，彼女は新しい生活について長い手紙を何度か書いてきた。治療終結から 20 年，彼女のパニック発作は再発していない。

Part 3 応用領域

第12章

広場恐怖症およびその他の恐怖症への精神力動的アプローチ

　不安症は，しばしば広場恐怖症およびその他の恐怖症的症状を伴う。広場恐怖症は，DSM-IV-TR（APA, 2000a）において，パニック発作やパニック様症状が起きた場合に逃げることができないような場所や状況，あるいは助けが得られない場所や状況にいることについての不安と定義されている。パニック発作と不安への対処と同様，パニック焦点型精神力動的心理療法－応用領域（PEPP-XR）が焦点を置くのは，恐怖症的症状に対する心理的意味の解析である。治療者は，世の中のある対象，活動，もしくは場所は"安全"で，他は"危険"であるという抵抗し難い魔術的な空想を生み出す，患者の自分自身と他者に関する全般的に不合理で魔術的な空想を取り上げる。治療者は，現実世界での体験の回避行動を通して，少なくとも空想の中では回避されているこころの底にある恐ろしさの空想，考え，そして感情を明らかにする。症状は，アンビバレントに見られている恐怖場面の同伴者の存在など，重要な他者との関係の変化を通して強化され得る（Deutsch, 1929）。持続性の恐怖症および広場恐怖症の症状は，通常，他者との関係においてこころに秘められ，受動的で，依存的でありながらも支配的な空想の探索を必要とする。これらの問題は，不可避的に転移の中に立ち表れる。
　PFPP-XRは，治療者が患者に恐れている状況に直面するようには指示しないという点で，恐怖症および広場恐怖症への認知行動的介入とは異なる。詳細な指示は，患者の無力感（「私は治療者にどうしたらよいのか言ってもらわないとだめ」）を遠回しに強め，転移における依存願望や恐れの探索を著しく妨げる。治療が進むと，通常患者は以前は避けていた恐れている状況に自分自身

をさらし始める。もしそれが起こらなければ、治療者はなぜ患者が治療を通して自身の基盤となる部分へのいくらかの理解を獲得しているにもかかわらず、魔術的な恐れが具体化された表出を避け続けるのかを検討する。恐怖症は、複合的心理的構造体であり、それらは患者の複雑な情緒的（精神内部の）欲求と、患者と恐怖症場面の同伴者両者の対人欲求のどちらによっても強化される。

恐怖症および広場恐怖の症状の意味と葛藤

　精神分析的な視点からは、恐怖症のいくつかの核となる意味と葛藤が説明されてきており、それらはパニック症で見出されるものと部分的に重なるものである。特定の恐怖症は、受け入れ難い攻撃性または性的願望の出現の脅威に対する自我の反応の発展として見なされてきた。これらの願望がその相図となる不安を誘発すると、防衛機制が発動し、これらの願望を抑圧し偽装する（Gabbard, 2000）。たとえば、Freud（1909）によって報告された馬恐怖症を発症したハンス少年の症例において、ハンスの父親を通して成し遂げられたFreudの分析は、馬はハンスの父親を象徴しているというものだった。その子どもの父親への攻撃的で対抗的な願望への恐れは、（馬へと）置き換えられ投影された。彼はその馬（彼の父親を象徴していた）を傷つけることよりむしろ馬が彼を傷つけることを怖がっていた。ハンスが経験した不安のほとんどは、馬を避けることで回避することができた。このやり方では、無意識、願望、そして脅威から派生した不安——父親を破壊し、取って代わろうという彼自身の無意識的で葛藤のある耐え難い衝動に由来している——を象徴的に置き換えた恐怖症は、比較的安全な路上の馬という対象へと外在化された。この点において、恐怖症は夢とよく似た構造を共有している。それらは精神内部の願望や恐れを象徴的に表出し、その防衛的加工は一次過程的象徴化を通される（Lewin, 1952）。

　Deutsch（1929）は、広場恐怖症を主要な人間関係における強いアンビバレンスの現れだと見なした。彼女は、患者の恐れを和らげるのに不可欠だと感じられている恐怖症場面の同伴者との関係性に注目した。Deutschは、これらの患者らは同伴者に激怒していながらも、それに気づいていないとした。恐怖症場面の同伴者の存在は二面性の役割を果たしており、一方で依存願望をやりく

りしながら，他方では必要とされアンビバレントに保持された対象が強力で激しい怒りに満ちた空想によって傷つけられてはいないことを患者に保証している。Milrod（2007）は，これらの患者は自己表象における自律的構造を欠いており，安心感を得るために他者の存在を必要としていると指摘している。したがって，恐怖場面の同伴者を失うことは，自己の一部の破局的な喪失として経験される。

同伴者の必要性に関連して，広場恐怖症の患者は潜在的に不全感を抱いており，文字通り自らを管理することができないという空想を持っている。パニック症患者のおびえた依存に関連して，一つには，この欲求は重要な他者へのアンビバレントな気持ちを認めることで経験される危機を増大させる。さらに，患者は自分自身を管理することができないと感じるためにますます腹を立て，それによって他者が十分には彼らの要求に応えていないとの感覚を高める。ついには，これらの患者らは，彼らの怒りの空想の深さおよび自身の人間関係が本当は葛藤に満ちていることを認める恐怖を反映する彼らの内的世界について思考する好奇心，関心，または寛容さを欠如するかもしれない。このような内的生活の本質的側面の否認と回避は，自我不全と，世界を危険な場所として見なす土台を作り出し，次にそれは避けなければならなくなる。

恐怖性回避と広場恐怖に取り組む

恐怖症性回避に短期精神力動的治療で取り組む場合の中心的な手法は，恐怖症の魔術的な性質に焦点を合わせることである。恐怖症の持続性を維持するために，患者は世界は魔術的に"安全"か"危険"のどちらかの対象，活動，あるいは場所に作為的に分けられるという信念を現実とは別にしておかねばならない。治療者は患者のために，この魔術的な組織体を明確に同定する。危機は"現実"ではないが，現実世界で本当に危険ではある（または，少なくとも，非常に過大評価されたとしても危機のリスクは低い）。むしろ，恐怖症は治療の中で詳しく説明される必要のある情緒的危機を表している。一連の恐怖症仮説（空想）は，次に述べるやり方によって積極的に探求される必要がある。

治療者は，患者に恐怖症の構造を十分に説明させるべきである。この方法に

よってのみ，潜在する空想を明らかにすることができる．どの場所，対象，あるいは活動が安全なのか？　なぜか？　どの場所，対象，あるいは活動が危険なのか？　なぜ患者はそれらが危険だと感じるのか？　何が"安全"と"危険"の違いを決めるのか？　どこで患者はこのような安全性と危険性についての着想を得たのか？　治療者は，患者が最初に恐怖症を発展させたキーとなる発達的な時期を聞き出すのである．可能性として，特定の発達上の出来事（例，弟妹の誕生），あるいは恐ろしい体験（例，親と離れているときにエレベーターに閉じ込められる）が含まれる．患者の空想と，重要な他者の危険に関する顕在的あるいは暗黙の考え方の間のつながりは，詳しく説明されるべきである．エレベーターの例のように，もし恐怖症の始まりが外傷的であったのなら，その体験の何がそんなにも恐ろしかったのか？　もし恐怖症と喪失や悲しい出来事（例，「母親が亡くなってから，暗闇で一人でいることができなくなった」）に象徴的な結びつきがあるなら，喪失や恐ろしい出来事と恐怖症の持続との間の情緒的つながりを治療者は探求し，それをはっきりと話すよう患者を援助しなくてはならない．なぜ，それらの感情が今また呼び起こされているのか？

　患者の恐怖症は家族の誰かしらから気づかないうちに強化されている可能性があり，治療者はそのようなことが起きているのか検討しなければならない．このような強化は，現在（例，「私が怖がると，夫は私に怒鳴るのをやめる」），または過去（例，「お父さんとお母さんは，私が怖がると，ケンカをやめて私の面倒を見てくれた」，あるいは「お母さんが特別に付き添ってくれたときだけ，私はお母さんと二人きりになれたし，私に優しくしてくれた」）に生じているかもしれない．大きな影響を与える強化が生じている場合，治療者は，恐怖を持続させることに対して他者が果たしている積極的な役割を患者に指摘しなければならない．

　もし，患者が回避的なままでいるなら，治療者は依存願望の充足といったような恐怖症の持続が満足を与える側面についても検討しなければならない．特に患者が恐怖を魔術的で不合理だと理解できるようになり，少なくとも部分的にはそう信じられるようになってきたときには，治療者は患者の恐怖症状況への自己暴露に向けての歩み（例，エレベーターに乗ろうとすること）に対するいかなる回避にも対処しなければならない．しばしば，患者がこういった段階を踏んでいくことへの恐れを説明していく中で，症状に対するさらに奥深い理

解が浮かび上がってくる。これらの付加的な要因を理解することにより，回避の少ない生活を達成できるよう患者を解放することができる。難治性の恐怖症の場合，問題は患者の他者への受け身的で依存的な願望を中心に展開する。そして，それは転移の中の治療関係に表れることになる。これらの願望は，患者に回避を止め"させる"といったように，治療者が（親のように）何かを"する"という退行的な欲望を含んでいる。治療者の行動を誘発する動きは，サドマゾ的な相互作用のパターンの一部だといえる。あるいは，患者は治療者に魔術的な解決策を提供するよう駆り立てるかもしれない。その解決策は，思考を含め，患者が活動を回避したいと望む乳児的で受け身的な姿勢に一致するものである。治療者は，転移の中に浮かび上がるこれらの願望を明確に述べなければならない。

症　例

　47歳の既婚女性であるBBは，エレベーターへの恐れを説明し，治療者のオフィスのある建物のエレベーターには乗らないだろうと述べた。彼女はこの恐怖症について話すことを躊躇した。このことは，彼女がとりわけ脅威を感じるような，エレベーター恐怖症と関連した何らかの空想があることを治療者に示唆するものであった。

治療者：エレベーターの何があなたを怖がらせるのか，もう少し教えてもらえますか？
患者：窮屈すぎるし，密着しすぎるんです。
治療者：どういう意味なのか，もっとお話できますか？
患者：これ以上説明できません。このことについて話し合うことがどうして大事なんですか？
治療者：そうですね，あなたはエレベーターが危険なことは滅多にないと知っているので，このことがあなたにとって気持ちの面でどのような意味があるのかを理解することが重要だと考えています。
患者：そんなことにはならないとわかってはいますが，もし私が話したら，あなたが私のことをばかにするんじゃないかと心配です。

治療者：一体どうして私があなたのことをばかにするのですか？
患者：よくわかりません。このことについてはとても恥ずかしく思っているのです。でも変ですね。私は，もしあなたが一緒にエレベーターに来てくだされば，もう危険ではなくなるとも考えています。安全だと感じるでしょう。
治療者：現在のところ，あなたは私に対してとても複雑な気持ちを抱いているようです。まず，あなたは私があなたのことを批判すると考えているように聞こえます。しかしその一方で，私の存在には何か不思議な力があるようです。私たちは，このことについてもう少し理解してみる必要があります。
患者：どうしてそうなのか，わかりません。
治療者：あなたのそのような過去の体験で思い出すことについて教えていただけませんか。あなたの恐れと，私があなたの安全を確保するだろうという気持ちについて，理解する助けになるかもしれません。

　BBはさらに続けて，10歳のときに海外旅行でトンネルを通過する際に経験した，強烈な不安感にまつわる最初のエピソードを語った。彼女は非常に脅えた気持ちと，父親によって安心させられたことを思い出した。別のパニックについての早期のエピソードの記憶においても父が関与していた。彼は，彼女が家の車庫に閉じ込められた際に助けていた。このように，彼女の父親は迅速に対応する人を象徴しており，それは治療者にエレベーターを魔術的に安全にしてくれる人という考えとして転移の中で映し出されていた。BBは，母親を締め出し，特別なやり方で父親の関心を引くための行為として恐怖症を想起した。彼女は4人の子どもの中で自分が父親の"お気に入り"だったと考えており，父親は母親よりも彼女のことを好きなこともあったような気がしていた。

　母親についての記憶は父親との体験とはまるで異なっており，彼女は母親のことを自分のことに没頭し，彼女が不安げだったり恐怖症的になったりするとしばしば批判的になったと見なしていた。このようにBBは，自身の不快感を明かすと攻撃されたり恥をかかされるのではないかという治療者への母親転移も体験していた。BBは，父親が彼女に関心を向けたときに母親からの攻撃の危険が増すと信じていた。彼女はまた，母親が彼女の恐れに対して鈍感であることへの怒りについても苦悩していた。彼女の恐怖症は，特に母親との関係において，ある意味で容認されず立ち入ってはならないと感じられていた父親の注目を求めるこ

と，そしてそれに対して恐怖症という形式それ自体と，それが強いる個人の制限と困惑によって彼女は自身を罰するという妥協形成を示していた。恐怖症はまた，父親の注目を引き，彼女の恐れと他者に対する無力で困窮している姿の提示によって母親を苛立たせるという形で，彼女の母親への怒りを表していた。閉所（例，恐ろしい子宮あるいは性的願望に関する空想）に対する象徴的な意味については，この時点ではさらに踏み込んだ検討はなされなかった。

症 例

F（第3章参照）は45歳の女性で，通勤やいくつもの余暇活動を妨げている深刻な広場恐怖症状の発症について述べた。治療での探索によって，彼女の広場恐怖の発症に2カ月ほど先だって，1年前の中絶の後に非常に強い罪悪感と自己批判が発現していたことが明らかになった。彼女は子どもを産むことに対してアンビバレントだったが，妊娠に前向きになりつつあった。夫は彼女に，子どもを産むことには一切支援をしないと伝えていた。その時には彼女は気づいていなかったが，後に夫の彼女との結婚への否定的な気持ちがこの態度に影響していたと考えるようになった。およそ6カ月後，夫は離婚を求めた。

中絶から数週間後，Fの罪悪感はいくらか軽くなったものの，彼女は自分で下した決断に苦しんでいた。このとき，イラク戦争が始まった。Fはアメリカによるバグダッドへの攻撃における攻撃性に対して脅えていることを報告し，放射能性の汚染爆弾による報復を気にするようになった。彼女は家の外へ出ることを怖がるようになり，深刻な広場恐怖の発症を経験した。

Fは3人の子どもの中でもっとも若く，思春期を重度のアルコールの問題を抱えた母親と二人きりで暮らした。彼女は，とりわけ"太っている"ことに関して，母親から絶えず批判されていたと感じており，母親の荒っぽい気性に脅えていた。彼女はまた，母親がひどい怪我をしたり死んでしまうことを恐れていたので，母親と一緒に家にいる必要があると感じていた。彼女は，母親の飲酒と気性に対して非常に腹を立てていたが，母親がさらにたくさん飲酒したり，彼女に怒鳴ることを懸念して，自分の気持ちを表すことを恐れていた。また，彼女は母親が助けを必要としていながらもそれを拒んだことを知っていたので，そこまで腹を立て

ることに罪悪感を感じていた．治療者は，症状が発症したときの彼女の気持ちをより深く探った．

治療者：あなたは夫に怒っていることに気づいていましたか？
患者：あまり．と言うのは，もし彼が子どもを欲しくなかったら，私はそれを強いようとはしなかったでしょう．たった一つ言えるのは，私たちが結婚したての頃，彼は赤ちゃんが欲しいと言ったのに，そのことを忘れてしまったようでした．それからもう一つ，彼はうつ病になりやすく，私は彼が子どもたちとどうやっていくつもりなのかわかりませんでした．
治療者：母親に対してそうであったように，彼が病気になることが心配で，あなたは彼に対して怒ることが難しかったのではないでしょうか．
患者：たぶん．私が自分自身に怒っていたことはわかっていますし，結局罪悪感を抱くのであれば，それは母親との間で起きていたことに似ています．

　治療者は続けて，患者の戦争に対する反応について探っていった．

治療者：戦争はあなたに何をもたらしたのでしょう？
患者：私はとても混乱していました．私は自分たちが侵略したとは思えませんでした．私は相手が仕返ししてくるのではないかと心配でした．私たちは罰せられるものだと．
治療者：あなたは中絶に罪の意識を感じ，夫にひどく腹を立てたように，あなた自身の攻撃性の抑えが利かなくなることを無意識的に恐れていたのだと思います．あなたは自分が攻撃されるか，または反撃されて傷つくのではないか，そしてあなたの怒りの気持ちと願望のために罰せられるのではないかと，ちょうどお母に対して感じていたのと同じように心配だったのでしょう．
患者：あなたが結びつけようとしている内容はわかりました．でも，なんで私は他の国が自分を攻撃するだなんて心配するんでしょう．
治療者：そういった気持ちはとても恐ろしく不快なので，あなたは何らかの形でそれらを自分の外側の危険に切り替えたのでしょう．
患者：汚染爆弾の不安より，そう考えた方が私にはより納得がいきます．

Fが，自宅の魔術的な安全性と屋外の危険性が，現実世界の危険を反映するというよりも，彼女の気持ちおよび空想についての葛藤を表していることを理解するのを助けることは，広場恐怖症的症状を軽減するのに役立った。

症　例

22歳の女性で大学院生のCCには，広場恐怖を伴う重症のパニック症があり，恐怖症場面の同伴者と離れて一人でいることがまったくできないほどだった。彼女はたとえ5分間であっても，重いパニック状態と自分は死ぬのではないかという気持ちにならずに，どこかを一人で移動したり自宅で一人でいることはできなかった。彼女は，どんな犠牲を払ってでもこれらの経験を回避するように生活を組み立てていた。彼女は女友達のフランと一緒にアパートで暮らしていたが，その女友達が仕事に出ているときには，大学の親友であるナンシーがフランが戻るまでの間彼女と一緒にいた。彼女が街に来なくてはならないときには（CCは郊外に住んでいた），ナンシーが街の反対側の自宅から彼女を車で迎えに行き，彼女が行こうとしているところへ送り届けた。ナンシーは彼女の用事が済むまで待ち，彼女を家まで送り届けた。CCは最初の4セッションをナンシーに付き添われてやってきて，ナンシーは待合室で待っていた。これらの4セッションの過程の中で徐々に，この重傷の広場恐怖に先立つ事情が明らかにされていった。

第一に，この特異的に深刻な影響を与える恐怖症は，見たところ，ある日CCがナンシーと買い物をして過ごしていた際に"いきなり"進展したのだった。雨の中，一人で運転して帰っていると，彼女は突然自分が一人車の中に閉じ込められたという空想を抱いた（車が墓のように感じられた）。彼女は，もう決して脱出することができずに"母親に二度と会うことはない"という空想を抱き，パニック発作を起こした。この空想は，両親が離婚するときにエレベーターに閉じ込められたという彼女の実際の経験を反映していた。当時，彼女は特に脅えと孤独を感じており，彼女の母親は手に負えない状態で病気のようだった。広場恐怖症は，CCがフロリダから戻って来ようとしていた昔付き合っていたガールフレンドのサリーの到着を待っているときに出現した。サリーには"気分の問題"があり，CCに激怒し，CCのことをCCの友人またはCCの母親とであっても"共有"

することを拒んだために，CCのサリーとの関係は複雑でかなり難しいものだった。実際のところ，CCは母親と友人との悲しい分離に直面していて，すでにサリーによって身動きが取れないように感じていた。

　第二に，CCには幼児期早期から長きにわたり，母親からの重度の分離不安の既往があった。彼女が小学校から高校にいる間，同じ建物に住む友人とであっても，彼女は外泊することを決して心地良いと感じることはなく，母親が彼女と一緒でないと"大丈夫ではないかもしれない"という恐れのために，夜中に家に戻らなければならなかった。乳幼児期や幼児期の頃，父親がとても落胆したことには，彼女は毎晩母親と一緒に同じベッドで寝ることを要求し，また彼女は小児期を通して，母親が仕事で出掛けたときでさえも，母親と分離するときにひどく泣いた。CCが成長するにつれ，母親は彼女に外へ出てお泊まりをして経験を広げるよう勧めたが，彼女はそういった勧めは「嘘……たぶん」と考えていた。なぜなら，幼児期最早期の間，妹（5歳年下）の誕生前まで，彼女の母親は分離を怖れ，かなり必死にCCに執着していたためである。

　第三に，恐怖場面の同伴者ら（ナンシーと，その前のサリー）との関係は，"安全"の感覚（例，「彼女たちが私の面倒を見てくれていると感じていました」）がありながら，それでいて「彼女たちは私が役立たずと感じるように仕向けているかのよう」というように，コントロールされ，軽視され，捕われている感覚で混迷させられることを伴っていた。

　これらの先立つ事情，および恐怖症場面の同伴者らとの関係における彼女自身のとても複雑な心境について明らかにしていく過程で，CCは自分を強いと感じるようになり，またパニックになりにくいと感じるようになった。そして，彼女は自分の人生をコントロールするのに必ずしも誰かの助けを必要としている訳ではなかったという考え方に感銘を受けた。治療者は，彼女の本当の強みと，自身がどんなスキルにも欠けているといった彼女の恐怖症的な空想との比較に焦点化した。彼女は，いかにしてこれらの能力を恐怖症場面の同伴者らのものとみなしてきたかを理解するに至り，何かが起こったときの対処において，実際にはその二人の女性のどちらも彼女よりも有能だったわけではないことに気づいていった。彼女は治療にさらに真剣に取り組むようになり，よくなるために"一生懸命"取り組み，それはただちに反応を伴った。彼女は"当然，自分でできることだから"と宣言し，セッションや他の所へ自力で出掛けるようになった。

第13章
社交不安症への精神力動的アプローチ

　予期不安，パニック発作，そして恐怖症性回避といった臨床症状を含む特定の領域において，社交不安症とパニック症には類似性がある（APA, 2000a）。それらはまた，親密な愛着対象からの分離への複雑な情緒反応，および彼らに対する怒りの感情に耐えることの困難を含む，いくつかの中核的な力動を共有している。精神分析的理論家と臨床家たちの間で一致している意見では，社交不安症の患者は顕著に葛藤的で自己顕示的，そして誇大的な空想と願望を有している（Fenichel, 1945；Gabbard, 1992, 2000；Kaplan, 1972；Lipsitz & Marshall, 2001；Zerbe, 1994）。これらの力動の明確化は，社交不安症に苦しむ患者の治療に役立つ。

　社交不安症はまた，気質としての恐怖と，両親に対する恐ろしさの知覚において，パニック症に似ている。関連性は障害と行動抑制（behavioral inhibition：BI；第9章参照）の両方の間で見つかっている（Biederman et al., 2001；Rosenbaum et al., 1991）。社交不安症は，制止のない子どもよりも，BIのある子どもの方に（Biederman et al., 2001），そしてBIのない子どもの親よりもBIのある子どもの親の方に（Rosenbaum et al., 1991）高い確率で見られる。社交不安症の患者たちの知覚についての系統的アセスメントでは，彼らは既知の精神疾患を持たない被験者に比べ，自分の親のことを思いやりに乏しく，より拒絶的で，より過保護だと見なしていたことが明らかになった（Arrindell, et al. 1983）。気質的な恐怖心と発達上のストレッサーによって，このような人々は自分自身のことを無力で，役立たずで，恥ずべきで，容易に拒絶されると見なすようになる可能性があり，さらに，彼らは他者のことを強大で，脅迫的で，批判的だと経験しがちである。

社交不安症の力動

　社交不安症の患者は，自律的に機能することができない感覚に結びついた不全感と低い自尊心という中核的な感情を抱いている。彼らは，自分自身への恥の感覚を含んださまざまな理由のために，自律的に行動することができないと感じている。彼らは，自分たちは外部の状況に反応を形成するには著しく無能で未熟であるという広範な信念を有しており，また自律性が親密な愛着対象との関係に恐ろしい脅威として作用し得るというように，彼らはより主体的に機能することで彼らの親密な愛着対象を裏切ることになるのではないかと心配になる。彼らの不全感は，重要な他者からの分離として空想された危機とのつながりの中で，彼らが経験する複雑な心境と葛藤の度合いをさらに悪化させる。人間関係についての脅威は，強力な愛着対象は愛，組織化，一貫性に必須であるという彼らの空想によって増強される。このような患者たちは，しばしば無意識的に，出自の家族の外で人と交流することは，重要な人間関係の喪失につながると確信しており，それが退行的な絶望の空想，社交不安の増悪，そして社会的状況の回避につながる。

　患者は，彼らが拒絶的で屈辱的と知覚する他者に向けて激しい怒りの感情と空想を発展させ，彼らの怒りが必要とする人間関係に脅威をもたらすことを恐れている。否認と怒りの投影は，社交不安を持つ患者によく見られる防衛機制であり，彼らが拒絶され批判されていると感じる機会を増やす。彼らの怒りは部分的に無力感と無能力さによってあおられ，それは自己愛の傷つきを意味し，彼らの自信を傷つけているとして他者に責任を負わせることがある。自分自身を恥をかいて不適当だと見なすことは，親密な愛着対象に危害を及ぼすと確信されている自己イメージ，敵意があり脅迫的であるという自己認識から身を守るようにも働く。

　社交不安症の患者は，誇大的な空想を抱くことが多く，それらは時々葛藤的で性的に自己顕示的な願望に関連づけられることがある（Fenichel, 1945）。これらの空想は，個人の不全感を補償する試みから生じることがある。特別に扱われるべきとの信念が背景にある誇大的な空想は，しばしば現実の社会的状況では失望につながり，社会的侮辱に対する苦痛を増長する。患者は自己顕示的で誇大的な空想が意識されると，概して罪悪感を持つ。彼らは不安を憎悪させる

罰を恐れる。患者はこれらの空想を回避するため，あるいはそれらを抱くことで自身を罰することを避けるために，社会的状況を回避することがある。

　要約すると，社交不安と，それと結びついた自己批判は，一つには複合的な妥協形成を表している。社交不安症は不全感，はずかしめ，そして拒絶への恐れをもたらし，社会的回避は自己効力感が脅かされるのを防ぐのに役立つ。社会的回避は，重要な他者への退行的な依存を維持し，患者が恐れる自立をほのめかせる大人としての関係性の追求を回避するために機能し得る。潜在する社交不安症は，怒りの経験と表出への恐れであり，回避はそれらの脅威をかわすのに役立ち，それと同時にそれは侮辱の無意識的表出を表すこともある。社会的回避は，患者に他者からの現実の反応によって脅かされ得る特別であることのひそやかな感覚を維持することを可能にする。このように，苦痛をもたらす内気さは，恐ろしく攻撃的な，性的に自己顕示的な，そして誇大的な願望と空想に対する回避的な防衛であるということができ，またこのような願望への罰としても機能し得る。

社交不安症への精神力動的心理療法

恐怖への初期調査

　社交不安を認める患者は，自分が社会的に適正を欠いており，痛々しく拒絶され非難されることになるという破局的恐怖を経験している。パニック焦点型精神力動的心理療法－応用領域（PFPP-XR）では，社交不安に対する治療者のアプローチは，特定の症状の情緒的な意味，症状の発現と悪化の際にとりまくストレッサー，患者の生育歴，そして転移に表れる空想と感情に焦点を当てる。このようなやり方で，社交不安の根底にある無意識的で回避された空想や葛藤は同定され，検討される。患者は，自身の恐れが不全感，葛藤的な攻撃性，愛着の脅かし，そして自責の念にかられた自己顕示的で誇大的な空想に由来することに気づいていく。社交不安は，患者がこういった葛藤を同定できるようになり，自身の空想がはっきりと語られ中和されていくことで改善される。

　治療者からの中立的で共感的なサポートがある治療の経験は，患者にとってより安全な，またはより支持的な自他の表象の発達に役立ち，それによって，

社会的交流において知覚される危険を軽減する。広場恐怖に推奨されているアプローチと同様，PFPP-XR の治療者は，さらなる自律性の発達を妨げ，転移を歪めることがあるため，恐れている状況に直面することを患者に直接的に指示することはしない。精神力動的な検討が恐怖の低下をもたらすにつれ，患者は自然と彼らが避けてきた状況により積極的に直面しようとするようになる。しかしながら，このような患者が受け身的な役割を取ることにはまり込むと，治療者が彼らに何をすべきかを教えてくれるという願望が満たされないときに不安が高まり，転移においていざこざが生じる。転移の中での受け身的な願望と，より活動的な役割を取る中で患者が経験する固有の危険のはっきりとした言語化は，必然的に中心的なテーマとなる。

症 例

　社交不安症を持つ 32 歳男性の弁護士 DD は，彼が仕事で昇進し，新たに講演の責任を担うことになったときにパニック発作を発症した。PFPP-XR の中で，自身の新しい役割に要求される才能と能力の発揮に対して，彼は他者からの攻撃または辱めを予期していたことが明らかになった。彼は，自分に期待されている職務を遂行するには，自分が不適格かもしれないことを恐れていた。その次に，治療者と患者は，講演は称賛され注目を浴びたいという矛盾する自己顕示的な願望の現実化を象徴していたことも見出した。このことから連想されたのは，彼の事務所での他者への支配の空想だった。会議の運営時の社交不安との関連で彼が経験したパニック発作は，これらの自己顕示的で誇大的な空想から彼が経験した自責的興奮と危機を象徴しており，またそれと同時に，これらの空想を抱くことに対して彼自身を罰してもいた。

　患者は，彼の母親のことを過保護だと言い表し，彼が自己主張すると彼女は脅威を感じたと述べた。たとえば，彼が自転車を乗るのを習っていたとき，彼女は非常に不安になった。彼は子どもながらに，攻撃的で危険になる彼自身の個人的能力のいかなる発現も，自分自身，母親，そしてその関係性への潜在的脅威として見なすようになった。このことが，彼の昇進と人前で話す機会が危険を象徴する彼の空想の一部を成していた。

転移を扱う

　社交不安の人々はしばしば，他の社会的状況で起こると彼らが予想しているのと同じように，治療者に批判され拒絶されることになると確信している。辱め，あるいは嘲りへの恐怖は，セッションの回避またはスキップ，さらには治療の離脱の原因にすらなり得る。彼らは，明かすことに気が進まないような，大抵は秘密で，誇大的かつ自己顕示的な彼らの空想への批判または懲罰を予期している。患者は，彼らが治療者について抱く批判的な感情および空想のために攻撃されることを心配している（他の人間関係での彼らの経験と，彼らの他者からの見られ方に対する恐れを映し出している）。転移の検討は，そういった恐れの明確な表現を可能とし，辱めと批判に彩られた人間関係の予期のあり方を患者が確認するのを助ける。

葛藤した感情と空想を扱う

　PFPP-XR の重要な構成要素の一つは，患者がさまざまな感情と空想に気づき，より耐えられ，より表現できるようになることを支援することである。あらゆるたぐいのアサーションに対して社交不安のある患者が経験する固有の危険性のために，激しい怒りは多くの場合まとまりがなく脅すものとして感じられ，患者は怒ることを耐え難いと感じる。とはいえ，治療が進展するにつれて怒りは頻繁に現れる。発達的な観点からこれらの感情の起源を理解し，関連する空想の詳細となぜ怒ることがそんなにも恐ろしいと思われるのかを明らかにし，治療の中でこの激しい怒りと失望を安全に経験できることで，耐性の向上を可能にする。患者は，壮大な力と注目の的になることの空想を抱いていることに気づくかもしれないが，多くの場合これを自身の社交不安症と結びつけることはしない。彼らの不全感への明らかなこだわりにより，彼らはこれらの空想の重要性を最小化しがちである。治療者は，彼らに関する願望や葛藤が治療の中で現れたら，それらを明らかにし，それらの重要性を強調する。患者は，誇大的な空想が，社会的状況で予期不安を誘発する罪悪感の背景を形作るということを教えられる。

逆転移

　治療者は，社交不安症の患者との仕事をする際に生じるかもしれない批判さ

れたように感じる気持ちや，フラストレーションに注意を払わなければならない。フラストレーションは，こういった患者の受け身性と依存性の程度，そして彼らが自身の生活を変えるためにより自律的なステップを踏んでいくことの困難によって引き起こされる。怒り感情のひそかな表出は，治療者による微妙な批判をもたらすことがあり，これが患者の不全感を高める可能性がある。さらに，治療者は患者の治療者に対する時として軽蔑するような態度に常に注意しておく必要がある。転移に注目することは，治療者がこれらの葛藤を扱う上で役立つ。恐れている状況への具体的なアプローチ法を指示しないにもかかわらず，中立的で援助的な治療者を体験することは，否定的で苦しめる自他の陳述の修正に不可欠である。

症　例

　30歳の女性看護師であるEEは，さまざまな状況において他者からの批判に脅えていた。彼女は自身が未熟で，彼女の内気さは他者に明らかで，他者は彼女を常に激しく批判するものと感じていた。特に，彼女は低身長のため子どもっぽく見られると感じており，そのために他者が彼女のことを受け入れないと感じていた。彼女の内気さと，彼女が考える身体的欠陥によって，男たちは自分のことを拒絶すると彼女は確信していた。自分は無視されて拒絶されるだろうとの思い込みにより，彼女はたびたびパーティやデートを避けていた。

　EEは両親のことを，感じは良いが受け身的な人物であり，子どもの生活あるいは活動に積極的には関与しようとしなかったと説明した。EEの内気さに関する最初の経験は，子ども時代に長年にわたって姉であるサラから苦しめられたことであった。サラは，患者とそのきょうだいのことを"鍛えて正しい状態にする"ことが必要だと感じていたようだった。サラの考えでは，役立たずであった両親の役割を彼女が引き継がねばならなかった。サラは，社会的スキルおよび学力を含めた両親の資質に厳しく批判的だった。EEには，彼女からの攻撃に屈する以外の選択肢は見つからなかった。しかし，それによって彼女はサラに対して復讐の空想を抱くようになり，それが罪悪感をもたらした。"現実味のない"と見なされていた母親に対する彼女のきょうだいと父親からの攻撃は，EEの内的な葛藤を強めた。彼女は母親のことを気の毒に思い，自分に重ね合わせながら，同時に

彼女を守ってくれない母親に憤慨した。

　少しずつではあるが，EE は他者に対して非常に批判的であったことも明らかになってきた。たとえば，仕事に身をささげていた EE は，彼女から見ると患者のことなどどうでもよくて，仕事が終わるのを待ち遠しくしてるように感じられる他の看護師のことを軽蔑してた。一つには姉からの絶え間ない圧力への反応として，EE は学問的に優秀な成績を修めてきており，博識でなく知性のない人には批判的だった。他者への否定的な見方に気づいていくにつれ，EE はその広がりの範囲に驚いた。

　EE は，自己主張を，姉が実際にやってみせた他者に対する支配力と破壊的な行動に結び付けたことにより，仕事や人間関係において自己主張的で成功するという発想に脅威を感じていたことが明らかになった。彼女は無意識的に姉に同一化し，彼女自身を潜在的に虐待的でサディスティックと捉え，彼女の力への願望に罪悪感を抱いていた。EE の献身的な働きぶりにもかかわらず，彼女はそれとなく昇進を回避しており，この葛藤は彼女を看護の管理職に就くことから引き止めるという自己破壊的な方向で彼女の仕事に影響した。これらの空想を取り消すための償いの努力の中で，EE は自分自身を未熟で虐げられていると体験し，リーダーよりも虐げられた者たちの庇護者となる方がより安全だと感じた。

　治療者が患者のより強力な願望に耐えることができると彼女が信じられるようになると，性的なものを通じて男性たちをコントロールするという葛藤的で自己顕示欲の強い空想が出現した。男性たちは彼女への憧れに苦しみ，彼女はそれに対して反応しないというこれらの空想は，EE の恐れられていたサディスティックな空想に融合した。これらの空想に従うことへの怖れの一つとして，彼女は男性たちに会うことを回避し，自身を魅力のないように見なしており，こういった信念が心理療法の中で探索された。彼女は驚きながらも，彼女が別のどんな選択肢よりも自己批判が望ましいと感じていたことを認めなければならなかった。この未熟さに関する償いの空想は，彼女の支配に関する危険で怒りが浸透した空想から彼女を守る働きをした。

　彼女の自己卑下と社交不安症の症状のさらなる減少は，EE のサラとの歴史について理解を深めることから生じた。患者にとって，彼女の怒りを発散させることができ，姉と両親が干渉してこないことに傷つくことができることが重要であった。EE は自身を母親に同一化していたが，母親のことを軽蔑してもいたた

めに，とりわけこの問題に葛藤していた。彼女は母親に対する家族の態度に批判的だったが，それにもかかわらずそれらに強く影響を受けていた。これらの入り混じった忠誠心を解きほぐすことで，彼女により主張的な社会的行動と，社交不安症の軽減をもたらした。

症　例

　28歳男性の理学療法士であるFFは，重篤な社交不安症を呈していた。FFは，いくぶんかの孤独と孤立を与える社会的状況を日常的に回避していた。しかし，不安でないときには，彼は気が利く魅力的な人でいることができた。彼は，俳優としてのキャリアを断念した後に続けてきた彼の専門的職業に不満を抱いていた。FFはかつて映画スターになることを夢見ており，それが叶わなかったことに未だに落胆し，喪失感を抱いていた。

　FFの不安が探求されるにつれ，彼は他者が彼のことを認めないのを心配していたのと同じくらい，不適切な敵意のある言葉を発することを心配していたことが明らかになった。たとえば，FFは他人の服装について「ばかっぽい」というような意地悪なことを言ったり，妊娠している女性に「子どもがあなたに似ないといいですね」と言う衝動に駆られた。彼はこれらの考えが頭に浮かぶと会話の途絶を経験し，他者が彼の敵意に気づくのではないかと心配になった。

　FFの母親は，彼が12歳のときに，彼の父親と別れ，彼と別の町に移り住んだ。新しい環境では彼の言葉の訛りやスタイルが周りの人とまったく違い，彼はそこでからかわれた。彼はまた，父親とめったに会わなくなり，父親からのサポートを失った。最終的には，母親は再婚し，彼はその相手のことを非常に批判的で屈辱を与えてくる人物だと感じていた。FFから見ると，義父は彼のあらゆる自己主張的な取り組みをお粗末な判断だと見なし，非難した。FFが俳優を志していたときには，義父は俳優業がいかに実際的でないかを絶えず説教した。

　FFの母親は，義父の攻撃に気づかないふりをした。彼女はまた，彼には食べるものが十分にあり，彼が自身の経済状況への対処を学ぶことについて一切考慮することなく経済的に彼のことを支援していたことを気に留め，FFの成長について複雑な感情を抱いていたようだった。FFの映画スターの座への空想は，一

つには彼が母との間で経験した特別感と特権意識とに関連しており，彼の幼児化を防衛していた。彼は，彼が期待する他者からの注目を得られないと落胆しがちであり，これらの落胆の予期によって不安は誘発された。彼の母との関係おける込み入った影響をよりよく理解し，彼の誇大的な空想がもたらす影響に気づくことを支援することで，彼の期待は抑えられ，社会的状況における彼の落胆は少なくなった。

さらに，たとえば義父から受けていた罰のように，FF は罰を予期していたために，自己顕示的な願望は葛藤的になってきた。辱められることへの恐怖は，彼が12歳で引っ越したときに受けたいじめにも関係しており，禁じられた空想としての彼の満足に対する罪悪感に駆られた自己処罰として機能した。それゆえ，FF は自分の才能を誇示する願望と，それと併存する"目立つこと"への際立った恐怖との間で苦しみ，それは社会的成果を果たすときに必ずパニック発作を引き起こしていた。同時に，彼は自身の他者への批判に怯えていた。それは，彼が辱められてきたようなやり方で他者を辱めたいという報復的な願望に関係していた。これらの願望を検討することは，自己主張的になろうとする際に彼が経験した不安を低減するのに役立った。

転移の検討は，FF の不安を軽減するのに特に役立つことが証明された。治療者の態度，オフィスの家具，そして服装など，治療者に対する批判的な感情は，患者の攻撃されることへの予期と報復的空想との関連において受け入れられ，それらの意味が検討された。時間が経つにつれ，FF は家具作り，スキー，そしてサーフィンといった数ある他の才能を明かしても大丈夫だと思うようになった。彼はこれらの才能を明かすことは"自慢"あるいは治療者の邪魔になる可能性があると考えていた。この懸念には，治療者が彼の能力によって脅かされると感じ，彼の義父がそうであったように，彼を攻撃するかひそかに傷つけるのではないかという恐怖が含まれていた。彼の批判と才能を安全に打ち明けさせる能力は，他の領域における彼の社交不安の低減に役立った。

症例

　第3章で検討した56歳の未亡人Eは，長年にわたる社交不安症およびパニック症の罹患歴があり，特に彼女が何年も先延ばしせざるを得なかった仕事への復職を恐れていた。彼女の社交不安症状を検討していると，いくつかの特異的な特徴が浮かび上がった。Eは権威のある年配の男性を恐れており，彼女は彼らが彼女を傷つけるのに用いることのできる大きな権力を持っていると確信していた。それには，彼女を雇わないこと，あるいはもし彼女が仕事に就いたとしてもクビにすること，そしてそれを批判的かつ偏った判断で行うことが含まれた。彼女はとりわけ，彼女のことを"愚か者"と見なすかもしれない権力者が出席する重役の昼食会と会議に関して気に病んでいた。

　彼女の不安の起源を探っていく中で，Eはかつて30年間働いた職場の状況についてほのめかした。特に彼女はこの業界に参入した最初の女性の一人であり，職業的に平等に扱われることを期待していたことから，彼女はこの過去の仕事のことを屈辱的で失望させるものだと感じた。それは，彼女に高校の上級クラスを思い出させた。彼女はそこでも数少ない女子生徒の一人であり，男子生徒は屈辱的で性的なことを口にした。治療者と患者はこれらのテーマを後に顕著となる社交不安に結び付けることができた。

　もう一つの彼女の不安の意味は，彼女の人生に登場した気まぐれで恐ろしかった男性たちと関係していた。第二次世界大戦での戦闘の後でPTSDを患った退役軍人であった彼女の父親は，彼女の母親との口論の際にひどいかんしゃくを起こし，ときには物を投げたり壊したりした。彼女が12歳のとき，母親は父親の元を去り，その後，家は穏やかになった。職場で出会ったEの夫は，彼女が家や子どもたちに関する日々の雑用に責任を持つように頼むと，決まって頻発する激しい怒りの発作を起こすという似たようなパターンを示した。暴言と物を投げることに加え，彼はしばしば数日にわたって家を空けた。これが，彼女の傷つきやすさと，男性に対して手に負えないという感覚の一因となった。

　これらの怖れは，男性治療者との間の転移にいち早く現れた。Eは治療的状況を非常に厳格なものだと考えた（例：彼女は，治療者が時間ぴったりにセッションを開始し，終えることに腹を立てた）。彼女は彼に"愚か者"と思われることを特に懸念しており，セッションの終わりになるとこの考えにとらわれていた。治

療者のオフィスにある時計を見ることができないと，彼女はコントロールができないという感覚に陥った。それにもかかわらず，治療者が指摘したように，彼女は怒りっぽく受け身的で，彼のオフィスで椅子の隣に置いてある時計を見るために振り返る努力をしなかった。このようにして，彼女は治療者が自分のことを無視していると感じ，無力感と屈辱感を残した。

　それと同時に，彼女は治療者に対してひどく批判的だった。治療者が前もって数週間の休暇の予定を伝えてきたとき，Ｅは治療者が自分に対する無関心を示したのだと考えた。彼女はそう言われていないにもかかわらず，PFPP 研究の手順では連続した 12 週間を必要とすると結論づけ，それに基づいて静かに彼女の予定を変えていった。こうして彼女は，治療者が休暇の日程を彼女に知らせたときに，より事前の告知がなされるべきだったと感じ，彼によって傷つけられた。「どうでもいい人だって予定があるんです」と彼女は言った。治療者と患者は，彼女が権威があると考える男性と一緒にいるときに，彼女がいかに素早く自分自身を無価値で脆弱と知覚したかについて話し合うことができた。次第に，Ｅは批判的または断定的にふるまわない人に対して，彼女の否定的な期待をどのように投影しているかについて，より言語化し観察することができるようになった。

第14章

全般性不安症への精神力動的アプローチ

全般性不安症（GAD）は，DSM-IV-TR 精神疾患の診断・統計マニュアル（APA, 2000a）において，"多数の出来事または活動についての過剰な不安と心配（予期憂慮）が，少なくとも6カ月間，起こる日のほうが起こらない日より多い……その人は，その心配を制御することが難しいと感じている"（p.222）と定義されており，心配には落ち着きのなさ，疲労，集中困難，易怒性，筋肉の緊張，そして睡眠障害を伴う。パニック発作およびパニック症は高い頻度で全般性不安症に併発する（Pollack, Smoller, Otto, Hoge, & Simon, 2010）。パニックと全般性不安に重複する精神力動的特徴は，併存する二つの治療を促進する可能性がある。

全般性不安症の精神力動的要因

GADを持つ人たちは一般に，常にコントロールを維持し警戒していなければならず，さもなければ破滅的になる結果に至るという空想を抱いている。この過剰に警戒した状態は，受け入れ難い感情と空想の意識への出現，および統制を失うことに関連した心配についての持続的な怖れから発展することがある。GADでは，無意識的願望と情緒の中和または隠蔽にあたって防衛は比較的効果を上げず，そのときに進行している脅威感は増大する。たとえば，GG婦人（後述の症例を参照）の場合，彼女の感情を否定するというよりも，むしろGGは持続的な嫉妬と怒りの感情を経験し，それが彼女を脅かした。代わりに，身体化と外的事象への心配が，受け入れ難い感情および空想に対する防衛

として作動し得る。

　慢性的な心配は，愛着が壊れやすいか容易に途絶すると経験される内的な心理的鋳型を形成することになる早期の人間関係または心的外傷体験への反応として出現することがある。そして，このような発達上の経験は，結果的に潜在的な喪失への警戒的な予測，怒り，そして関係性を維持するために世話をする人を守ることを必要とする感覚をもたらす可能性がある（Crits-Christoph, Connolly, Azarian, Crits-Christoph, & Shappell, 1996 ; Crits-Christoph, Wolf-Palacio, Ficher, & Rudick, 1995）。統制の必要性，愛着の途絶への怖れ，そして重要な情緒的手がかりに対する防衛は，現在の対人関係に悪影響をおよぼし，慢性的な心配を増幅させる。

　さまざまな立場の研究者たちが，この精神力動的フォーミュレーションの重なりを結論として導き出した（Cassidy, Lichtenstein-Phelps, Sibrava, Thomas, & Borkovec, 2009 ; Crits-Christoph et al., 1995）。複数の研究が，GAD の患者が高いレベルでの情緒の回避を示すことを見出し（Borkovec, Alcaine, & Behar, 2004，および Cassidy et al. 2009 を参照），心配はそれよりもさらに持ちこたえることの難しい情緒を回避する手段であることを示唆している。さらに，GAD を持つ人たちは非常に激しい陰性感情と，自身の情緒を制御し同定することの困難を持っていることが研究によって示されている。Mennin, Heimberg, Turk, and Fresco (2005) は，統制群の大学生と比較して，GAD 患者は"感情の強さの高まり，感情理解の乏しさ，感情経験への負の反応性の増大，そして負の感情を後で自分で和らげる能力の低さを報告した"ことを見出した（p.1281）。心配することは，感情を制御する適応的試みにはならない。そのような苦悩のせいで，患者らは自身の持続的な先入観のために対人関係の手がかりを得られず，より大きな人間関係の問題を引き起こす。Cassidy らは，これらの困難は不安定な愛着から発展し，感情の制御と対人関係に関する怖れの問題につながると示唆している。彼らは，GAD 患者の不安定な愛着についての証拠を見つけており，それには両親の面倒を見なければならないという思いが含まれている。これらの持続性の怖れと感情的な問題が，他者からの安全を獲得するための効果のない試みをもたらす。

全般性不安症の精神力動的治療

　不安症への精神力動的アプローチが標的とする他の症状と同じように，治療者は，患者の情緒反応をより理解し，患者が対処あるいは置き換えようと試みている特定の脅迫的な無意識的幻想を同定することを目的に，患者の具体的な心配の内容を探っていく。なぜ患者が世界を安全でないと見なすのか明らかにするために，幼少期の人間関係および外傷体験が調査される。治療者は患者とともに，警戒感が常に維持されなければ制御が失われるという脅威の起源の同定に取り組む。不安症状がパニックの水準にまで増強するときの検討を含め，多くの際立ったGAD症状の要因が明らかにされる。治療者は，精神内界の葛藤が意識に受け入れられないときによく引き起こされる身体化などの防衛を同定し，吟味する。

　転移における不安の経験から，さらなる手掛かりを得ることができる。治療は，治療者に対するものも含めて，恐ろしい無意識的願望と葛藤が出現できる安全な雰囲気を提供し，そしてそれはより脅威の少ない状態にすることができる。しかし，この"安全な"雰囲気の中であっても，GADの患者は治療関係の中で脅威感を経験することがある。この転移は，一部は不安定な愛着に基づいており，また一部は治療者に容認されない空想をさらすことの恐れに基づいている。この脅威の経験は，患者の制御を失うことへの破局的な恐怖をより直接的に検討する機会を提供する。治療を通して取り組まれた分離と愛着の問題およびテーマは，終結の最中に特に取り扱いやすく，取り組むことが有益となる。

症　例

　GGは36歳女性の社長秘書であり，健康と社会的関係に関する慢性的な恐怖に苦しんでいた。彼女の主要な心配には，些細な身体症状を経験するたびに繰り返される深刻な病にかかることへの懸念と，友人から拒絶されることへの不安があった。

　GGは，妊娠ができなくなるということの関連でパニック発作を発症し，彼女の慢性的なGAD症状を悪化させた。彼女は，彼女が知る子どものいる女性に対

して，拒絶と怒り，嫉妬を感じた。彼女はこれらの感情に対して罪悪感を持っており，羨望が漏洩するようなことを言ってしまうことを懸念し，彼女の人間関係を妨げる可能性があると感じていた。妊娠していたり，小さな子どもを持つ友だちと一緒になることが，彼女の怒りと嫉妬の引き金となり，パニック発作を伴った。妊娠している友だちのために出産前のパーティの準備をしていると，彼女には脳腫瘍の兆しだと感じられるような顔面の感覚が引き起こされ，生み出された強烈な不安感はパーティが終わると徐々に消失した。

　GGの経歴の検討により，彼女が苦しんだ力動が明らかにされた。彼女は母親のことを"素晴らしい"，父親のことを要求がましく，気難しく，支配的で，批判的だと述べた。彼女によると，父親は彼女に"決して誤りを犯さないように"と警告していた。リュックを忘れたり，バスに乗り遅れたりといったことで，彼は彼女を何度も怒鳴りつけた。GGは特に，帰りのバスの到着が遅れたときに彼が決まって激怒することに動揺した。それは，彼女が制御できることではなかった。彼女は，すべてを完璧にこなす必要があり，さもなくば破局的なことが起こると信じるようになった。彼女は母親の会社で安心感を抱いたが，父親が恐ろしい破壊的なやり方で背後に迫り来るように経験した。彼女の恐怖を取り除く源は，彼女の社会的関係であった。彼女は日常的に，女友達のグループの中で注目の的になり，仕切り，リーダーになる役割を担った。彼女はグループの活動に関して決定権を持つ人物になることで安心感を得た。

　大人になっても，GGは女友達のグループの中でリーダーになることが必須であると感じていたが，活動を管理しようとする彼女の努力に友人たちがあまり応えないようになってくるにつれ，次第にそれが困難だと感じるようになった。彼女の心配の一つの重要な種は，注目の的にならないことへの恐れであり，彼女はそれを拒絶されることと同じだと経験した。たとえば，グループのメンバーの二人がもう一人の誕生日パーティを計画し，彼女を計画段階で加えていないと，彼女は腹を立て不安になった。彼女は，友人たちが親密になることは，最終的にはその進展していく中で彼女がグループから無視されるか排除されることにつながると考えていた。治療の中で，彼女の社会集団は母親による安心感とのつながりを表していたことが徐々に明らかになってきた。グループ内での役割を阻害されることへの脅威は，父の支配下に下ることへの彼女の恐怖を象徴的に表しており，その結果，彼女の保護と安定の源は失われることになった。

もっとも近しい友人と一緒にいるとき，彼女は物事が完璧でなければ友情を失うと思っていた。このことは，習慣的な緊張に対してすら，折り合いをつけるたり耐える余地をわずかしか残さなかった。近しい友人との葛藤が強まると，彼女は頭痛または胃腸障害をがんの可能性の徴候として注目するというように，身体に関する心配を発展させた。たとえば，彼女のもっとも近しい友人であるジェーンが，毎週グループで夕食を取るために彼女が立てた計画に同意しなかったとき，彼女はジェーンに対して憤慨し，続いて"意地悪"に見られるのではないかと恐れ，拒絶についての心配につながった。彼女は，ジェーンがグループの外の友人と一緒になり，したがってそれと同時にジェーンは彼女を拒絶したのだと思った。このような友人とのもめごとが持続するにつれて，進行していた首の痛みは癌の徴候かもしれないとの考えで頭がいっぱいになっていった。友人グループの中で子どものいる女性への彼女の嫉妬は，彼女の人間関係の崩壊への脅威を高め，彼女を怒りと羨望であふれさせた。

GGは自身の怒り，特に父親への頻繁な憤慨に対して強い罪悪感を抱いた。彼に対して彼女が腹を立てると，彼女は彼を批判することに罪悪感を覚え，彼女の考えまたは意見を埋め合わせる差し迫った必要性を経験した。罪悪感は，彼女の父親は実は弱く，彼女の姉妹と母親の方が彼に対してより寛容であるという感覚によって強められた。たとえば，彼女の両親が訪ねてきた際に，エアコンの設定温度が高過ぎることを父親が繰り返し批判し，彼女は激怒した。彼女が母親に不満を言うと，父親は「お前の母親を私に反発させるな，彼女は私のことを気に掛ける唯一の人だ」と言い，彼女の罪悪感と彼女の怒りは容認され難く危険であるとの彼女の感覚を強めた。さらに，彼女が父親や他の人に怒りを感じたり表現したりすると，彼女は父親のようにふるまっているのではないかと心配になり，非現実的なほどに自己批判的になった。これらの時点で，たとえば彼女の人付き合いのスケジュールに従うように他者に要求するように，彼女は父親が彼女にしたのとまったく同じやり方で他者に自分の要求に応えることを期待していたことを認識し始めた。彼女の父親への同一化は，たとえば彼女が嫌いな行動について友人と対決する衝動など，彼女に敵対的な空想と衝動への統制を失うことに罪悪感と不安を感じることなく，一切の怒りの感情を経験することを困難にした。

さらに，GGはいつも自身の怒りを非直接的に表現するようにふるまい，しばしば他者が彼女に怒りを向けることを招いていたことに気づかなかった。それら

の怒りの反応は予期しなかったものであり，彼女の苦痛と報復願望を強めた。このパターンは彼女の不安を高め，人間関係のさらなる崩壊を招いた。たとえば，GG はジェーンの集まりたいという気持ちに素っ気なくしていたが，ジェーンが同様にふるまった場合は彼女自身は強烈な感情反応を示すにもかかわらず，その一方でジェーンが彼女に腹を立てると彼女は驚いたのだった。このひそかな敵意に気づくようになることは，それは GG にとっては恐ろしいことではあったが，彼女の無力感を減らし，彼女の感情と人間関係が手におえないと感じられる理由に関してより良い理解を提供した。

　治療者と GG は，繰り返された不安とその状況の経験の詳細な説明を通じて，彼女の不安へのさらなる理解を深めた。たとえば治療者は，妊娠していたり小さな子どものいる友人を訪ねた後に起こるような，怒りの感情や嫉妬を経験した後に，深刻な健康状態を呈することへの恐れの高まりのパターンを同定することができた。治療の中でこれらの恐怖は，もし彼女のネガティブな感情が明かされると彼女は批判され拒絶されるであろうという彼女の脅威に関連づけられた。治療者と患者が気づくことのできたもう一つの関連性のある誘因は，空想あるいは現実の中での人間関係における潜在的な崩壊の危険性であった。めまいがすることの恐怖は，女友だちが彼女たちの関係を終わらせようと脅かしてきた後に彼女が卒中を呈したことを指していた。彼女は，それが彼女が制御が難しいと感じる女友だちに対する彼女自身の怒りと相手を必要とする気持ちを表していることを最終的に理解することができた。

　GG は，病気がいくつかの役割を果たす妥協形成を意味していたことを心配していた。不安により引き起こされた彼女の身体症状は，彼女の空想および恐怖が耐えられない水準に達したときに，防衛的になっているものとしてある程度情緒的に理解できた。GG にとっては友人に見捨てられることよりも，彼女の健康への危険性を想像する方が混乱が少ないことがわかってきた。彼女の身体的なこだわりに起因する痛みと苦悩は，彼女が日常的に感じていた友人への羨望と怒りと，彼女の頭の中では父親のようにふるまったことへの自己処罰としても機能していた。さらに，彼女の身体的なこだわりとパニック発作は，他者への怒りの脅威というよりも，彼女に無力感あるいは機能できなくなる可能性（したがって，被害者となる）を感じさせた。

　GG は子どもを産むことへの強い欲求の説明を治療の中で陳述したにもかかわ

らず，彼女はまた赤ん坊が人生に悪影響を与えるかもしれないことへの恐れも持っていたことが詳しい検討を通して明らかとなった。日常的に要求が多かった父親も，自分もその欲求を"彼女で"満たすというところから，彼女は赤ん坊が父親のことを思い出させるのではないかと想像した。彼女は赤ん坊が彼女の身体を傷つけるのではないかと恐れた。その空想は，一部には彼女の赤ん坊および父親の攻撃性への恐れと関連していた。彼女は，これらの脅威を赤ん坊のせいにすることに罪悪感を抱き，赤ん坊一般に対して腹を立てることにどのように対処すればよいのか悩んでいた。そのような思考と気分を補償するために，彼女は完璧な母親になりたかったのであり，間違った決断または態度が彼女の子どもを損なうことになるのではないかと心配していた。

GGの無力感およびさまざまな状況におけるコントロールの欠如感と，彼女のどこででもすべてを管理する必要性は，もともとは彼女の父親との関係および彼との同一化に起因する葛藤した感情と恐怖に関連づけられた。彼女の他者をコントロールすることと，彼女の想像するところの"完璧な"人間関係を目指すことの必要性は，この文脈の中での彼女の攻撃性を最小限にする補償的な努力として理解された。治療者はGGに，彼女の完全主義は失敗と結びついており，必然的に彼女の父親を失望させ，苛立たせ，脅えさせることを指摘した。治療者は，人間関係をうまくいかせるのに完全主義は可能でない，または必要でないことに言及した。GGは，人は必ずしも彼女が父親との間で経験したような種々の脅威や批判を経験しなくても，葛藤を抱き，強い感情を表すことができると認識し始めた。彼女は他者とのコミュニケーションにおいてより率直になり，そのような感情と思考を回避したり否定したりせずに済むようになった。

これらのいくつかのテーマと力動は，転移の中で同定および検討され，より直接的にそれらに取り組む機会を提供した。たとえば，彼女は治療者が完璧でないときには，それは彼が敵対的で思いやりがないからだと感じた。ある時，GGはまだ不安であったために，治療者に対して腹を立てた。彼女は，治療者は彼女の心気症的恐怖に関して十分には安心させることができないと思っていた。彼女は自身の落胆や怒りを表現することに罪の意識を感じ，患者を"クビ"になるのではないかと心配していた。彼女はまた，治っていかないこと，あるいは良い患者でないことについて，治療者が彼女の父親のように彼女のことを批判するのではないかと恐れていた。たとえば，彼女の問題が大幅に改善された後の治療の

中で，治療者は治療の頻度を減らすことを検討すべきだと同意していたにもかかわらず，彼女は週 2 回から週 1 回に訪問の頻度を減らすことを話し合おうとすれば，治療者は彼女に非常に腹を立てるだろうと思い込んでいた。

　治療の間に，GG の心配はその強度と頻度において軽減し，パニック発作は解消された。彼女は，自身が大事に思った相手に怒りを向け嫉妬することに関する心配および葛藤と，初めは父親との間で，そして現在は友人や治療者との関係の中で浮かび上がった彼女の欲求との間のつながりへの認識を高めていった。彼女は，自身の不安と気分を観察し，彼女の心配が高まったときにそれがなぜなのかを理解するために，身体へのこだわりを情緒的葛藤の高まりのサインとして同定できるようになった。自身の感情にアクセスしやすくなったことで，彼女はもっと直接的に友人との緊張状態に対処できるようになった。GG はその後妊娠し，彼女の嫉妬は緩和された。彼女の身体的ダメージへの恐怖は，妊娠および彼女の赤ん坊との関係，そして彼女の身体症状の心理的起源に関する彼女の空想のつながりを理解することによって減少した。

第15章

心的外傷後ストレス障害への 精神力動的アプローチ[原注]

　心的外傷後ストレス障害（PTSD）とパニック症の間には，多くの臨床的類似点がある。パニック症とストレス要因の関連性は明確には示されていないものの，両方の症候群において症状はしばしば外傷的な出来事への暴露を受けて発症する。PTSDにおいて，外傷的な出来事とは，実際にまたは危うく死ぬようなまたは重症を負うような出来事，あるいは自分または他人の身体の保全に迫る危機というような深刻な心的外傷と定義される（APA, 2000a）。パニック症のパニック発作はしばしば"突然"出現すると言われるが，研究および臨床観察によって日常生活のストレスがパニックの発症に先んじていることが示されている。実際にパニック症では，急性症状は先行する実際の対人関係上の喪失の出来事の後に，少なくとも50％の症例に生じることが示されている（Klass et al., 2009 ; Milrod et al., 2004）。

　二つの障害の間の臨床的な共通点には，頻回のパニック発作，高い水準の不安ベースライン，そしてつらいあるいは不安をもたらす刺激を回避する傾向が含まれる（North, Suris, Davis, & Smith, 2009）。臨床的状況においては，不安症状をどちらか一方の症候群に"付属するもの"として分類することは難しいことがある。なぜなら，圧倒的な不安は浮動性となり，広くまん延し得るためである。これは特に，悲惨な心的外傷を生き延びた人にその傾向が強いかもしれない（Cougle, Feldner, Keough, Hawkins, & Fitch, 2010 ; North et al., 2009）。

　PTSDに生じる急性の不安状態は，突然に発症するものとしても経験され得

原注）私たちとこの章を共同執筆してくれた，Marie Rudden, MDに感謝したい。

る。これらの症列では，不安の引き金の内容は解離の無意識的過程を通して感情からつながりを断たれる。これが，PTSD の症状を形成する鍵となる防衛である（Anderson & Gold, 2003）。パニック症の患者もまた解離しがちだが，悲惨なまたは生命を脅かす心的外傷を経た場合よりも，重症度はより軽くなる傾向がある。どちらのグループの患者においても，解離は圧倒的な脅威からの苦痛を和らげる適応的反応として考えることができる。この"適応"のやり方は，現実的な脅威とそれに結びついたリスクが減少すると，有益でなくなる。その時点で，解離は心理的回避において失敗に終わる無意識的な試みとなる。なぜなら，持続する恐怖に関連する情動は，そのとき外傷的出来事から切り離されるからである。両方の障害において，精神力動的介入は，症状に貢献している無意識的に抑圧された心理的内容および付随した情動に焦点を合わせる。

症 例

　HH 婦人は，友人がくれた頭痛薬に対してアナフィラキシー反応が起こって以来，重篤で，日常的で，前ぶれのないパニック発作を 3 年間にわたり報告していた。3 年前に彼女がその薬を飲んだとき，彼女は徐々に熱くなり息ができなくなった。彼女の唇は腫れ上がり，彼女が病院に運び込まれたとき，医師は彼女（話すことができなかった）に気道がほとんど塞がってしまっていたために彼女は死ぬかもしれないと伝えた。彼女は集中治療室での滞在を余儀なくされ，一時的に緊急の外科的気道を必要としたものの，医師は何とか彼女を回復させた。HH は，その出来事を夢に見たり実際に再び体験することはなかったが，それ以来彼女はいつも"神経をとがらせる"ようになった。重要であったのは，彼女が前ぶれなくやってくると述べていたパニック発作が，いつもアナフィラキシーをまた起こすという空想を伴っており，彼女はそうではないということを確かめるために頻繁に救急外来を訪れていた。

　この症例のいくつかの側面は前ぶれのないパニック症の構造を有しているものの，HH は原発性心的外傷後ストレス障害であった。パニック発作の間，彼女はアナフィラキシーの経験を再び体験していた。発作が"何もない"ところから来ているという彼女の感覚は，解離の防衛機制における臨床描写である。

心的外傷後ストレス障害における
心的外傷以前の脆弱性に寄与する要因

　ほとんどの人々（50〜90%）が一生涯のうちに心的外傷に遭遇するが（Breslau, Kessler, Chilcoat, Schultz, Davis, & Andreski, 1998 ; Kessler, Berglund, Demler, Jin, Merikangas, & Walters, 2005），およそ8%しかPTSDを発症しない（Alexander & Anderson, 1994）。PTSDの脆弱性には，生物学的素因，幼児期早期の発達経験，心的外傷のタイプ，そして重症度の相互作用が関与する。幼少期の心的外傷，慢性的逆境，そして家族性のストレッサーは，PTSDのリスクと，成人期におけるトラウマ的な出来事後の生物学的指標に対するリスクを高める（Koenen, Moffitt, Poulton, Martin, & Caspi, 2007 ; Otte et al., 2005 ; Resnick, Yehuda, Pitman, & Foy, 1995）。

　愛着スタイルは，後にPTSDを含めた不安症を発症するリスクを高める可能性がある。Fraleyら（Fraley, Fazzari, Bonanno, & Dekel, 2006）は，2001年9月11日の出来事への重大な暴露を経験した生存者において，不安定な愛着スタイルよりも安定した愛着スタイルを持つ者（N=45）の方が，追跡調査でPTSDと抑うつ症状の訴えが少なかった。愛着は30項目のRelationship Scales Questionnaire（RSQ : Griffin & Bartholomew, 1994）で測定された。Twaite and Rodriguez-Srednicki（2004）は，9/11に見舞われた284人のニューヨーク居住者を調査し，幼少期に性的または身体的虐待の既往がPTSD症状を発症する可能性を高め，一方で安定した愛着がその可能性を低下させたことを明らかにした。安定した愛着は，PTSDの発生を防ぎ，潜在的にその発生を仲裁した。したがって，生物学的素因，または心的外傷を含めた幼い頃の体験に起因する，発病前の不安定な愛着と基本的信頼の確立の困難（Fonagy & Bateman, 2008）は，個人にPTSDを発症する脆弱性を残すことになる。これらの脆弱性は，治療関係の中で必然的に表面化する。

心的外傷後ストレス障害のための精神力動的フォーミュレーション

心と自己への心的外傷の影響

　心的外傷経験中に起こる神経分泌および心理的な影響は，記憶の固定を阻害する（LeDoux, 2002）。フラッシュバックを伴う非常に恐ろしい瞬間の鮮明さは，外傷的出来事それ自身とは性質の異なるしばしば一貫性のない矛盾した印象と交互に起こり，心的外傷の首尾一貫した語りを困難にする。情動の調節異常は，患者の予測できない感情表出，および日常からの混乱のうちに断絶される感覚の後に続いて起きる。個人の行為主体性の感覚と身体的まとまりの感覚の心的外傷による途絶の結果，この調節異常は，多くの心的外傷のサバイバーたちの自我分裂の感覚をもたらす。Boulanger（2002, 2007）は，持続的で予測可能な自我感覚の崩壊が，PTSDの症候学の基礎となる主要な力動であると結論づけている。これらの外傷的体験の主要な要素を理解しはっきりと言葉にすることが，PTSDの患者に精神力動的に働きかける上できわめて重要である。

反復，解離，罪悪感，そして対抗恐怖的構え

　DSM-Ⅳ-TR（APA, 2000a）における外傷的な出来事の再体験の基準Bに反映されている，PTSDの特徴と心的外傷への精神分析的理解の中心（Freud, 1920 ; Lindy, 1996）は，無意識的反復である。サバイバーが圧倒され，彼らの感覚に統合されないままでいたものが，容赦なく反復されるようになる。したがって，患者は客観的には似ていない一連の状況を外傷体験の再現として経験し，外傷の再体験を無意識的に誘発する可能性がある。精神分析の文献の中で，この過程は"**反復強迫**[脚注14]"といわれてきた（Corradi, 2009）。
　心的外傷の被害者は，彼らの外傷的体験に含まれる十分な意味合いや，多くは痛み，辱め，怒り，そして無力感といったそれに付随する耐え難い感情を，

脚注14）反復強迫：非合理的で無意識に起因する過程をいう。主体はその原型を想起することなく，昔の経験を反復することによって，進んで能動的に苦しい状況に身を置く。その際，主体は逆にそれが現実的なものに動機づけられているという強い感じを持つ。

大抵は解離状態をはじめとする種々の無意識的防衛戦略により自らを守る。その中で，患者は他者や現実，または自身の感情の状態から切り離されていると感じる。解離状態は，恐怖体験の合図によって引き起こされる不安といった強烈な感情と交互に生じ得る。このパターンには，心的外傷の苦痛な局面の再出現（侵入性記憶，激しい感情，そしてフラッシュバック）と，外傷記憶やそれを暗示するものに対する回避および解離による防衛の試み（心的外傷と関連があると感じられる特定の人々，または活動の回避と広範な麻痺）がある。

PTSDの患者は，一次的神経生物学的な結果，または防衛の失敗の結果によってのみならず，患者が自身を罰せざるを得ないように感じる外傷的体験そのものやその役割が，意識的あるいは無意識的罪悪感および恥につながっているために，不安症状を持続的に経験することがある。たとえば，心的外傷を受けた個人は人間性の喪失の感覚を内在化しているかもしれず，いじめっ子，強姦犯，または襲撃者から受けた扱いに嫌悪感を抱き，そのために罰せられ屈辱を受け続けても仕方がないといまだに自分を認識している可能性がある。サバイバーの罪悪感は，他者が亡くなったり，よりひどい怪我をした際に，外傷を生き残ったことの葛藤によって生じ得る（Krupnick & Horowitz, 1981）。さらに，個人は攻撃者と同一化することがある（A. Freud, 1946），あるいは彼らが傷つけられたのと同じように他者を傷つけたいという抑えきれない空想／願望を抱くことがある。心的外傷の被害者になることで生じるこのひどく不快な無力感を回避し，この無力感を支配の空想と置き換えようとする内的努力は，他者を傷つけようとする願望に気づくにつれて，強烈な罪悪感と自己嫌悪も引き起こすことがある。

被害者の中には，心的外傷がもたらす影響力の及ぶ範囲を否認する活発な対抗恐怖的構えを維持する者がいる（例，子どもの頃に性的に虐待された女性は，激しい怒りで男性を罰するとともに，自身がとても無力で犠牲となったという事実を否認するために，性的に乱れた行動を取ることがある）。この対抗恐怖的行動は，患者自身を再び被害を受ける状態に置き，再度犠牲者になりやすくさせる結果をもたらすかもしれない。これはPTSDによくありがちな現象である。

外傷的後遺症および外傷体験の意味に影響を及ぼす付加的要因

外傷体験の特異的要素は困難をもたらすことがあり，それはサバイバーに

とって精神力動的心理療法において検討する際に特別な意味を持つ。心的外傷が対人間の憎しみや暴力の結果として生じた場合、サバイバーはたとえばハリケーンといった非人間的な出来事によって影響を受けた人たちに比べ、より困難な課題に直面する。ハリケーン・カトリーナのサバイバーたちがもっとも外傷的だと列挙したのは、嵐そのものではなく、政府関係者の彼らに対する放置行為であり、人々は大事にされていない感覚と怒りの気持ちに苦しんだ（Lee, 2006）。ひとたび被害者が悪意のある、人間性を奪う、そして屈辱的な加害者側の行為の対象になると、サバイバーは"心的等価"の世界に身を投じることになる。すなわち、恐ろしく、まとまりのない、普遍的な無意識的恐怖または空想が実際に目の当たりにされ、リアルタイムに行動に表され、悪夢のような現実および現実と空想の区別がつかなくなる不気味な感覚をもたらし、通常、人間の行為を統治する規範は停止される。これらの影響は心的外傷の廃棄によって終わるのではなく、むしろ被害者の人との関係および現実とのかかわり方の感覚を根本的に変容する働きをする。

　過去の無力感と攻撃の経験は、重度の心的外傷への反応に重大な影響を及ぼす。過去に外傷体験に苦しんだ者、そして外傷的出来事に先立ってすでに個人的に安全を確保できず安心できないと感じていた者は、とりわけPTSDを発症しやすい。一方、過去の経験はPTSDを生み出す実際の外傷的経験とは区別され、過去の信頼または不信、安全の感覚、あるいは脆弱性は心的外傷を経ることによって大きく修正される。先行する心的外傷は現在進行している心的外傷の意味と、心的外傷を負った個人に内在する精神力動に影響を及ぼす（Caruth, 1996）。自身の外傷的経験に対して患者が付与する意識的無意識的な意味づけは、心的外傷への個々の反応を十分に理解する上できわめて重要である。

心的外傷後ストレス障害への精神力動的アプローチ

　心的外傷後の症状への一般的な精神力動的アプローチの本質は、種々の異なる症状そのものを結びつけることにある。それらは、サバイバーを苦しめ、彼らを無感覚にさせ、情動的な素性から撤退させるものである。統合の必要性は、不安症状を情動状態および潜在する精神内界の葛藤に結びつけるという面にお

いて，パニック焦点型精神力動的心理療法−応用領域（PFPP-XR）の取り組みに似ている。たとえば，特定の身体感覚は，心的外傷そのものの要素を変換した象徴的記憶の結果そのものであるかもしれない。サバイバーがバラバラ死体を見たという外傷体験の後に生じる不可解な慢性の吐き気の感覚はその例になるだろう。吐き気を覚える嫌悪感は，吐き気によって耐えられるかもしれない。症状はもはや恐ろしい体験とは意識的には関係がなくなり，一人歩きするようになる。患者の離断の感覚は，心的外傷から派生するということができ，失敗した防衛機制として生み出されたと見なすことができる。機制は彼らの不安と痛みの経験を隠蔽するために発達してきたが，その普及の中でいくつかの感情を鈍らせ，継続している不安と苦痛を必要以上にややこしく見せる働きをするようになった。

　外傷的な経験それ自体が，それを通して患者の現在の経験を理解するレンズのような役割を果たす。それは，パニック症における身体的なパニックの経験が，激しい葛藤の領域を同定し，患者の現実および思考様式との普段の関係から展開することによく似ている。PFPP-XR の明確な表現は，外傷的体験が自身の世界の経験の仕方と他者との関係性に持続的に影響する特異的な方法をより明確に理解できるよう患者を支援する。

　離断性の症状のように感じられる事柄の広範な心理的文脈と物語を確立することに加え，力動的心理療法では，治療者は心的外傷の感情的意味の詳細をより良く理解するために転移の持つさまざまな意味を探求する。治療者は，たとえば心的外傷について到底理解したり気遣うことなんてできない陳腐な役人，臆病な傍観者，恐怖に震える名誉を傷つける目撃者，虐待者として見なされるかもしれない。自身や他者に対するしばしば無意識的なこれらの反応を見つめるよう患者を支援し，心的外傷がもたらす悪影響に対する十分な力動的理解を得ることは，PTSD に対する力動的アプローチに不可欠である。

葛藤，罪悪感，そして防衛を扱う（攻撃者への同一化および分離）

　防衛と根底にある葛藤を扱うことは，PTSD に対する PFPP-XR の治療における重要な構成要素である。解離および攻撃者への同一化は PTSD に顕著に見られる防衛であり，臨床的に扱う場合，外傷の経験の恐ろしくて葛藤的な側面を出現させ，よりはっきりと言葉にすることと症状を改善するを促す。

心的外傷に関する気持ちが探求されるにつれ，怒りの反応または生き延びたことに関する罪悪感がしばしば生じる。以下は，成人期に心的外傷を負った患者に対する力動的治療の中で，力動的要素のいくつかを明らかにしていく過程を示す短い症例である。

> ### 症　例
>
> 　大学に通うためにフロリダからニューヨークに引っ越したとき，IIは18歳だった。彼女には長年にわたる違法薬物乱用とアルコール乱用の既往があり，幼児期に注意欠陥障害（ADD）の診断を受け，アンフェタミンの投与が奏功していた。彼女にはまた，幼児期からの長年にわたるパニック発作を伴わない慢性不安と睡眠困難があり，非常に不安定な母親の深刻な抑うつ，過食症，多剤乱用はそれらを悪化させた。それでも，大学の1年目にレイプに遭うまで，IIはパニック発作を起こすことは一度もなかった。
>
> 　患者は友人たちとバーへ行き，そこで出会った男性と踊っていた。かなりの量のアルコールを飲んでいたこともあって，彼女は相手のことをぼんやりとしか覚えていなかった。後に，見知らぬ相手がヘロインを彼女の飲み物に投与したことが救急治療室で明らかとなった。IIはバー裏の路地で，破られ血の付いた下着が踵まで下がり，ほとんど裸の状態で"目を覚ました"。そしてすぐに，深い霧を通すかのようにして，男が彼女をレイプし殴打したことを思い出した。彼女は救急治療室でHIV予防と他の性感染症に対する処置を受けたが，薬物のために襲撃者のことをわずかしか思い出すことができず，告発を断った。彼女の両親はフロリダから飛んできて，彼女に付き添った。
>
> 　その夜，彼女は最初のパニック発作に襲われ，あたかも"壁が私に迫ってきて"，自身の身体をベッドの上に乗せておくことができないかのように感じた。幼少期の古い暗闇への恐怖が爆発的に再発し，彼女は脅えてパニック状態となり，明かりがわずかでも消されたら自分が消えるか死ぬように感じた。彼女の両親は数週間にわたり彼女に付き添ったが，集中困難と重度の不安のために，彼女はその学期は大学に復帰することができなかった。彼女は大学で集中しやすくするのに役立っていたアンフェタミンの内服を止め，レイプされた夜に経験したように霧がかかったような状態になることへの暗黙の恐怖のために，いかなる薬物療法も拒

絶した。

　レイプの3カ月後にⅡが心理療法に姿を現したとき，彼女は単調な話し方で出来事を報告した。彼女はレイプの話をした後に現在の問題を意識的に説明したにもかかわらず，彼女はまた，治療者が彼女のパニック発作，他の不安症状，そして解離症状をレイプに結びつけたことに驚いているようだった。「でも，どうしてそれが私にそんなにも深い影響を及ぼしたのでしょう？」とⅡは質問した。「彼が私の飲み物に盛った薬のせいで，私は実際にそのことを覚えてさえいないのです。とにかく，私はそのことについて二度と考えたくありません。絶対に。これ以上話すことはありません。」彼女はオフィスを後にしそうになった。

　心理療法の中で，治療者はⅡが次から次へと語る現在の生活についての話を聞いた。それらは，彼女がいかにボーイフレンドたちから（繰り返し）虐待されていると感じたかを取り上げた。実際にあるボーイフレンドは，浮気をしたことを理由に彼女が彼との関係を断った後に，彼女をデートレイプした。治療者は，彼女がレイプ経験のいくつもの重要な要素を実際に何度も繰り返していたことを少しずつしか彼女に示すことができなかった。それらは特に，"頭がおかしく"なって制御できなくなる感じ（彼女のパニック体験の重要な特徴）と，信頼できると思っていた男たちから思いがけずひどい虐待を受ける驚きについてだった。昔の彼氏によって二度目のレイプに遭った後にようやく，Ⅱは実際には彼女自身に意識的にそのことを考えたり言葉にして検討することをさせないようにしながら，実はレイプのことを常に繰り返し"思い出している"ことをやっと理解することができた。この時点でようやく，彼女は男性との関係に対するアプローチの仕方を変え始めることができるようになり，彼女の重いパニックとPTSD体験は改善された。

　この例は，PTSDの重要な精神力動的基礎のいくつかを明示している。絶えず存在する，心的外傷自体が繰り返されるかもしれないという多くの場合言語化されない恐怖であり，大抵それを思い出したり対処したりすることを渋らせるものであり，防衛的に機能している分離と回避の例である。外傷的な出来事について考えることは時に意識的に回避されることがあるものの，患者のその出来事へのこだわりはそれ自体を押し付けがましく表現する。この症例では，

それはレイプの重要な構成要素が繰り返し再現され再体験されることだった。IIは無力にされ，虐待され，そしてレイプされてきたことに深い辱めと恥の感覚を抱いた。彼女は，安全と自己一貫性に関連する感覚をを取り戻すために，持続的な，消耗の激しい苦しみを経験した。彼女は彼女をレイプした男に対する多くの場合無意識の破壊的怒りに苦しめられ，それは男性一般に対する感情に広がった。男性との経験を言葉で説明できるようになるにつれ，彼女の対人関係は最初からきまって，彼氏に対してほとんど暴力的で理不尽な喧嘩を仕掛ける傾向があることを徐々に自覚するようになった。このパターンは，このような行為に惹かれた男性にはもっともロマンティックな経験となり，関係性の最初から暴力的な闘争を取り入れた。

　IIは，レイプについて話し合うことができるようになった当初から，かなりはっきりとした罪悪感に苦しんでいた。彼女は，自身の"どんちゃん騒ぎ"の生き方はきわめて無責任であることをよくわかっており，起こったことについて彼女自身をあからさまに非難した。「そう，私はただのばか者だったの」とたびたび彼女は言った。彼女の罪悪感（母親および自身の"乱れた"傾向への激怒に対する）は，繰り返されるレイプの再エナクトメントによる彼女の処罰への無意識的要求の一因となっていた。これらの再エナクトメントは，外傷的体験を克服し，彼女自身と世の中に彼女はもう二度と無力にも虐待されることにもならないということを示す彼女の無意識的な試みでもあった。このような再エナクトメントはまた，酔っぱらった母親によって保護されていないと感じていた頃の，さらに早期の心的外傷の反復であった可能性があり，彼女の飲酒は母親への同一化であったかもしれない。

　この患者は，行動が支配的な力を持つ次元で頻繁に機能し，彼女はなぜ自分が差し迫っていくつもの（外傷後の）物事をやってしまったのかについて考えること，または理解することが文字通りできなかった。彼女の経験を徐々に言葉に表し，一見したところ不可解な彼女の行動をレイプへの情緒反応の一つという理解可能な経験の枠組みの中に変換することで，彼女は次第にレイプ体験そのものからの距離を取ることができるようになり，特に彼女の不安と狂乱を軽減することに役立った。転移に焦点を当てることによって，具体的には彼女の経験の言語化に重点的に取り組む治療者への彼女の慢性的な苛立ちに焦点を当てることによって，そしてレイプへの彼女の外傷的反応のワークスルーに

よっても，母親に対する外傷的な愛着を含めた幼児期の外傷的記憶をよみがえらせることが可能となった。彼女はまた，違ったやり方で他者を信頼していこうと思えるような新しい人間関係を築く可能性を探求することができた。

PTSD への精神力動的心理療法の期間

　何人かの著者（Lindy, 1996 ; Kudler, Blank, & Krupnick, 2004 ; Weiss & Marmar, 1993）が，複雑性の PTSD を完全に治療するには，無期限の長期間にわたる精神力動的心理療法または精神分析療法が必要であることを強調してきた。この提言は，多数重なった，あるいは深い外傷を負わされた個人とは，被害者に特有の他者に対する不信感のため，そしてもっとも痛烈で隠された心的外傷性スキーマの要素は短期の治療では明らかになることはないために，十分な信頼関係はしばしば時間とともにしか発展しないという臨床経験に基づいている。何人かの著者（例，Gabbard, 2000 ; Krystal, 1988）は，PTSD 患者を彼らの外傷に関する極限感情に暴露する表出的かつ解釈的な働きかけは，心的外傷に先立つ人間関係および職歴が不安定な患者，そして洞察力に欠けたり内省が困難である患者には効果を生まない，あるいは害にさえなり得ると警告している（Rudden, Milrod, Meehan, & Falkenstrom, 2009）。臨床家は，これらの介入に対する患者の反応を継続的に評価する必要がある。精神力動的治療は，不安と外傷後症候群の中心症状を引き起こすカギとなる欠陥，すなわち，洞察とメンタライゼーションの能力を発達させるのを支援することができる。

第16章

不安に関連したパーソナリティ障害への精神力動的アプローチ

　DSM-IV（American Psychiatric Association, 1994）におけるII軸のパーソナリティ障害が併存する一次的パニック症の患者は，80%がC群パーソナリティ障害であり，このパーソナリティ障害の併存がない一次的パニック症の患者よりも有意にPFPPに対する治療反応性が高いことが，ある研究で明らかになっている（Milrod et al., 2007）。C群パーソナリティ障害は，依存性パーソナリティ障害，回避性パーソナリティ障害，そして強迫性パーソナリティ障害である。これらの障害を持つ患者の主要な特徴には，他者に対する高い依存感情，全般性の消極性と受け身性，分離への恐れ，内気，非難されることへの過敏性，回避，完全主義，そして過度の誠実性がある。パニック症の患者に私たちが説明してきた心理的葛藤のいくつかはこれらと似ているが誇張されていて，より包括的な表現であり，彼らが愛する人たちに腹を立てるのを我慢することの困難，自身を主張することに対するアンビバレンス，そして適切な自律性を発達させることの困難が含まれ，これらのパーソナリティ特徴の発達と持続に貢献し得る。したがって，PFPP-XRは特にこれらの特徴に対する治療に注力していることから，C群の患者にPFPP-XRがとりわけ上手くいくのは驚くべきことではない。この章は，これらのパーソナリティ障害とそれらへの傾向を持つ人への精神力動的アプローチを明らかにし，防衛および内的葛藤の解釈，そして転移への治療の焦点づけがいかにこれらの性格傾向に結びついている症状と対人関係の問題を低減することができるのかを説明する。

　同様の潜在的な心理的葛藤がパニック症とC群パーソナリティ特性の両方への脆弱性を高めることがあると見られることから，パニック症の患者のうち

およそ50%しかSCID II (Milrod et al., 2007b) による何らかのパーソナリティ障害の基準を満たさない。以下で，私たちはC群スペクトラムを含んだ特定のパーソナリティ障害を解説し，これらが併存するパニック症患者に対する治療の症例を提供する。注目すべきは，患者は頻繁に個別のパーソナリティ障害および障害のクラスターに見られるパーソナリティ特性を有していることである。

依存性パーソナリティ障害

依存性パーソナリティ障害は，DSM-IV-TR (American Psychiatric Association, 2000b) の中で"面倒をみてもらいたいという広範で過剰な欲求があり，そのために従属的でしがみつく行動をとり，分離に対する不安を感じる……"(p.295) と定義されている。この障害の診断基準には，他者との間において，"支持または是認を失うことを恐れるために，他人の意見に反対を表明することが困難である"(p.296)，"他人からの愛育および支持を得るためにやりすぎて……"(p.296)，"自分で自分の面倒を見ることができないという誇張された恐怖のために，一人になると不安，または無力感を感じる"(p.296)，そして"自分で自分の面倒をみることになってしまうという恐怖に，非現実的なまでにとらわれている"(p.296) という項目が含まれる。DSM-IVそれ自体は，さまざまな人格特性間の力動的な相互関係には関与していないし，また依存性パーソナリティ障害と，たとえば分離不安症などの不安に支配された先行症状あるいはI軸の障害とのつながりにも言及していない。しかしながら，自己不全感，分離不安，そして自己主張により対人関係を崩壊させる不安といった叙述した特徴はそれぞれに，パニック症と他の複数のI軸不安症の両方に顕著な中核的葛藤を示している。

不安をもたらす依存性は，不安症の依存と固執について中心的な形成的役割を果たしていると説明されてきた。患者はしばしば，自分のことを管理することができないと確信している。依存願望に対する屈辱感と，それらの願望が直接受け入れられた場合の拒絶される恐怖を含む依存を取り巻く葛藤は，これらの感情と欲求への気づき，他者からのサポートを得る患者の能力，そしてより能動的に自分自身をケアする能力を妨げる。したがって，依存願望と恐怖は増

強されていく。パニック発作と重度の不安症状は，隠蔽され，身体表現性の，他者によって叶えられたいとする強力な願望を表していることがあり，それらは抵抗し難い，時に強制的な，自己懲罰的な形で伝えられる。依存に関する複雑な心境は，自律性獲得の願望に対する葛藤によって一層深まることがある。これらの葛藤には，自律性が重要な人間関係を失うことにつながる，あるいはその競争と自己主張のスキルが人間関係の気まずい途絶につながることへの不安が含まれる。依存とそれに伴うパニック発作および不安は，有能な成人になるための困難な経験からの退行と見なすことができる。

　自己主張の欠如は，人間関係を破壊する恐れとともに，依存性パーソナリティ障害の主要な特徴である。この特徴は，不安患者の他者に自己主張的になることへの恐れに類似している。これらの患者は，怒りの経験または表出にまつわる特定の不快感を抱いている。この苦しみは，しばしば彼らが依存しすぎていると感じている人たちに対する無意識的な激しい怒りによって増強する。激しい怒りは，大事にされないことに対する失望に起因して，または大事にされる必要性への彼らの知覚に対する自己愛的な屈辱の結果として生じることがある。不安症の患者は，依存性パーソナリティ障害の患者と同様に，幸せと安全に不可欠と感じられている親密な人間関係を彼らの怒りが破壊してしまうことを心配している。より依存的な立場への退行は，保証でありながら罰でもあると見なすことができる。患者から見れば，自身が依存している状態に留まっていれば攻撃性からの脅威は減るものの，決して自立して機能する機会を得ることもない。

> **症　例**
>
> 　第3章と第12章で取り上げたFは，依存性パーソナリティ障害の基準を満たしていた。彼女は自分で自分の面倒を見ることができるようになることへの恐れに関していくつかの特性を持っており，他者に対して頻繁に彼女の面倒を見るように要求していた。彼女は，たとえば掃除や家の整理整頓，そして資産管理に苦労しており，これらの課題のために恋人の助けを頼っていた。彼女は彼に助けを求めることに罪悪感を抱き，断られるのではないかと心配していたが，同時に彼女がより有能で課題をこなせるようになることで彼を失ってしまうことを恐れて

もいた。彼女にとって，面倒を見てもらうことは愛されているという意味を持っていた。

　Fは自身の家族について，世話を必要とする者に対してより応答性が高いことを経験していた。たとえば，失業中でアルコール問題がある彼女の兄は，両親によって経済的な支援を受けていた。対照的に，何年にもわたり一貫して働いてきたFの方は，両親から約束されていた金銭は，兄への支援も含めた両親自身の財源を運用していくために必要だと言われていた。したがって，Fにとって自律性は親からの世話と注目の喪失を意味していた。彼女の面倒を見てもらいたいという葛藤的願望は転移の中に現れ，時折治療者に不渡り小切手を出したり，支払いが滞った。このことが検討されると，彼女はお金の出入りを管理することに関する大きな混乱を報告し，自身の金銭的問題がどのようにして起こっているのかがわからないと述べた。この探索は，両親に対して感じていたことと同じように，彼女を金銭的に支援しないことに対する彼女の治療者への怒りを明らかにした。彼女の不渡りの小切手と支払いの遅延はこの怒りと失望の表出であり，また治療者が彼女の恋人のように生活を組み立てる面倒を見てくれて，料金を請求しないでいてくれるという空想を表してもいた。

　子どもの頃，Fは両親からの情緒育成に関しての経験は乏しく，それは最終的にはそれをしなかった両親に対する憤慨に彩られた世話されることへの強い願望と，自身のあらゆる感情に対する自己批判につながった。彼女のアルコール依存症の母親は頻繁に彼女のことを非難し，特に酩酊状態になると「でぶ」，「ばか」と彼女を罵った。彼女の父親は感情的によそよそしく，母親の問題から目を背け，Fによれば父親も母親から言葉による虐待を受けていた。Fは母親の面倒を見ることについて情緒的にも身体的にもプレッシャーを感じていた。それは，一つには彼女が母親の健康と安全を懸念していたためだった。このような文脈において，母に面倒をみてもらいたいというF自身の願望は彼女にはわがままに感じられ，彼女自身の要求は母親のそれに組み込まれなければならないと考えていた。さらに，どんなあからさまな養育の願望も，予想通りに失望につながった。Fはこれらの願望を否定するように自身を慣らしており，彼女の家と金銭の管理について説明したように，それはいや応なく間接的に表現された。

　Fは，他者からの助けを求めるいかなる願望も言葉にすると"嫌な女になる"と考えるようになった。この見方は，彼女自身の願望の認識と，母親の彼女に対

する激しい怒りの認識のつながりによって生まれた。彼女は，自身の自己主張を父と彼女自身に対する母からの罵りと中傷に結びつけた。この情緒的な大きな混乱の結果，彼女は恋人が彼女のためにセットアップしてくれたパソコンのちょっとしたことを直すことを彼に頼むことができないと感じていた。彼女は彼が腹を立て，彼女のことを拒絶するのではないかと心配していた（彼に経済的援助を頼めないことをめぐる反響する考え）。彼女は，彼の尽力に感謝しないことで"嫌な女"と見なされるのではないかと恐れていた。治療の中で，彼女は面倒を見てもらいたいという彼女の願望の強さを同定することができ，それらを表現することで感じる脅威を理解した。

　彼女は，金銭と組織に関する自身の"混乱"は葛藤的な感情と落胆の結果であることを認めるまでに成長した。彼女は自立したかったが，強くなると見捨てられると考えていた。彼女は面倒をみてもらうことを望んでいたが，それは許されない身勝手なことだと感じていた。妥協として，彼女は意識的には自身の依存願望について考えることあるいは認めることを回避したが，無意識的には他者に彼女のことを不快に思わせてしまうという彼女の感覚を抽出することを試み，彼女に無力感と恵まれない感覚を残した。彼女が自身の欲求と，何が彼女をそれらと接触することから引き止めていたのかをはっきりさせることができるようになると，彼女はそれらを直接表現することに居心地の悪さを感じずにいられるようになっていった。彼女は他者は彼女の母親のようには反応しないことがわかり，彼女が受けた支援に驚き，安心した。

　Fはより支援的な関係を築くことができるようになり，彼女の要求が満たされ得ることを目の当たりにし，世話されずに放りっぱなしになるかもしれないと取り乱すことが減り，より自律的に機能することができるようになった。彼女の依存葛藤はFのパニック症と全般的な依存的なパーソナリティ様式の両方に寄与していたため，これらの葛藤の解消は彼女のパニック症と性格的な依存行動の両方を減少させた。

回避性パーソナリティ障害

　回避性パーソナリティ障害の症状は，社交不安症のそれとかなりの重複部分を示す。DSM-IV-TR（American Psychiatric Association, 2000b）において，この障害は"社会的制止，不全感，否定的評価に対する過敏性の広範な様式"と定義される（p.295）。この障害の診断基準には以下が含まれる。"批判，否認，または拒絶に対する恐怖のために，重要な対人接触のある職業的活動を避ける"（p.295）；"恥をかかされること，またはばかにされることを恐れるために，親密な関係の中でも遠慮を示す"（p.295）；"社会的な状況では，恥をかかされること，またはばかにされることに心がとらわれている（p.295）；そして"自分は社会的に不適切である，人間として長所がない，または他の人より劣っていると思っている"（p.295）。

　回避性パーソナリティ障害の力動もまた，社交不安症に重なる。社交不安症の患者は，中核的な感覚としての恥と個人の不全感，そして他者から恥をかかされ拒絶される心配を抱いている。中核的な不全感と無能の感覚は，人間関係の崩壊の不安を高める。怒りの感情と空想は，重要な他者に対する愛着は安心と安全の感覚に必須だと感じながらも，容易に脅かされるように，さらなる拒絶への懸念の引き金となる。特定の社会的，職業的状況の回避は，しばしば無意識的に，個人の不全感と他者への怒りに満ちた批判を減らすために用いられる。このような場合，治療者は患者が回避している特定の情緒的葛藤を同定することが必要になる。

症　例

　原発性社交不安症（SAD）と回避性パーソナリティ障害を持つ26歳女性のJJは，PFPP-XRでSAD症状に関しては大幅に改善された。その際，彼女と治療者は，彼女の2歳年下の弟との罪の意識がありながらも敵意のある関係性に焦点を合わせた。彼女の弟はいくつかの身体的奇形を持って生まれ，彼のことを見下したとしてJJのことをいつも腹立たしげに責めた。JJは青年期早期に彼を短期間だが激しく愚弄したと認識しており，彼女は当時の自身のふるまいに対して

強い罪の意識を感じていた。JJ の弟は，孤独や社会的状況を含む彼の人生の問題のほとんどについて，彼女には明らかにこのことに対する責任はないにもかかわらず彼女のことを責めた。彼女の両親は弟の"ご機嫌を取り"，彼らが皆"彼のことを気の毒に"感じていたため，誰も彼に表立って異論を唱えることはなかった。「私の弟は変わり者で，それは私のせいです」と JJ は嘆いた。

　JJ の社交不安は，人前で話さなくてはならないときには決まって極度に恥ずかしくなり，"見せ物にされている"と感じ，社会的状況で拒絶され"ばかに見える"ことを心配するという形を取り，時折パニック発作を伴った。彼女は言いたいことがあるときであっても，これらの状況や他人の前で話すことを避けがちであった。PFPP-XR の中で，彼女はこういったときに抱いた"変わってるように見える"，そして"見せ物にされている"という感覚が，彼女の奇妙な外見の弟への罪悪感からの同一化と密接に結びついていることに気づき始めた。彼女が社会的状況において悩まされたこれらの空想とそれに関連した不安，パニック発作，そして回避は，彼女が弟をばかにしたことを延々と罰する役目を果たした。これらの事柄の言語による明確な表現は，JJ に社会的状況での発表をより楽に行い，より良く機能するのを促進した。彼女の SAD は実質的に寛解した。

　それにもかかわらず，JJ は，以前苦しんだようなひどい不安発作を伴わない，あまり目立たない形で，慢性的に回避的なままであった。彼女は非常に好感を持たれていたにもかかわらず，自分の仕事を嫌い，さらにそこで彼女のあり方を変えることについて話し合うことが，相手が誰であっても不愉快でたまらなかった。それが彼女の上司，同僚，または企業の異なるグループへの異動を JJ に提案した人事部長であっても。彼女は夫が彼女のしたことのほとんどすべてについてひっきりなしに批判することを許し，自身を擁護することはできないし，ばつが悪いと感じていた。ある日，彼女は「私は大きな意気地なし」，「そしてそんな自分が嫌い！」と叫んだ。

　さまざまな状況で，彼女自身が怒ったり，"虐げられた"と感じたりするのがわかるときに抱いていた空想に焦点化することで，JJ はいかに慢性的に痛めつけられ傷つけられたと感じていたかに気づくことができた。弟が彼女よりも小さい頃に，弟のことを身体的にいじめていた記憶に取りつかれていたために，彼女は繰り返し自分のことが非常に恥ずかしくなった。彼女は，弟の髪の毛を引っ張り，怒鳴りつけていたことを覚えていた。この話し合いのある時点で，彼女はシンプ

ルに「だから，こころの奥底では，私は悪い人なんです」と言った。

　治療者：まるで，12歳のときには良い姉ではなかったかのように聞こえますが．
JJ：そうです！　ひどい！　自分のことが嫌いです！
治療者：わかりました。だけども，実のところあなたが最後にBに対してそのようなことをしたのはいつでしたか？
JJ：（ショックを受けて）12……いえ，たぶん13歳のときです。なぜですか？
治療者：疑問なのは，これからあなたがする何かが，この状況をよくすることはあるのでしょうか？
JJ：（とても驚いて）おかしな疑問ですね。そう，一方ではそれは確かに終わっています。私は今，彼や誰に対しても決していじわるをしないようにしています。他方では，私はまだそれが終わっていないようにふるまっています。それはわかります。

　これらの線に沿ったより現実的な検討を通して，JJは徐々に青年期の後ろめたさと弟に対する激しい怒りに関する罪の意識を和らげることができるようになり，自身の人生をより上手く制御できるようになった。彼女は社内のもっといい仕事を得る交渉をして，そこで働き，夫とのより心地よい関係について協議した。

強迫性パーソナリティ障害

　DSM-Ⅳ-TR (American Psychiatric Association, 2000b) では，強迫性パーソナリティ障害を"秩序，完全主義，精神面および対人関係の統制にとらわれ，柔軟性，開放性，効率性が犠牲にされる広範な様式"と定義している (p.296)。この障害の診断基準には以下が含まれる。"活動の主要点が見失われるまでに，細目，規則，一覧表，順序，構成，または予定表にとらわれる" (p.296)，"課題の達成を妨げるような完全主義を示す" (p.296)，"娯楽や友人関係を犠牲にしてまで仕事と生産性に過剰にのめり込む" (p.297)，そして"道徳，倫理，または価値観についての事柄に，過度に誠実で良心的かつ融通がきかない" (p.297)。

強迫性パーソナリティ障害の患者は，怒りと依存の願望など，彼らの感情の制御を失うことを恐れている。強迫性パーソナリティ障害の患者においては，感情が実際の思考内容から切り離されて，知性化と情動の解離という防衛が，恐怖を管理するための防衛戦略として機能する。PFPP-XR における治療の焦点の一つは，言葉で表されない情動を同定し，統合するように患者を支援することである。患者リスト，規則，そして組織体を優先に考えるのは，感情の制御ができなくなることを避けるためのより一層の防衛的な努力を表している可能性がある。患者の強迫特性に取り組むことは，症状の感情的な意味を同定するのに役立つ。これらの患者の完全主義，誠実性，秩序への没頭，そして感情制御の努力は，治療の枠組みと内容をめぐる治療者とのごたごたにつながることがある。これらの緊張は，これらの特徴を検証し，転移状況に潜在する恐れを明らかにする機会を提供する。

症 例

KK は 39 歳の独身男性で，フリーランスの画家と写真家をしており，パニック症と転換性障害を発症してやってきた。彼には長年にわたる身体への執着と，ストレス時に慢性的に経験される身体症状があったが，その経歴は彼の治療が進んだ後に明らかとなった。KK は，彼はまったくもって健康であったのだが，友人と休暇を過ごしていたある日，彼は突然息切れ，震え，手足のしびれ，そして死が迫っているような切迫感に圧倒されたと述べた。彼は自身に心臓発作または"もっと悪いこと"が起きていると確信したため，救急ヘリで病院へ搬送された。何回かの入院を含めた詳しい医学的検査を行った後に，内科医と神経科医によって彼はようやくパニック症および転換性障害と診断され，精神科医に紹介された。

KK は，心理的問題が彼の症状，そしてそれに続く"破綻"につながったことを知らされてショックを受けた。治療初期の数週間を通して，彼は自分が並外れて恐ろしい身体症状の原因となるような，まだ診断には至っていない医学的問題に苦しまなければならないのではないかと反復的に心配した。彼は最初のうちは，彼の人生は"順調に"進んでいると報告しており，そのため彼は自身の問題がどのように心理的なものであるのかイメージすることができなかった。しかし，KK はそれまで自分では認識していなかった非常に困難な人生の危機の真っただ中に

いることがすぐに明らかとなった。何年か前に証券取引の職を失ってから，彼はフリーランスのアーティストとして働くことを決めた。彼は，仕事をどのように進めていくか決められないことによって身体の調子を崩すというように，引き受けた仕事を遂行することを自身に強いる必要があっても，それがができないことに気づいた。彼は何から取り組み始めるべきなのか悩んだ。雇われた写真の仕事をただやるべきか？ それよりも他の人たちに自分を売り込んでみるべきか？ これが彼を不安にさせ，彼は大抵全部の仕事を避け，自身を仕事に向かわせるよりも，時間の使い方に優先順位をつけるために終わりのない苛立たしく無駄な時間を毎日費やした。

　このようにして彼は，「自由な」時間があるといつも経験する不安になるすき間を避けるために作り上げてきた「習慣」を，それによって制限されると感じているにもかかわらず，常に維持しようとしていた。彼の恋愛生活も同様の困難によって悩まされた。女性との関係が破綻してから7年間，彼はデートしたいと思いながらも，誰を誘うべきか決められないと感じていた。KKは，（何かをやることにではなく，それらについて強迫的になることに）彼の表現でいう"行き詰まった"または"閉じ込められた"ときに，彼は"少し"心配になっていたことにいつも何となく気づいていた。けれども，辞職とその直後の時期に彼が不安の体質を経験するまでは，仕事の細々としたことや細かい社会問題への彼特有の「小規模な」没頭によって，自分の人生において今進むべき道をより包括的な態度で評価する能力は覆い隠されてきていた。彼がようやく心理療法に取り組むようになると，彼はフリーランサーになる過程が彼の情緒的葛藤を伴うものであり，彼の強迫症状は彼の回避行動に重要な役割を果たしていたことが見えてくるようになっていった。

　強迫性パーソナリティ構造の患者に共通する情緒的葛藤に，細かいことに過剰に注目することが含まれ，起こっていることを捉える広い視野や，出来事の本当の意味が見失われることがある。これには，それが考え，出来事，空想，あるいは願望であろうと，動揺を誘う不安の引き金から情緒的に距離を取ることや感情の隔離がしばしば伴う。このような人々において，激しい不安は一つには起こったことと患者らの個人的な情緒的意味の認識欠如との間に見られる

断絶から生じることがある。不安はまた，KKの"働く"ために見事に構想された計画（彼の"働くのを回避する"ための無意識的計画として同様に説明することができると，彼が治療の中で理解しはじめたもの）のような，念入りに構築された予定が邪魔されたときにも生じる。そのような予定はしばしば，時間管理における現実的な困難の結果としてただ生じたものによってというよりも，より多くの情緒的干渉によって組み立てられる。

第17章
パニック焦点型精神力動的心理療法－応用領域の実施においてよく起こる問題

不安の経験をはっきりと話せない患者

　非常に強い不安のある患者は，しばしば彼らの不安症状によって圧倒されており，治療を切望しているだろう。それゆえに，患者がようやく実際に治療者を探して治療を開始してみると，ある患者らは彼らが重度の不安を経験したときに実のところ何が起きたのかをはっきりと言葉にすることに相当な困難があることが，最初は意外に思われるかもしれない。症状がはっきりとしていても，患者は時折彼らが不安だったのかどうか，またはパニック発作があったのかどうか，そしてもしあったのならそれが一体いつだったのかを言うことが難しいと報告する。彼らの不安のさまざまな側面についてやりとりすることの困難には，彼らがいつ不安になったのか，彼らが不安になったときに何をしていて何を考えていたのか，誰と一緒だったのか，そしてそれが起こる前にその日に何があったのかといった彼らのパニックまたは不安症状の詳細な状況を特定することができないことが含まれ，乗り越えることができないと感じられるかもしれない。多くのパニックおよび不安症の患者が，彼らが不安だったときに気を取られていた具体的な空想や特定の感情を即座に取り出すことに難しさを感じるものだが，これら患者たちは彼らの不安に具体的な内容があったことを強固に否認することがある。
　パニック焦点型精神力動的心理療法－応用領域（PFPP-XR）は，不安に関連した患者の感情と空想を認識することに対する彼らの防衛を標的にした技法ではあるが，これらの患者に見られる混乱の水準は，本書にこれまで概説され

てきた PFPP-XR の臨床的提言に（あるいは，流派にかかわらず，いかなる他の不安に特化した心理療法的アプローチにも）必ずしも直ちに反応するとは限らない。これらの困難は，否認と"知ろうとしないこと"という不安症患者らの典型的な防衛の悪化を示している。このような現象は，私たちが解説した**抵抗**の骨組みを形成する。つまり，それらは症状を強化し維持させるために機能する無意識的な圧力を表している。この不安症状について考える能力の崩壊はまた，非常に不安の強い患者は彼らの情緒の状態を言葉で思考することに苦しむという第3章と第5章で説明した退行の一側面を浮かび上がらせる。それでもなお，PFPP-XR の治療者が行き詰まったと感じる状況において，その治療者は患者が抵抗として示すことのあるうわべの強硬な姿勢を生じさせる空想を理解するよう試みなければならない。

ここで概説されている精神力動の基本原則は，そのような状況における最適な臨床的な進め方に光を当てることができる。これらの患者のパニックおよび重度の不安の経験の初期段階の性質は，パニックの意味の特異的要素と不安を引き起こす葛藤に対する防衛としての機能を形成する。症状を説明することができないという感覚は，臨床家にとってパニックおよび不安症状の情緒的基礎が覆い隠される役割を果たす。もし，治療を開始して以来，重度の不安エピソードの間に何が起こっているのかが指摘できないことが一層ひどくなれば，この現象はさもなければ気づかれないままになったかもしれない転移に関する情報を提供し始める可能性がある。

症　例

　29歳のセネガル系アメリカ人男性である LL は，倒産へと突き進んでいる会社のヘッジファンドマネージャーであり，医療休暇による仕事の欠勤を強いるような抗し難いパニック発作を呈した。パニック発作はほとんどいつも起こり，救急処置室への多数の訪問を必要とした。LL は不安を経験していることを否定し，自分は肺血栓塞栓症だと確信しており，それはテレビで救急処置室の話を見た後に発展させた不安だった。医学的精密検査が陰性であったにもかかわらず，LL は彼の身体上の不安に注意を向け続けた。彼は身体的なことと情動的感情の区別をつけることができなかった。

「でも，私がただ不安にならないというだけでパニック発作を起こしているだなんて，まったく理解できません」と彼は訴えた。LL はまた，彼はパニック発作を起こし始める前に，職場で"神経質"になっていたことには気づいてはいたものの，発症より前の 2 週間に注目すべき不安を"まったく"経験していなかったと述べた。彼の陳述に反して，発症に 3 年以上先だって，著しく衰弱させる頭痛と繰り返される目眩が徐々に発展してきていたことが急速にはっきりしてきた。

患者：これが不安だってみんなが同意するだなんて，すごくおかしいです。私は同意しません。同意できません。それから，私はこれがむしろ身体的なものであった方がよいと思います，正直なところ。

治療者：なぜですか？

患者：少なくとも，そうであれば普通というか，人並みだからです。

治療者：どうして？ 肺血栓塞栓症にかかるのは非常に深刻ですよ。死ぬこともあります。

患者：そうですよね，でも自分が狂ってるみたいで。

LL は"もっともきつい仕事"を追求してきており，彼の見方では，一部には彼にとって"強く男らしく"なることが重要であるとする度合いのために，彼の考える自己規定には一人息子として父の期待に応えることが義務づけられていたことが徐々に明らかになった。「私の文化では，一人息子でいることは大変なことなのです」と彼は述べた。すなわち，自分は不安であった——それは弱いことと同義——という考えを正に抱かなければならないことが外見上不可能であったことは，彼の症状の意味の中心的見解として浮かび上がった。

治療者ができることは何一つ助けにならないと確信している患者

不安への援助とならなかったさまざまな形態の心理療法および薬物療法を受けてきた不安の高い患者が，不安を覚えながら新しい治療に取り組むであろうことは無理からぬことである。これは当然のことであり，正規の"困難"とし

て見なされるべきではない。これらの不安に反して，ほとんどの患者は PEPP-XR に急速に関心を持つようになり，彼らの症状に内在する情緒的意味合いについての理解を深めていく過程にすぐに力を与えらるように感じる。

　それでもなお，少数の患者は治療から支援を期待できないという不満を持続的に訴える。患者らは，治療者のコメントは興味深いかもしれないと言うが，彼らの見方では彼らの不安症状においてそれらは何一つ変えてくれはしない。彼らは治療を受ける間，自分はよくならないと強く表明する。患者たちの多くは抑うつ状態でもある。このような患者は，治療に悲観的なことがある。このような状況になった場合，治療者は患者が自身に対して抱いているよくなることはないという包括的な空想を理解するために協調努力することが不可欠である。この空想は，彼ら自身に関する一貫性のあるナラティブの一部を形成する。また，患者は自身の症状によって守られていると感じ，差し迫った人生の心配事に対処する必要性から避難することができる。そのような空想は，彼らの人生を変えるあらゆるものに関する彼らのアンビバレンスを浮き彫りにし，症状への愛着――不幸なあり方ではあるが――と彼らが強いる制限を強調することもある。このような空想は特別な理由によって強いられているものであり，それが理解できると，患者は不安の軽減を体験し始めることができる。

症　例

　東欧からのユダヤ系移民である 41 歳独身女性の MM は，移住してきて以来 10 年以上にわたって続く重篤なパニック症を患っていた。彼女は毎日パニック発作を起こし，友人との予定を立てることや，彼女の広範な特定恐怖症と広場恐怖が重篤であったことから外へ出ることですらしばしば避けなければならなかったために，彼女は苛立っていた。彼女はまた，子どもを持つ機会がないのではないかと心配していた。ヨーロッパに残った高齢の両親の一人娘である MM は，彼らの"みすぼらしい家"から逃げ出すことができたことから，アメリカ合衆国に移り住んだときに"大きな安堵"を感じたと語った。彼女の両親は彼女を憂鬱にさせ，彼女は家で疎外感を覚え，そして彼女は到着して以来の彼女の深刻な不安感にもかかわらず，ヨーロッパを離れるという自身の決断を一度も疑問に思うことはなかった。

第 17 章　パニック焦点型精神力動的心理療法－応用領域の実施においてよく起こる問題　215

　MM は PFPP-XR を開始するまでに，二つの認知行動療法（CBT）のコースと，3 回の試験投薬を中断していた。彼女は治療者に言った。

患者：これも上手くいかないことはわかっています。
治療者：どうしてわかるのですか？
患者：私には何も効かないからです。あなたが何を言おうと，私は望みを持てません。これは私の遺伝なのです。

　彼女が治療の初期に見た不安夢において，彼女は自身の卵巣を"それらを使うことのできた"女性に提供した夢を見た。彼女は自殺傾向があったわけではなく，言葉の上では良くなりたいという気持ちを是認していたものの，彼女はしばしば治療者に，「私には望みがなくて犠牲にされるのだから」他の女性たちががんになって彼女がならないことが不公平だと訴えた。治療者は彼女に，彼女の犠牲性は彼女が子どもを持つのかどうかに関連しているように見えることを指摘した。それは彼女の年齢と独身でいることを考えると，明らかに緊急性があるように感じられている目標であった。MM は表面的に同意したが，どのみちそれは関係ないと言った。
　彼女の治療者の言っていることに表面的に関心を示している間，治療者のオフィスを後にするとき，MM は決して彼女の不安の基盤に対して"別の考え方をする"ことはなく，彼女はしばしば治療者に彼が言ったり質問してきたことが彼女の不安にいかに関係がなかったかを指摘するために時間を費やした。最終的には，治療者はこれらのコメントが気を散らせ，やる気をそぐと感じ，逆転移反応において彼は自分自身が患者が報告した感情とほとんど同様の受け身的な感覚と無力感を抱いたことに気づいた。
　治療者は MM に，彼女自身が"絶望的"そして"犠牲者"であるという彼女の大抵は言及はされないがまん延するイメージについて尋ね始めた。MM はこのことが何と関連しているのか見当もつかなかったが（彼女は PFPP-XR の中でしばしばそう感じた），彼女の家族が彼女に抱いていた期待を理解しようとする過程において，治療者は次第に第二次世界大戦中の東欧における彼女の両親のユダヤ人としての戦争体験に関して彼女に尋ねていった。驚いたことに，彼女の国がナチスによって侵攻されたときに彼女の両親は確かに存命していたにもかかわらず，

MMは「そのことについてまったく考えてこなかった」と述べた。治療者は，彼女が自身のアイデンティティに関するこの中心的な問いに対してまったく興味を持ってこなかったことが普通でないと思われることを強調した。

治療者：あなたは，ナチスによる第二次世界大戦の間，あなたの両親の身に何が起きたのかについて興味がないのですね。それはちょうど，あなたが今自分自身のパニック症状にも興味がないのと似ていますね。

「私の意に反しますが，一つの試みとして，あなたがそう言うからですよ，先生」と述べたMMは，その後両親に会ったときに，彼らの戦争時の体験について尋ねた。彼らは彼女に多くを語らなかったが，彼女の父親は彼が森に身を隠さねばならず，ごみから食料をあさり，数年間飢えながら過ごしたことを明かした。彼女の母親は，産んだ子どもが亡くなり，彼らの家の近くに密かに埋葬したことに"言及した"。MMは，彼女が幼い子どもの頃にこれらの話を聞かされたことを思い出したが，それ以来あまりそのことを考えてこなかったのだった。それはすべて"聞き覚えがあって，面白くない"ように感じられた。それでも，それは彼女の"望みのない，不毛な家"の詳細に適合しているように彼女には思われた。彼女は，子ども時代のこの亡くなったきょうだいの存在について，彼女と亡くなった赤ん坊のどちらが年上だったかについて聞かされたときからそうであったように，困惑したままだった。

患者：でも，それが何ですか？　私の家族に関するこういう悲しいくだらないことを私が思い出させられたからといって，それが私の人生にどう関係するんですか？　私はここにいて，あそこからは遠く離れているんです！　そして，私にはパニックがあって，もう破滅です。

いくつものセッションを通して，徐々に治療者は，両親の人生の構造と彼らの永続的な悲哀に自身が使い捨てられているというまん延するMMの気持ちと，彼らの悲劇と喪失の痛みを小さくしていくのに彼女がやれることや実現できることは何もないという事実を関連づけることができた。この過程において，彼女のパニック症状は初めて軽減した。

具象的に思考する人

　教育的あるいは社会経済的背景がどうであるかにかかわらず，ひとたび精神力動的心理療法に取り組めば，たいていの人は力動的に考えることに困難はなく，またはすぐにその能力を高め，ほとんどの人はこのアプローチから力を与えられると感じる（Milrod, 1996 ; Milrod et al., 1997 ; Rudden et al., 2003）。感情や症状についての発散的習慣的な思考方法であるにもかかわらず，無意識的動機の言葉は文化と教育の固有性を超越する（Freud, 1900 ; Dowling, 1995）。これは偉大な文学作品が，辛辣さと普遍性を持ち続けていることに触れるものである（Bloom, 1973）。

　本書で私たちが強調してきたように，苦痛を伴う反応や感情を経験し認識するよりも，内的葛藤をより具体的な身体上の症状に置き換えたり刺激的な状況を回避するのは，不安症およびパニック症患者の特徴である。私たちは，これらの症状を潜在する感情と情緒的意味へと変換するよう患者を支援する方法を説明してきた。しかし，一部の重度の恐怖症および広場恐怖の患者には，その一連の徴候に内的心理的葛藤のはっきりとした具象化と共に，症状の潜在的な情緒的基礎について考え始めることは困難であることが明らかとなる。この患者集団においてこのいくつかは予想されるものではあるものの，症状の情緒的意味へのいかなる単独の焦点化も不可能だと感じられる少人数の患者グループがいる。これらの患者は，いくぶん治療において消極的な態度を取る傾向があり，不安の経験につながった特定の出来事に焦点を合わせることに関する治療者の提案をたいていひどく嫌がる。彼らは，彼らが積極的に関与することなく治療者が何とかして彼らの問題を解決してほしいという考えを伝えてくる。時として，彼らの治療者への姿勢はいくらか挑発的になることがあり，治療者に何かを"する"ようにけしかける。

　このような状況で私たちが推奨するアプローチ法は，転移の陰性で受け身的依存的な側面と，親のような積極的に患者の面倒を見てくれる治療者を得るという彼らの（必然的に失望を伴う）空想に直接焦点を合わせることである。実のところ，治療者の役割に対するそのような現実の試みはどのようなものであっても効果を上げない可能性が高く，落胆および場合によってさらなる退行

を引き起こすことがある（第 12 章の広場恐怖の考察を参照）。一部の不安の強い患者にとって，戸惑いと困惑の感覚を抱き，彼ら自身のために考えることができないことは，彼らの人生全般に対する防衛的態度を構成し，不安に焦点化したいかなる心理療法への参加を含め，多くの活動をきわめて困難にする。

症　例

　20 歳女性の NN は，PFPP の研究室を訪れたとき，大学 2 年生だった。彼女は 2 年生の前期が終わり，学業成績上の理由（三つの F と一つの D）により大学をやめるよう勧告されていたときに治療を求めてきた。彼女は日常的なパニック発作が突然に，具体的で明確な内容もなく起こることを報告したが，それらの何がそんなにも恐ろしいのかという一切のことについて説明することが困難であった。彼女はパニック発作を起こしているときに彼女が体験している考えや空想をまったく意識していなかった。尋ねられた彼女は，小さな声でそれらは「ただ，とても恐ろしい」と小さな声ですすり泣いた。NN には重度の言語ベースの学習障害および処理能力障害の既往があり，小学生のときにそう診断された。彼女は小学校，中学校，そして高校を通じて，広範に及ぶ障害の改善法と特別教育的介入を受けてきた。彼女は個人指導員と試験の際の時間延長を受ける資格を持続的に得ていた。彼女の家族たちは専門性の高い職業に就いており，この状況において 3 人のきょうだいの中で一番若い NN は，家族の皆からあたかも決して真剣に受け止めてもらえない責任能力のない小さな子どものように扱われた。この位置づけは，彼女の教育的支援の必要性によって強化された。

　PFPP の治療過程の初期に，NN は自身の学習障害に関する広範囲にわたる詳細を明かした。しかしながら，この情報を話すようになってみると，彼女は曖昧な形でしか自身の"問題"について安心して考えることができないようだった。彼女は自身の感情生活のほとんどの側面に関して無知であるかのようであり，落第して大学を中退することについて「全然動揺していません」と述べた。「私は家にいるのが好きです」と彼女はにっこり笑って言った。「たぶんいつかは仕事に就けると思います。本当に心配はしていませんし，両親は私に優しくしてくれて面倒も見てくれます」彼女はまた，治療を開始して以来彼女の不安は「少し良くなった」と報告したが，それがどうしてなのかについてはまったく理解しておらず，「そ

うですね，たぶん治療に来るとストレスが解消されるのでしょう」と述べるのみだった。彼女は，同棲中の大学の恋人と離れてしまうこと以外には，このストレスが何をもたらすのかを特定することが困難だった。彼女はその恋人とはいまだによく話し，会いにいってもいた。パニック症状の発現につながる感情的なプレッシャーを特定しようとする治療者の試みは，ほとんどの場合は健忘と，自身のこころの中とその働きに対する関心の純粋な欠如のようなものに遭遇した。当然のことながら，治療者はもどかしさを覚えた。

　それでも，彼女の不安に関する詳細にまつわる何かをこれ以上明確に話すことが役に立たないように思われると，治療者は NN が報告した「私が何を考え感じるかについて何も知らない」ことに関する驚くほどの心地よさに着目し始めた。それは同時に，彼女に無力感を抱かせているはずであることを治療者は指摘した。

治療者：家族のみんながあなたのことを赤ん坊のように扱うことが気になることはないのですか？
患者：（笑って）いいえ，別に。ちょっとその方がいいなって思います。
治療者：なぜ？　それの何がそんなにいいのですか？
患者：わかりません。そうですね，私がちゃんとできなかったりしても，たぶん誰も怒らないからかな。あれみたいに。私が学校を退学させられたときも，誰も怒らなかったの！
治療者：それでも，私にはあなたが何を思っているのかがいつもわかりません。あなたは退学になったことに動揺しているのですか？
患者：わかりません。そうね，ちょっとは。たぶん。わからない。
治療者：退学になったことについて自分が動揺しているのかどうかさえわかる感じがしないことに，あなたはひどく混乱しているに違いありません。
患者：うん，そんな感じだと思う。（突然，激しく泣く）
治療者：今，あなたは急にそのことをとても悲しく感じたようですね。
患者：そうね，変だわ，そうでしょ？
治療者：私は，あなたがたくさんのことに関してどれくらい動揺するのか知りたいと思うようになってきましたけど，あなたはまるで何が自分を嫌な思いにさせるのか知ろうとさえしないように見えます。
患者：そうかもしれない。

このセッションは，NN の治療におけるそれまでとは異なる調子の先触れとなり，彼女は自身の気持ちおよび不安を取り巻く具体的なことを新たなやり方で明確に話すことができるようになった。時間をかけて，彼女は自身の生活の感情的側面に関連して彼女がいつも用いた心地良く，熟練した，けれども限定的な防衛スタイルを認識し，優秀な家族の中で"ばか者"だと感じながら育つことがいかに腹立たしく屈辱的だったかを認めることができるようになった。彼女のパニック症状は PFPP で寛解した。

症状への情緒的結び付き

　短期の症状に焦点化した心理療法の課題の一つは，一部の患者の生活において不安症状それ自体が担う重要な役割と，症状の内容が彼らのこころを占拠する様子に直面化させることだということができる。症状はしばしば，抑うつと絶望などのより恐ろしく脅威を及ぼす考えや感情，そして親密な愛着対象の喪失に伴い体験する情緒の重大さを追い払う働きをする。症状への没頭は，特定の知的興味の発展として表現されるにもかかわらず，患者のさらなる自立と自己主張への欲求に取って代わることがある。時折患者は，あたかも症状それ自体が空想において親交（これは多くの場合，はっきりとした空想である）と占拠の両方を提供しているかのように，不安症状への習慣的で持続的な没頭なしでは落ち着かず，"空虚"で"退屈"に感じると報告する。PFPP-XR の治療者は，この一連の力動に気づき，その上で患者とこれらに直接的に対処しはっきりと話すことが必要である。

症　例
　重症の広場恐怖症とパニック症を持つ 20 歳女性の OO は，さまざまな状況がいかに彼女を不安にするかを慎重に評価し，"物事に問題がなさそうなとき"──言い換えれば，天気が良くて，腹痛がなくて，そして母親に本人が直接かあるいは電話で容易に手が届くときにしかアパートを出ないようにして，青年期と成人

期早期のほとんどを過ごしてきていた。この情緒的な取り決めは，学業不振と雇用の喪失をまねいた。彼女が現れたとき，彼女は2年間にわたって複数の単位を落としており——主に欠席の多さによる——，大学側の管理部門からの在籍の打ち切りに脅かされていた。彼女の目覚めている間の生活のほとんどは，恐怖を感じ不安を喚起する恐れのあるものを避けることを中心に展開していたことが明らかになった。

　心理療法の中でOOの不安が改善され，治療者が彼女のパニック症状と広場恐怖を，しつけの間中ずっと母親が示していた慢性的で重度な分離不安および母親の重度の抑うつと結びつけるようになるにつれて，徐々にOOは"戸惑い"を報告するようになった。

治療者：それはどうしてですか？
患者：とても変に聞こえると思いますが，今私には考えることがないような感じがしています。私は自分の時間の大半を，不安や嫌な気分にならないために何をすべきではないかを考えることに費やしてきたけど，もうそんな感じはしないんです。でも……変に聞こえるのはわかっていますが，それがないのが少し寂しいんです。
治療者：何がないのが寂しいのでしょう？
患者：そうですね，今は物事が空虚で心細く感じます。何も重要じゃないような感じです。何について考えたらいいのかわかりません。自分のことは自分で何とかしないといけないような感じです。

　実質的には，OOにとって症状を手放すことは，母親との強固な結び付きと，心配することを巡って彼らが発展させた親密な関係を放棄することと等価だった。

第18章

臨床素材　パート2
精神力動的フォーミュレーションと治療効果

　心理力動的フォーミュレーションの形成と内容を解説するために，第1章の症例Aを再び見てみよう。私たちは，治療者がフォーミュレーションにおいて中核的要素と見なす情報に着目していきたい。パニック発作と不安の引き金および症状，過去と現在の対人関係のパターン，顕著な抵抗と防衛，葛藤と妥協形成の表れ，そして転移と逆転移である。私たちは，治療者のフォーミュレーション，治療者の介入，患者の反応，そしてその結果として起こるフォーミュレーションの進化をたどっていく。最後に，患者の個人的精神内界の発達と，彼のパニックの経過について解説する。この患者の治療は，パニック焦点型精神力動的心理療法－応用領域（PFPP-XR）の三つの局面――治療初期にパニックの引き金を同定し，中盤に精神内界の葛藤に対処し，そして終盤にかけて終結に取り組む――を幅広く提示しているが，これらの局面がどれだけ重なり合っているかについてもまた提示する（中盤におけるパニックの引き金の同定と終結の取り組み，その間ずっと精神内界の葛藤に対処する）。

　PFPP-XRでは，パニックの引き金と特定の不安症状は，パニックと不安の発達に関して重要な手掛かりを提供し，最初の精神力動的フォーミュレーションの良い出発点にすることができる。長期的な精神力動的心理療法では治療者が精神力動的なフォーミュレーションを形成するのにもっと時間をかけるかもしれないが，PFPP-XRの治療者は直ちにフォーミュレーションに取り組み始めなければならない。治療者は，どの葛藤，防衛，あるいは感情がパニックと他の不安の発達にもっとも重要であったかを見きわめる目的で，複数の領域に及ぶ質問の仕方を探す。治療者はまた，本マニュアルに詳しく記述されている

不安症の葛藤と防衛についての情報を用いるが，それらをその患者の素材にかたくなに押し付けないように気を付けている。特定の力動的主題や治療的アプローチはこれらの患者に共通するが，治療者は患者個人へのアプローチにおいて柔軟である必要がある。

最初のフォーミュレーションと介入

　精神力動的フォーミュレーションを"組立てる"ことを始めるために，治療者はＡのパニックの引き金，治療を求めた理由，そして治療者と部屋にいる際のふるまいに注目した。彼女（治療者）は最初の２回のセッションで彼を不安およびパニック状態にする状況について聞くと，彼の不安に関係する可能性のあるいくつかの力動を検討した。

- 不安とパニックは，彼が家を離れて"安全な家の外の……どこかの間"にいるときに出現し，彼の娘イザベルが成長しより自立していったときに悪化したと彼が言ったことから，彼女はこころの中で症状の出現はＡの分離不安と関連しているのではないかと考えた。
- 彼女はＡの自身の無力さへの恐れとパニックとの関係を検討した。彼がうまくやらなければならないと思ったとき，彼が一家の稼ぎ手として不十分だと感じたとき，そして彼が説明したところの"大人のふりをした小さな男の子"のような気持ちになったときに，彼の発作は出現した。
- イザベルの人形をひったくったことと，それに続けてひどいパニック発作が出現したことが，Ａが治療を求める最終的な動機づけになったように，治療者はＡの怒りが彼のパニック発作においてどのような役割を果たしているのかを知りたいと考えた。パニック発作はしばしば，彼がやりたくなかったことを他の人たちからの要請でイライラしながらやることで引き起こされた。
- 治療者は，これらの初期の面接の間に，Ａがいかに彼自身の感情から離れているようであったかに気づいた。彼の話はとても悲しいものだったが，彼の感情は消されたようであり，特に彼の不安とパニックは彼のこころが

自由に思いを巡らせられるときに悪化し，彼が瑣末なことや雑用に気を取られているときには軽快したと彼が報告したことから，治療者はパニック発作がAが彼の感情の深さを自分自身に気づかせることの不快感とつながりがあるのかどうかをじっくり考えさせた。

Aの自身の感情からの分断を取り扱う

Aは最初の数セッションで"地に足がつかない"気分について話した。彼の母親の死後の当惑，無力感，麻痺についてである。彼は彼女を失ったことでほとんど泣いたことはなく，その上彼女との小さい頃の関係についての詳細の多くを忘れていた。セッション中でさえ彼はいかに自分が無感覚であるかコメントしたが，彼女を失ったことを話すときに彼は少しの間わずかに涙ぐんだ。彼は男らしく見せようとしながらも，大抵はまるで威勢のいい男の子のような役割を担っていたことを語った。彼は"偽物"のように感じることについて話した。治療者はAの話の悲しみの深さ，彼の悲しみを回避する情熱，そしてAの人生の早期の物語における層の複雑さと逆説にこころを打たれた。治療者はこれらの主題と詳細をたどり，Aが聞きやすいと思われる彼女の理解の諸側面を探すことを始めた。彼女は，Aの悲しく恐ろしい記憶，情緒，そして空想の否認が，彼が説明した"偽物"になる感覚を助長したと考えた。彼女はまた，彼のパニックの一部は，彼の感情がわからない感覚と彼自身のこころを知らない感覚によって増長させられたと考えた。

Aの過去を詳細に掘り下げて調べるよりも，治療者はまず彼の自身の感情との断絶，そして（彼の涙から）彼が感じていたように思われたものと，彼が体験していたと言っていたもの（無感覚）との食い違いに対処することを選択した。彼女がこうしたのは，この抵抗がパニックとつながっていたと考えたためだけでなく，彼女が彼の現在の気持ちからの明らかな距離とそのような距離の明確な必要性を検討するまで，この防衛と抵抗がAの記憶し，関連づけ，そして彼が言った以外のことすべてに関する情緒的意味を理解する能力を妨げるかもしれないと考えたためだった。治療者はAに，過去，そして現在の，彼の母親の死にまつわる破滅的な出来事のほとんど涙ながらの回想と彼の無感覚

との対比を指摘し，Aに彼がユーモアと見せ掛けの虚勢を用いて悲嘆と喪失といったきわめて重要な感情を回避しているようであったことに言及した。

Aは，彼の悲しみが"姿を見せた"と聞いて驚いた。彼が治療者が同定した防衛に注意を向けるようになると，いくつかの主題が浮かび上がった。彼は母親が亡くなったときの深く圧倒的な喪失と悲嘆の経験について述べ，彼は途方に暮れて脅えたと言った。彼の連想は，これらの情緒が脆弱感，壊れやすさ，そして不全感を引き起こし，彼は自分がひ弱でも無力でもなかったことを彼自身と他の人に納得させようとして，これらの感情を偽りの安心を与えるユーモアと虚飾で隠そうとたことを示唆した。

Aは，自身の感情について話すことを一切許されなかったと言った。彼は，誰も彼の感情を大事に思っておらず，それらの感情は口に出すことはできなかったと述べた。彼の母親が病気になってから，家族は誰かの気持ちについて話すことを避け，Aはそれらの感情を扱う方法は，それらに対して彼自身を鋼鉄で覆い，彼自身がそれらを管理することだと推論していた。その結果，Aはしばしば無感覚と混乱を経験した。治療者は，Aの悲しみ，悲嘆，そして恐怖の抑圧，および彼のこれらの感情に関する断固とした沈黙が，パニック発作という形でのこれらの感情の出現をさせやすくしたと推測した。それは，彼がいくらかの欲求不満や恐怖，大切にされることへの願望を表現することができる唯一の方法だったと考えられた。

治療者は，Aがどのようにして悲しさと弱さを結び付けたかを浮き彫りにし，悲しさと何かを必要とすることを経験することを自身に許すことは，彼を無力で不安に感じさせるようであったことを伝えた。彼女は，彼の感情の状態を回避し，その上他者が彼の悲しみに気づくことからそらすために冗談を言ったり，気取った態度を取ったり，言い争うことは，自身を強気にさせる試みであったように思われたことに言及した。このことが共感されると，彼女はパニックの引き金を織り込むために自身の見解を広げ，Aが激しい感情を抱かずにはいられなかったときのように，彼はこころがとりとめなくなったときに同様の不安を経験していた可能性があったことを示唆した。彼女は，彼が冗談で悲しみを払いのけることと，忙しい仕事で自身の気を紛らわせようとすることで他の感情を追い払うことを比較した。Aはこれのことには頷けると言い，彼のこころの働き方についてより興味を持つようになった。

Aがこれらの防衛とこれらの必要性の一部を理解し始めたことを治療者が感じ取ると，彼女はそれらの影響のいくつかについて深く掘り下げた。彼の陽気さと，自身のこころを忙しくして感情を抑圧する努力は，彼の脆弱なところがあるという感覚を一時的に小さくしたが，彼に偽物と孤立の感覚を残し，最終的には孤独になることをより不安にさせた。治療者は，Aの不安を回避する努力は，ある意味では新しい不安をもたらし，パニック発作への脆弱性を増大させたことを指摘した。Aはこの説明を納得ができるものとして同意し，これによってどこか安心した。彼自身の思い出を彼が自分で語るのに耳を傾けると，彼が自分のことは自分で対処するというやり方を選択した起源に関するいくつかの考えが明らかになった。特にこれらの防衛の複雑な機能に対する彼の理解の深まりを踏まえ，彼は自身の感情に違った形で対処することを熟考することができた。

　治療者は，これらの早期の探索における気分を楽にする効果は，一つには彼らが彼を怖がらせ，弱らせ，制御できないように感じさせるような感情であってもAに再びつないだために起こったものと認識した。Aのこころについての治療者の関心と，彼の経験を彼女に話すように促す彼女の働きかけもまた気分を楽にさせるものだった。彼のパニックにおいて彼自身が果し得る役割を認識することによって，彼は治療がより強いコントロール感をもたらしてくれると想像することができた。これらの介入はAの防衛の影響を区切ることを目標にしており，それらは部分的に，治療者が彼の悲しみをわかってくれたという彼の驚きにつながった。彼女の気づきへの彼の驚きは，"突然"やってくるパニックの経験と酷似していた。

　自身の感情を経験することを回避しようとする彼の試みについて彼らが話し合い，結果について検討すると，Aはもしかしたら彼のパニックは空虚さを埋めていたのかもしれなかったことを示唆した。Aの見解は，パニックがたとえば"水の中"といったような，単に外的な状況によって引き起こされたものではなく，彼の目的に役立てられたことを十分に理解する彼の能力を示唆した。このことはまた，彼の不安の意味の探求において治療者と協働することを彼に提示した。パニックが潜在的な情緒的欲求に尽くしていると見ることのできる彼の能力はまた，彼にとってパニックよりもより強い情緒的な脅威をもたらし，部分的にパニックそれ自体の原因でもあった，彼の人生の回避された側

面のいくつかを探求する準備がAに整ったことを治療者に教えた。

　Aの洞察は，彼のパニック発作における彼自身の情緒的役割に関して育ちつつある気づきに語りかけた。彼が自分自身のことを無意識的に発作を望み，彼の感情生活のより不快な他の側面を経験することが発作と同じように恐ろしかったと見なせるようになると，彼は自身の精神内界の欲求のいくつかをやりくりするために無意識的にパニックを用いていた可能性を認識し始めることができるようになった。彼はまた，自分自身がそれらの欲求を満たす新しくより適応的なやり方を見つけ出す能力を発展させつつあると見なすことができた。自身のパニックは空虚感を埋めていたというAの認識のひらめきは，もしAと治療者が"空虚感"を理解することができ，それを異なるやり方で埋めるよう彼を支援することができれば，彼はパニックなしに生きることができるかもしれないという暗黙の希望をもたらした。

　したがって，治療者の最初の解釈的な試みは，突出した抵抗に対して早期に直接的に対処することだった。Aは，彼の幼少期の経験の中にあるこの特有な防衛の起源（生死をさまよっている母親，あるいはその後妻を失った父親を動揺させてはいけないからしゃべらない）を連想し，この習慣的な選択を大人の観点から新たに見ることができた。かつての適応と葛藤の解決方法は，彼の処理のレパートリーがもっと限られていた人生の早期の段階に彼が無意識的に選んだものだった。彼の適応は，彼の子どもの頃からの考え方の特徴に穴を開けた。彼は自身の感情を抑圧することが，それが不適応的で子どもじみた防衛の限られたレパートリーに起源を持つものであったにもかかわらず，反射的なものになったことを理解することができた。彼の防衛がどのようにしてある意味では彼を守り，他方では逆効果となったのかを見ていくことは，パニックを生じさせにくい，精神内界の圧力に対するより新しく，より成熟した繊細な適応への可能性を開いた。これらの気づきは，AにPFPP-XRがどのように機能するかを知らせた。それはまた，彼の孤独感を減らし，対人関係を築くことに期待感をもたらし，気分がより落ち着くのに役立ち，それらはすべて彼の不安に対する現在進行中の主要な要因のいくつかを減らすことに貢献している。

A の葛藤的な怒りを取り扱う

　最初の数セッションでこの仕事が展開しながら，同時に別の一連の感情が明らかになった——それはAにまん延する怒りだった。最初のセッションで早くもAは，治療者に個人的なことを質問した。治療者は，そのような質問に直接答えることが役に立つとは彼女には思えないと返答した。彼が苛立つと，彼女は彼の欲求不満に共感し，彼女がそのような質問に答えなかったのは，何が彼にこの質問をさせたのかを彼らがより上手に言葉にするのを不明瞭にすることがあるためだと説明した。彼女の答えよりも，彼の治療者に対する感情と空想への焦点化は，価値のある情報を生み出した。彼女はAに，彼の疑問を自身の考えと懸念をより詳しく理解するための道具として用いるように働きかけた。

　この説明に続くセッションの中で（2番目），Aは入ってくると，腹立ちをあらわにし，「さあ，基本ルールをはっきりさせよう！」と叫んだ。治療者に苛立を感じることの関連で，Aは彼が外で水遊びをしていると，すでに病気だった母親が彼に宿題をするように言った話をした。彼が彼女に「潜る練習に忙しい」ためにやりたくないと言うと，彼女は「あなたは私の息子よ。あなたを愛しているけど，ときどきアルベルト（Aの友だち）が私の息子だったならって思うわ！」とうっかり口走った。このようにして，Aは彼の怒りを表出することを拒絶されることへの予期と関連づけた。

　治療者は，治療の最初から彼女自身の逆転移に気づいていた。彼女はAの壊滅的な喪失について悲しく思い，彼を慰めようとする衝動に意識的になった。彼女は彼に感心し，彼のことを好ましく魅力がある人だと思った。これらの反応があったにもかかわらず，彼女が彼の慰めと共感への欲求に焦点を当てたかったことから，彼女はAとのささいな勢力争いに容易に巻き込まれ，身を引き裂かれる思いもした。彼女は治療を通してこの引っ張られるような感じを何度も経験し，しばしば彼が彼女のことを遮るように感じた。時がたつにつれて，彼女は彼が彼女のことを遮るのを止めさせるのに自身がだんだんとやかましくなり，しかしその一方では思わずセッションの終わりに彼に追加の時間を与えていたことに気づいた。彼女が自身の反応を検討すると，Aはさらな

る世話を支持しながら，一方では治療者のより思いやりのある気持ちを回避もしていたことに気づき，彼女はAが強気でいるためにAが自身の欲求の否認していたこと（それは，彼らが話し合い始めていたことだった）に関連づけながら彼女の反応を理解することができた。彼女は，彼がこれらの争いの中に彼の人生にかかわるあらゆる人を引き込んだように，彼がどのようにして彼女を支配権をめぐる小さな争いに引き込んだかに気づくことができた。彼女が折に触れて彼の彼女に対する不機嫌なふるまいによって共感が妨げられ，彼女の方としてはそれを取り戻すのに余分な努力が必要とされることで，彼女は彼の話から，彼には他者を敵に回し，彼がとても欲しがっていた安心感を彼自身から剥奪する習慣があることを理解した。彼女は彼の妥協を，彼のパニックだけでなく，彼の慢性的な悲しみと孤独の基盤の一つであると理解し，彼女の逆転移への暗黙の気づきをこの広範囲な関連づけと彼の不安の多様なつながりを探索する上での指針として使用した。

　治療者は，"ルール" に対する A の怒りは利用可能なほどに意識的なものであると考え，部屋の中での A の怒りの出現は，それが治療の進展を妨げないように，それに素早く対処する必要があると治療者に感じさせた。"ルール" を巡る転移の中で即時的に湧き出た支配権を巡る争いは，A の母親とのこのような喧嘩の記憶の中にも，彼に治療を求めることを促すのに十分なほどに彼を怖がらせた娘のイザベルのことで示された彼の怒りの中にも，そして，彼の日常生活におけるさまざまな交流についての彼の描写の中にも現れた。A の気性のことが彼が治療を求めた理由の一つであったことから，治療者は彼が自身の彼女への怒りの反応を探索することを受け入れるだろうと感じた。治療者は，怒りのマネジメントに関係するテーマに注意を払うことを続けた。

　セッション3と4では，A は親戚との腹立たしいもめごとについて話すことに多くの時間を費やした。彼は義理の兄弟のキャビン・クルーザーを改装しようと身を粉にして働いていた。彼は，他の誰一人として彼の能力や努力を重要に思ったり感謝したりしていないと感じていた。ある時，A は自分の意見を率直に直接的に表明し，偽の気配りをされる小さな子どもとしてではなく他の男性たちと同等にかかわりたいと述べた。彼は，「私は彼らと個人対個人として，大人対大人として，隣り合って，至近距離で（hand to hand）いたいんです」と言った。治療者はこれを言い間違いであり，A は "手を取り合って（hand in hand)"と言おうとしたものとして聞いたが，"至近距離（hand to hand）"の持つボクシングのニュアンスはAの大人でいることの連想として彼女の中にファイルされた。彼女はこのときにそれに触れることは，彼の連想が人間関係を戦いの機会と見なす彼の見方に沿っていたように，少なくとも同じくらい実りの多いその他の素材を邪魔するかもしれないと感じた。彼の男らしくありたいという願望は彼が恐れを抱いた攻撃的な空想に関係していたように，この言い間違いはAの怒りの感情にまつわる苦悩を示すものだった。

　Aは，彼の怒りが彼を拡大家族（と他者）から遠ざけ，彼の大切な人とつながる努力を弱体化させたことをさまざまな方法で説明した。これらの見解を，自分が反抗的になりすぎて両親が耐えるのが困難になったというAの陳述とつなぎ合わせ，治療者はAの注意を彼の怒りに向け，彼は激しい怒りを表現する恐れから彼自身への怒りを遠ざけ，"（他者）には耐え難い"ものにしているように見えることを指摘した。

患者：会話の中で，私が言うことが誰かにとっては攻撃的なものになるかもしれません。私は，自分が誰かに歩み寄って「おい，でぶのずぼら。さっさとけつを上げろ！」と言うんじゃないかと心配しながら歩き回ってはいません。

治療者：あなたはまるで，特にあなたが怒っているときに，自分の本当の感情を出すと，他の人たちはあなたのことを軽視し，傷つけ……見捨てさえもするというように，あなたに怒って反応することを危惧しているような印象を受けます。あなたがいかに母親に対して怒っていたかを彼女に知らせたとき，彼女はあなたに別の息子が欲しかったと言いました。その後すぐに，彼女は亡くなりました。私には，あなたが自らの怒りを出すことに関してどんなに心配していたかがわかります。その影響の一つは，あなたはたとえば妹や彼女の夫に助けを求めるというような，状況を変えるかもしれないことを言わないことです。あなたはひどく怒ることなくそれを言うことはできないのではないかと危惧しており，したがってあなたはそれを言わず，その結果あなたは憤慨し孤立したままの状態でいるのです。あなたは物事を押し隠して，そして自身の怒りに関してさらに不安になるのです。

患者：まさにその通りです！

これが早期のパニックに焦点づけたフォーミュレーションの例である。治療者はパニックそれ自体に言及していないが，彼女はＡの自身の怒りへの恐怖と彼の進行中の不安を関連づけた。それは，彼の怒りへの恐怖と彼のパニック発作のつながりを理解するための基礎を固めるものだった。ここでの主要な介入は，治療者がＡの目を彼の激しい怒りに向けさせ，彼にそれについての話し方と，彼の感情が隠されるよりも彼女との間で話し合われることができるという感覚を彼に与え始めたことだった。彼女は彼の自身の激しい怒りへの恐れを強調し，その起源を明らかにするために，それを彼の母親との早期のシナリオに結びつけた。彼女は，母親が彼が想起した喧嘩の直後に亡くなったことから，彼は自身の激しい怒りの感情を彼の母親の死と結びつけた可能性があったことを提示した。最後に，彼女は彼の目を，彼の怒りに対する自身の防衛的抑圧が彼の愛着に与えた影響に向けさせた。それを型にはめることなく，けれどもそれを彼に葛藤として明確にするように，治療者はＡの"本当の感情"――この場合は怒りを表現することの難しさに本質的に取り組んだ。彼の望みは，怒りを表現できるようになることだった。彼の恐れは，彼が母親のことを傷つけたと感じたように，他の人を傷つけることだった。そして，彼が母親に怒ると母親が違う息子が欲しかったと言ったときに彼が感じたように，愛されず見捨てられる，あるいは攻撃されることだった。彼の（不完全な）解決策は口をつぐむこと，彼自身を孤立させること，または彼の怒りを効果的に表現しないで済むもめごとに首を突っ込むことだった。治療者は，葛藤解決のためのこの特有のやり方の結果（彼は必然的に孤独感と疎外感を抱いた）を見るよう彼を支援した。彼女は彼に，この彼の葛藤的な欲求の解消は選択を象徴しており，それによって彼の本当の感情を表現すべきか，そしてどのように表現すべきかについてのより適応的な選択を検討する選択肢を暗黙のうちに彼に与えることを示した。

　Ａが自分の治療者が彼の怒りに耐え，その怒りのために彼女自身を遠ざけることがなかったのを目の当たりにしたことで，彼は母親への自身の怒りについて治療の中で包み隠さずに話すことがより楽にできるようになった。彼は自分がおとなしくて従順でなければ，母親は彼のことを愛さないと感じていた。したがって，彼はいつも"愛情あふれ，優しく，協力的"であろうと試み，そうすることで母親とその他の人たちは彼の怒りのせいで彼のことを拒絶するこ

とはないはずだった。治療者は彼に，彼の怒りを抑圧して協力的にふるまうことで（防衛反動形成の一例，第3章および10章を参照）彼自身や他の人たちに彼のことを優しくて好感が持てると見せることができても，それは彼に身動きが取れない感じ，力を奪われる感じ，そしてさらに激しい怒りを残すことを示唆した。彼女は，"ごまかしている"という彼の感覚に貢献している彼の偽りの装いは，冗談ではぐらかすことで自身の悲しみを否認する彼の試みを伴っており，彼に孤独感を残したことを示した。この反動形成の使用は，その無意識的動機づけは空想の中の母親と他者に付着したままでいることをAに可能にさせたことであり，最終的には彼により強い孤独感を残し，その結果としてパニックに対してさらに脆弱となった。この一連の介入は，Aに自身の感情をより受け入れ，そして徐々にもっと本物の自分でいることに自由になることを促進した。この作業は，Aが他者と疎遠になることなく，欲求や怒りでさえ表現し得る方法についての話し合いの火付け役となった。

　この状況において，Aは治療者に，彼女が彼に何について話したがっているのかを尋ねた。治療者はこれを，彼らが話し合ってきた勢力争いの一側面のエナクトメントと見なした。その中では，Aは自分が話し合いたいことを持ち出す主導権を取るよりも，受動的で従順あるいは"おとなしくてかわいく"あった。彼女はAに，彼が彼女に話題を選ぶ支配権を譲っていたことを指摘した。

患者：ここにやって来て，話したいことはあります。怒りです。私は怒りを感じ，それを抑えています。私は考えていることをしゃべりません……。それを出す代わりに，私はそれを内に秘めておきます。
治療者：あなたは，まったく同じこと（彼が彼女の意見に従うことを指して）をやりながらセッションを始めました。

　治療者は，Aが自身の欲求と自身の意見を満たす欲望にさんざん葛藤したときに，Aの彼女の望みに従う傾向に言及した。彼女は，彼の重要な対人関係のすべて——最初でもっとも重要である母親と，またイザベルと，シルビア（彼の妻）と，そして今治療者との間において，ルールと権力争いという主題がどのように出現しているように思われたかを指摘した。彼の二個一組で構成

される視点は，彼が従順になることができて他の人から愛されると，その場合彼は不快になり憤り，あるいは彼がコントロールを握り，他者による怒り，見捨てられ，そして人間関係のリスクを負うかもしれないという考えのいずれかを伴う。彼自身と彼の人生における重要な人々との間に常にある根本的な避けられない亀裂の解明は，彼になぜ自分がそれほどまでに慢性的に孤独で愛されないと感じたのかをより明確に理解するのに役立った。このときには，彼女はそれを葛藤として明白に表現した。

> 治療者：あなたはルールに従いたいようです……。あなたはとても良い人でいたいし，すべてを完璧にこなしたいのです。一方で，あなたは自分のやり方で——「ネクタイを緩めて」（Aの言葉）物事をやりたいのです。あなたはそれが（これまでに探求してきた理由によって）できないと感じています……。あなたは自分の欲求を抑圧し，他者に従います……それがあなたに怒りの感情を残すのです。あなたはそれによって私にさえも腹を立てました。私は，この葛藤があなたの不安の多くの根底にあると思います。

彼らは，この葛藤がどのようにして「いずれにしろ私は負ける」と彼がわかってしまうような対人関係の状況を作り出すのかを見ていった。このやりとりは，彼の怒りが彼らの関係性も同様に壊しかねないことへの彼の恐れを彼らが探求するための扉を開いた。

この例では，Aの怒りについてのこれまでの作業を基礎として，治療者はAのパニックの主要な一連の感情であり，Aが彼女と話し合うことに耐えられると思われた中核的な葛藤を構成する感情を選んだ。彼女は彼の願望（彼の欲求を満たし，彼の真の情緒を聞かせる），彼の恐れ（彼の感情が人を殺すかもしれない，または少なくとも彼らを怒らせ嫌悪させる），そして彼の願望（口をつぐむ，従順でいる）に対する無意識的防衛を詳しく説明した。彼女は彼に，この防衛がいかに恐れていた結果を回避し，しかしそれ自体の結果を生み出したこと（本物でない，愛されない，孤独，そして怒りっぽいという感覚，さらに"無感覚"さ）を示した。彼女はそれから，転移の中におけるその葛藤の最初の明確な証拠をつかみ，彼らの愛着の中でそれがどのように活性していたかを詳しく説明した。彼女は，この特別な結びつきのあり方と，付随する他者に

対する空想と感情を，彼の人生における過去と現在の両方のいくつもの他の人間関係により広く関連づけた。転移空想の観点からの抵抗の説明，抵抗の発展，幼少期の体験の中の空想の起源，そしてこれらの空想と他の人間関係のつながりは，PFPP-XRにおいて非常に重要な統合的つながりの例である。

　PFPP-XRの主要な特徴は，パニックと不安に潜在する葛藤を明らかにすることである。なぜなら，二つの同等に満足できない選択肢の間で身を引き裂かれる思いをする現象——結果として選択または制御の欠如の感覚を伴う——は，不安に大きく貢献するためである。葛藤のそれぞれの枝への理解が鍵であるが，患者に身動きが取れず否応がないと感じさせるように，異なる情緒と空想がどのように組合わさるかについての概観は，パニックを理解するためにとりわけ重要な手段を提供する。この恐怖が最初にどのように発生したか（Aの母親は彼が彼女に反抗していた思春期のなりたての頃に亡くなっており，彼の10代のこころは彼の自己注目と彼女への激しい怒りおよび彼女の死の間に思いつきのつながりをあてがった）についてのより十分な理解は，彼のパニック症の事例に潜在する空想生活に関するより良い見方を提供する。彼の防衛についてのより十分な理解は，この見方に対する同様の深化をもたらす。Aと治療者は共に，彼の"口を利かない"ことは，母親が彼に求めていたと彼が考えたものを彼の成人期において繰り返しているのであり，それは母親が亡くなったときの微妙な家族の平衡を乱さないようにするために彼は自分の感情について話さないようにそれとなく指示されていたという彼の確信と似ていることを後に理解した。

　Aは，まとまりのない区分化された感情生活を送った。彼の防衛は，彼の一連の情緒の装いに対する意識的気づきから彼を保護する働きをし，彼に変わりやすい当惑感，断片化された感じ，一貫性のなさ，もろさ，そして本物でない感覚を残した。治療内外の彼の関連性のある願望，恐れ，そして防衛，それらのいくつかの起源および彼の人生を通しての人間関係における結びつきの文脈づけは，Aに彼の内的精神生活のまったく異質なものから構成される要素をよりまとまりのある理解へと統合する機会を与えた。このプロセスが生じるにつれて，彼は内的世界の中でもっとくつろいだ気持ちでいられ，不安とパニックが減少することへのかすかな希望を見出すようになった。彼はこれらのつながりを作り同定することに徐々に熟練していき，自身の抵抗はありながらも，

これらの努力の価値をすぐに受け入れた。不安症を持つ他の患者には，彼らの不安症状に対する感情と空想を関連づけることの有用性を理解するためにより詳しい説明が必要になるかもしれないが，ここで A への支援として解説した技術はこれらのケースでも役に立つだろう。

A の罪悪感を取り扱う

彼らが A の勢力争いの誘発とそれ以上の相互作用の回避による結果について検討すると，彼は特に母親に対する自身の怒りに関する罪悪感について話した。A は彼の母親が病気のときに，自分が彼女により優しく，より理解を示し，そしてより面倒見よくなれなかったことがいかに申し訳なく後ろめたいかを熱っぽく語った。治療者はこの素材の出現を A が親密な愛情のあるつながりを楽しむことを自分自身に許さないことの連想として理解し，彼が話していた罪悪感が責任の一端を担っていたと推察した。彼は，自分が普通の思春期のなりたてで羽を伸ばして反抗していただけなのか，それとも自分の死にかけている母親に対して身勝手で非情であり反抗によって彼女を殺したのかを見出そうとして，彼の感じた苦悩について語った。治療者は，A の不安の多くは，破滅的な喪失に直面した青年期の若者としての彼のふるまいに対する罪悪感と自分自身を許すことへの罪悪感と葛藤とのつながりの中に生じたことを指摘した。彼女は，彼がどんなに恐怖におびえていたか，そして自身の悲哀をどのように和らげればよいのかについてどれだけ不確かであったのかをよく考えるよう強く促した。彼は治療者の質問によってつかえが取れたように感じ，彼がとても嘆かわしいと感じてきたふるまいは"ただの小さな子ども"のふるまいにすぎなかったことを認識した。次のセッションで A は，「最後の面接の後で，私は自分の中の小さな子どもに話しかけている大人で，大丈夫——あなたはまだほんの子どもだったと言っていて，自立とは一体何であるのかを見出そうとしていたんだと気づきました」と言った。

A は彼自身についてよく考え，一歩離れて彼自身の行動と動機を検証し，そして反復される不可解な行動の根本的な情緒的理由を探求することができるまでにだんだんと成長した。治療者は，自身で PFPP-XR の技術を使い始めるこ

とを彼に可能にしたいくつかの変化は以下のように考えた。

- 治療者が，彼が以前に経験したことがないやり方で，どのように彼の情緒を聴きいたかを明らかにする。
- 彼に自身の感情状態のより安全な検証を可能とした，彼の怒りおよび他の感情に対する高められた認識と耐性。
- 彼の激しい怒りの破壊性および彼が自分の母親を殺したという空想に関する，低減された罪悪感と恐れの感覚。
- 新しいかかわり方の認識。

彼が自身の感情と空想のいくつかの意味を理解するにつれて，彼は自分自身を落ち着かせることができるようになり，彼の中の大人の自己のイメージで象徴された新たな能力はいまや彼の中の精神的に打ちのめされた子どもを慰めることができるようになった。

彼の母親の喪失と構造の必要性を取り扱う

この作業との関連で，Ａの権力争いの傾向の新たな側面が現れた。彼は自分の妻について「強いラテン系女房」と話し，彼女がいかに責任感が強く厳格であったかについて言及した。治療者は，彼にとって強い女性と結婚することが重要であったとの彼の発言の含みを指摘した。

> 治療者：あなたは，家族をまとめ……あなたを家族と引き合わせ……あなたが失っていると感じている一定の構造をあなたに与える強くて支える女性（女房）と結婚することがあなたにとって重要だったと言っています……それはあなたの母親が亡くなったときにしっかりとした土台をなくしたというあなたの気持ちに関係しています。
>
> 患者：そのことに疑問の余地はないと思います！

治療者は，Ａがセッションの中でそのような土台と同じものを彼女に期待

しているように思われたことを指摘した。彼は何について話すべきなのか？ 彼はしかじかのことばを正しく使えていたか？　彼女は，Aが安心感を得られるために"決まりごと"がいかに重要であったを明らかにするために，治療関係における決まりごとをめぐる葛藤についての彼女の初期の概要説明を足がかりにした。一方で彼はその規則に非常に腹を立て，そして他方ではそれらの構造を強く望んだ。

　　治療者：実際に，あなたの不安発作の多くは，あなたがあるものから離れるとき
　　　　　に起きています。それは――
　　患者：ストラクチャー（構造）！

　彼らが，彼の葛藤についてのこの新しい視点に目を向け，すべてが厄介な選択肢の間で引き裂かれた気持ちがどのように彼の不安をあおったのかを見ていったことで，Aは自分がルールや基礎知識の体験の仕方のかつては無意識だった側面を意識するようになった。治療者が彼のパニック発作は彼が"こちらでもあちらでもない"ときに起きていたことを示し，患者はそれは彼の母親が亡くなった後に彼がまさに感じたことであったとの考えにふけった。この介入は，患者と治療者にAのパニック発作を母親を喪失したことの彼の情緒体験に結び付けることを可能にした。治療者は，パニック発作は一部には心的外傷的な喪失を再体験することだと言うことができ，それは彼が自分自身に許すことのできなかった喪失への悲嘆のあり方であったことを示唆した。
　PFPP-XRでは，反復される思考，信念，空想，または葛藤解決のやり方がパニックあるいは不安を悪化させているように思われる場合，治療者は患者のその空想，思考，または感情のネクタイを緩める方法を探さなければならない。ワーキングスルーの過程の中で，治療者は，患者と不安症状のさまざまな意味および症状が果たす多様な役割，そしてより適応的な何かよりもむしろ不安が患者の葛藤解決であることの理由を明らかにするために一緒に作業する。

　　患者：まるで私はその知識を欲しているような気がしていますが，でも私は母親
　　　　　が生きていた頃にいた場所に戻るのが怖いのです……。私はそれらの感情
　　　　　を体験することが怖いのです――私は自分自身に安心感をもたらすことが

怖いのです。なぜなら，私はそれをまた失うかもしれないからです。それをまた失ったらどうしましょう？

　Aが不安感を否定することへの彼自身の欲求に目を向けるようになると，彼は自身の遂行能力に対する欲求と不安感を認識し，自分の力不足への恐れについて詳しく話し始めた。治療を通して，Aはしばしば自分自身のことを無力で，子どもじみていて，不適格だと説明した。この彼自身への見方は，一部には彼があまりに幼いときに失った，有能で，優しく，養育的な母親に対して彼が抱いていた極度の渇望と関連していた。Aのお母さんを持つ機会は痛々しく遮られ，彼は決して自身の悲しみの感情を解放することはなかった。自分自身のことを衰弱していると見なす彼の継続的な視点は，部分的には彼が外傷的な喪失を体験したときの無力な状態の記憶だった。彼の"小さな男の子"の態度も，彼がひどく恋しがった母親に空想の中でしがみつくための方法だった。それによって，彼は自分が（アルベルトのように）おとなしかったときの方が母親が彼のことを好いてたと感じたように，母親が愛していたと彼が考えた人物のようにふるまうことができた。それと同時に，彼自身を"おとなしい"ように追いやることで，彼は骨抜きにされる感覚，屈辱感，激しい怒りを味わった。しかしながら，彼自身を強い男と見なすこともまた，母がいない孤独感を抱く危険性を伴った。彼が経験したどの選択肢も破滅または見捨てられの予感と結びつけて考えられ，彼はこの見方の一群がどのようにパニックをとても起こしやすい状態にさせたのかをより十分に理解し始めた。これらの空想を明らかにすることで，Aは彼自身が他者に親しみを感じることによるリスクを負うことを含めた新たな可能性を検討し始めた。これらの努力は，彼の父親との関係におけるこれらの葛藤に取り組む基礎を築いた。

　これらの最初の8セッションの後，それまでは週に2から3回，1度に45分間（時折もっと長く）起こっていたAのパニック発作のエピソードはより少ない頻度，より短い時間に減少した。彼はパニックの感覚を有していたが，それらは数分と持続しなかった。彼が不安や，たとえパニックを有していても，彼は"それを大局的に見る"ことができると感じていた。

　第9セッションでは，彼はやって来ると，彼の不安に対する態度について「それはただの不安発作で，そしてそれは治まります」と言った。彼は，自分の家

族をより彼の生活に受け入れ，彼の子どもたちとより深く楽しみ，そしてより情熱的に妻と子どもたちに対する愛情を感じていたと話した。彼は彼らが一緒に遊ぶのを見ている状況を説明し，「これはただただ人生の奇跡です……素晴らしい，素晴らしいことです」と言った。彼はセッションに先立って「ストレスをこなす」ことで，自信が十分に育っていることを感じ取っており，それは彼の広場恐怖に対する大きな達成だった。

　治療者は彼に，彼の家族に対してより強い基盤を感じること，より自信を持つこと，もっと思い切ることに前向きになること，そしてパニック状態になることがより少ないと感じることは，すべてつながっていることを指摘した。パニックに焦点を当て，彼女は彼のパニック発作は彼が文字通りある所から別の場所へ"思い切って進む"ときに生じており，彼にとって思い切って進むことには意味があり（母を失った状態になることと，無能力になること），そして彼は外を自由に恐れることなく歩き回ることができているように，彼は今やその思い切りをそれまでとは違う形で体験していることを繰り返し伝えた。彼は，彼の新たな幸福感について話すことで，縁起を悪くするのではないかと恐れていることを認めた。治療者は，彼の内的状態の変化はある種古いあり方から新しいあり方へと思い切って出て行くことを象徴していたと述べ，彼の持続性の不安に焦点を当てた。その変化は，たとえ非常に苦しいものであっても，彼のよく知る親しみのある感情状態の安全性からの分離を示唆することから，彼がその変化に不安になるかもしれないのは当然だった。この解釈は，PFPP-XRの治療者がもたらすパニック発作と広場恐怖症状に関連した恐怖感と，患者の内的世界の経験との結びつきを示すものである。

　Aが自身の無力感と怒り，悲しみ，そしてパニックのつながりをより理解し，自分の治療者が彼の持続的な怒りと高まる自主性に持ちこたえるのを目の当たりにすることで，彼はすべての対人関係において怒りをそれまでとは異なるやり方で処理するようになった。彼は怒りが生じるとそれを表現することがよりできるようになり，したがって怒りが彼の空想の中で恐ろしいほどの割合にまで達することがなくなった。彼は自分自身を主張することがより楽にできるようになり，彼が無力であることに脅えることが少なくなった。彼は違う角度から自分は愛情を受けるにふさわしいと感じ，彼自身がより幸せで，より愛情にあふれ，そして無感覚ではないと感じられるようになった。かつてパニックに

よって"埋められて"いた"空虚感"は、いまや愛する者たちとのより豊かな経験によって満たされていた。彼と彼の治療者が話し合ったことを振り返ることで、彼は自分が不安になりつつあることに気づくと、もっと簡単に自分なりの関連づけができるようになり始め、彼はより迅速に自分自身を落ち着かせることができるようになったことに気づいた。彼の不安の強度は大幅に減少した。

分離と喪失の恐れを同定し取り扱う

　第9セッションの終わりに、Aは以前にイザベルに激怒してしまい、彼は自分と彼女の双方を脅えさせるやり方で彼女を罰してしまい、それが彼に罪悪感を抱かせたことを明かした。彼は仕事に出かけると、「これが彼女を見る最後の機会だったらどうしよう？」という考えに苦しめられた。彼がこのことを治療者に説明すると、彼は「この考えがどこからやって来るのかまったくわからないんです。この考えはどこから来るんですか？」とコメントした。治療者が彼に自問自答するよう強く促すと、Aと治療者はこの恐れを彼の母親が亡くなったときの彼の驚きと、彼は二度と彼女と会うことはないというつらい気づきに関連づけることができた。このつながりの明白さを彼が見ないのは、不安の問題のある患者に典型的に見られる相当に強化された防衛的断絶のもう一つの例である。
　Aは彼がどのようにして、イザベルが出掛ける前に、必ず彼女を抱きしめキスをして、彼女に愛していると伝えたかを説明した。最初のうちはイザベルはAを拒否していたが、その後は彼にキスをして彼女もまた彼のことを愛していると伝えるようになった。彼は自分の娘は決して、お互いに怒りを向け合うといった彼が自分の母親の死のときに経験した苦悩に苛まれることがないようにしたいと言った。治療者は、彼が母親との間でも感じていたことでもある、娘との"傷つきを癒す"ことに取りかかるよう勧めた。彼らは、これらの繰り返される喧嘩と和解が、どのように彼の母親を彼のそばに居続けさせ、彼の分離についての子どもの記憶を再体験させ、その後に母との間の亀裂を取り消したかについて検討した。彼は自分の母親が彼を置き去りにしたように娘のことを置き去りにしていただけでなく、彼の母親がしていたように娘が彼に腹を立

てるような状況を再現もしていた．今回はしかし，彼は彼が母親に伝えたかったようにイザベルに彼女のことを愛していると伝えることができ，そして彼女はAに彼のことを愛していると伝えた．それは，彼が母親から切に聞きたかった言葉だった．Aと治療者は，彼の母親への同一化に比べると，彼の娘に対する母親"転移"にはあまり焦点を当てなかった．Aは，自分が非常に特別な理由のために古い対人関係を創り出しており，彼の反復的な行為は特定の無意識的な欲求を満たしたとはいえ，それらは不適応なものであり，娘との不必要な争いを助長したと見なした．

　これらのAの母親との関係性における未解決の感情は，彼の不安についての際立った源であることを強く認識し，治療者はAが母親に関して癒そうとしていた傷つきについて立ち戻ってもっと話すよう強く促した．彼女は彼に，母親に何と言っておきたかったか尋ねた．彼は，痛みと恐怖の中にいる母親のことを癒したかっただろうと言った．治療者は，母親が亡くなる前に彼がそれをやろうとしていたいくつかのやり方を指摘し，そして今彼の娘を癒すのは，ずっと昔に彼がやる機会がなかったことをやろうとしているように見えることを付け加えた．彼は，一部には母親はよくなるだろうという"偽の期待"から，そして一部には彼女が死ぬかもしれないという考えによって彼女を動揺させるといけないということから，母親から抱きしめてもらわなかったこと，そして彼女のさようならにきちんとキスしなかったことの苦悩について語った．治療者は，彼が母親から言ってほしかったことを尋ねた．彼は，彼女に彼のことを安心させてほしかったと言った．彼は彼女に，彼の事を愛していて，いつも彼のことを考えていると言ってもらいたかったのであり，それは彼女がいつでも彼の力になり，側にいることだった．

　彼は母親が彼に愛していることを言えなかったのはどうしてなのかを考えた．治療者は，母親がそれらのことばをAに言わなかったことへの彼の苦悩を認め，彼に彼女がそれを言わなかった唯一の理由は彼女がそれを感じていなかったからだと信じているのではないかと聞いた．彼は，「自分の子どもを残して逝くことほどつらいことはない」という彼の気持ちについて話し，彼の母親にとっては自分がもうすぐ死ぬことを認め，彼が彼女に言って欲しかったことを言うことは，ただつらすぎたのかもしれないと述べた．治療者は，たとえ母親がそれらのことばを言わなかったとしても，彼女はそれらを深く感じてい

たのかもしれないという可能性についての彼の認識に注目した。彼は以前はそれらの考えを抱いた状態で心地よくなることができなかったのだけれども，彼はこのやり取りの後に安堵している様子だった。彼が自分自身のことをもっと早く落ち着かせることができなかった理由の一つは，彼が怒ってきたことに対する罪悪感と，彼が母親を殺したという心配にあった。苦痛，パニック発作，そして孤独が，彼の空想された罪に対する自己に影響を及ぼす罰だった。彼が母親の死につながる出来事に対するより十分な，より大人の見方を獲得し始めるにつれて，彼は自身の怒れる思春期の反抗について自分自身を許し始めた。彼は以前は御法度だったやり方で考え，感じ，自身を心地よくし始めた。

　治療者は，初期のセッションでのＡの言い間違いについて思い出した。彼が意図した通りに「私の母が亡くなったとき」と言うべきところ，彼は「私が亡くなったとき」と言った。彼らには当時それを検討する機会がなかった。この言い間違いだけでなく進行中のセッションについても考え，治療者は，彼がいつもの通り朝に家を出るときに（たとえ彼が戻ってくることかなりはっきりしていても）彼が感じた苦痛に満ちた恐怖は，彼とそのきょうだいを残していくことを強いられた母親の体験に良く似た体験であるというＡの信念を話題として持ち出した。このつながりから，治療者はＡは母親が感じていたと彼が想像したものを経験しており，これが空想の中で母親と再会する手段であったかもしれないことを伝えた。それはまた，彼が母親の放棄として間違って理解したことを空想の中で打ち消す無意識的手段でもあり得た。治療者は，苦痛と不安が彼の母親とどれだけ強力につながっているように思われるかを強調した。彼は，自分が常に自分自身に対して二重の役割を演じていることを認めた。彼は苦痛の中にいる人物であったのと同時に，苦痛を乗り切ろうとする養育者でもあった。治療者は，パニック発作との類似を指摘し，発作自体が彼の病気だった母親との同一化の手段であったことを詳しく説明した。彼は，「パニック発作が病気みたいなものなら，私はよくなるのではないでしょうか」，「私はこれらのパニック発作を通じて母親の病気を追体験しましたが，私は彼女ができなかったやり方で回復しました。このやり方では，私は自分でいくらかコントロールできます」と言った。彼はそれぞれの発作から自分自身を説き伏せると，彼は母親のことを救済したかったと望んだように自分自身を救済することができた。パニック発作は母親にしがみつき，空想の中で救済するための手段

だった。この洞察は，パニックの顕著な緩和をもたらし，悲しみと不快感も軽減した。

彼の母親に対する膨大な領域に及ぶ感情をことばにする代わりに，彼はそれらをパニック発作としてエナクトすることで対処していた。セラピーのこの一区切りの中で，A は彼が認めたり処理する機会がなかった，他の誰かに理解してもらうことがなかった，そしてより大人の視点から自分自身で理解する機会がなかった非常につらい感情について語った。この作業により，彼は自分が回避してきた母親への愛と強い欲望を感じることができるようになった。彼の中の母親イメージの目覚めは，一連の新しい恐れと空想を導いた。

喪失を回避する手段として，葛藤と疾患を同定する

次のセッション（10）で，A は妻が風邪をひいたことについて話した。また，彼はあくびをして，あくびが人から人にうつることについて述べた。病気と死への恐れは，A のパニックと不安の強力な基盤だった。他に扱うべきテーマがいくつもあったものの，治療者はこれらの連想を追い，A に子どもの頃に母親の風邪がうつる恐れを抱いたことを思い出したか尋ねた。彼はその恐れを否定したが，すぐに子どもの頃のペニスを失うことへの恐怖を連想し，この記憶が「どこからともなく沸き上がってきた」のがなぜだかわからないとコメントした。治療者は，彼らは彼の母親が身体の一部を失った後に高まったと考えられる彼の不安，特に感染について話していたことを指摘した。彼は，「今はとても明白に思えます」と言い，母親の手術の後に彼がいかに混乱していたかについて話した。彼は非常に強い恐れとたくさんの疑問を抱いていたことを認めることはできたが，しかし「私はそれらをまったく言語化しませんでした。私はそれらについてはまったく話しませんでした」

治療者は，これらの新たに思い出された恐れを，落ち着いた気分や開放的な気持ち，うれしい気持ちに関する以前のセッションにおける A の不安に関連づけた。彼女の考えでは，A のパニックは一部には彼の欲求は応えられることが不可能で，決して応えられることがないという確信から生まれており，彼は自分の周りの欲求を満たし，憤りと激怒，彼の怒りへの恐れ，孤独と抑うつ

を永遠に感じる人生に運命づけられていた。彼のパニックを食い止めるために，彼はどのようにして自分の欲求が満たされることを彼自身が避けていたのか，そして彼はどうして彼をひどく苦しめる苦痛な反復される対人状況を持続させるようにふるまったのかを理解する必要があった。彼が自分が良い気分になっていることを認識すると，ちょうど彼らが大きくて美しい家に引っ越したすぐ後に母親が病気になったときに彼が感じたのと同じように，その良い気分は彼から取り上げられた。治療者は，彼は尊大で子どものような"何もかも知っている"ような彼の陳述を思い出し，彼の強気さと自信は，"うぬぼれる"ことと同じことだと彼が考えていることを示唆した。彼は彼がとても強く欲しいと望み恋しがっていた信頼と安心の感覚を無意識的に回避し，対人関係が失われたり，"切断される"といったあらゆることを先手を打って阻止した。彼は，「それを失うことへの恐れのために，私はそれが発展する機会を与えなかった」と付け加えた。彼の反応は，「私はいい気分になれないことに怒っています。私は，安心を感じられないことに怒っています」というものだった。けれども，彼は自分が「～になれる」ことの責任を負っており，潜在する危険な影響について葛藤し過ぎたために，彼は自分自身の幸せを許すことができなかったことを理解し始めていた。

　治療者は次に，Aのパニックの日記をつけることの断固とした回避に注意を向けた。日記は，PFPP研究によって義務づけられていた。彼女の中にははっきりとしたフォーミュレーションはなかったものの，行動が持続していることから，これは彼女とAがまだ一部しか理解していない何かの継続的なエナクトメントであると彼女は考えた。怒りと反抗は，彼らのAのパニックへの理解の確かな中心であることを証明し，彼女はこれが抵抗にかかわっていると考えた。この行動は，転移の具体的状況におけるより広範囲の不適応な防衛の出現を表していた。それは，最終的にはAのパニックを増悪させる満足感の得られない愛着を促進した。治療者は，彼に自身の日記をつけることの回避についてどのように理解したのかを尋ねることでこれを追求した。彼がそれらについては放っておいて欲しいと腹立たしげに言ったときに，治療者は彼らの関係性に焦点を当て，Aが日記を持ってこないことに関する治療者の探索に対して彼は攻撃され怒りを感じているように見えたことを指摘した。彼は怒鳴られているように感じたと述べ，それはあたかも彼が責任感がないと言われたよう

であり，そして彼は実のところその感覚が好きだったと告白した。それは「昔，私がしょっちゅう怒鳴られていた頃のようです……懐かしい。それはほとんど育児のようです」と感じられた。彼は自分の妻が彼に怒鳴ることを連想し，「たぶん，私は喧嘩が好きなんです」と言った。

　Aは怒りの日記と共に第12セッションにやって来た。「セッションが終わって車で家に向かう，世界に腹が立つ。……邪魔するんじゃねえ。ルールに従うことに何の意味があるんだ？　……俺はいい子だった，それでもあんたは死んだ。くそったれ」治療者は，彼は自身の怒りを母親だけには向けなかったようであり，彼女のいるところで彼女に怒りを感じることが彼にとってはとても難しいようだったとコメントした。彼女は，ユーモアのある皮肉やとげのある言葉に隠蔽して，彼は自分で気づいていたよりもずっとたくさん彼女への怒りを示していたと述べた。彼がこのことを思案すると，彼は治療者が彼のことを治療から放り出すつもりであり，彼は他の治療で自分の欲求を満たさなければならないという空想に言及した。それは，ほとんど重要性を持たない即席の発言として彼が取り合わなかったものだった。治療者は，これは重要な感情の非常に意味のある表出だと思われることを強調した。彼女は，彼らが治療の後半に差し掛かるにつれて，Aは治療の終結に向けてより敏感に反応していたと考えた。彼女は，彼女が彼を治療から放り出すという彼の発言を短期の期限付きの治療に対する彼の怒りと表現した。彼女は，とても幼くして，そしてとても突然に母親を失った人は，彼が経験したのと同等の分離に対する痛みと不安，そして愛されることと愛着を持たれることに対する不安感を持ち，その人は治療を終えようとする強い気持ちを抱くとコメントした。彼は，「あなたのことばを借りると，"それは真実だとこころに響きます"」と応えた。彼は彼が自分自身のことを理解し，より深く物事を感じることをできるようになる上で彼女がいかに助けとなったかを伝え，治療が終わるときに彼は悲しみ動揺するだろうと述べた。それは先の彼の母親の喪失に似ていると彼は言った。彼は，パニック日記をやらないことが治療の終結を免れる手段になるかもしれないと考えたことを自ら述べた。

　治療者はAの憶測をすぐに理解し，Aが頻繁にさまざまな形で勢力争いを引き起こすのは，彼の母親との葛藤が彼女を関与させ続け，彼の不安とパニック発作が彼の空想の中で母親を生き続けさせたように，治療者を関与させ続け

る方法のように思われたことを示唆することでそれを一般化した。Aにとっては，彼が争いの中にいる限り，彼は（空想の中で）一人ではなかったと彼女はまとめた。彼女は，「あなたは，私をそばにいさせることができないことを恐れています。あなたは，私をそばにいさせる唯一の方法が，喧嘩を続けるかあなたが病気になることであることを恐れています」治療者は，Aが自身のパニックを軽減し，強みを見つけることを支援する新しい方法を探していた。治療の中途で，PFPP-XRの治療者はしばしば，患者が自身の回復のために必要となる不安に対抗する作業を続けることができるようになるために，取り組まねばならない特定の感情がある感覚を抱く。親密な他者との積極的なつながりを持ち続けることができるというのは，Aが取り組み発展させるのを治療者が支援するべき必要不可欠な能力であると彼女は考えた。

父親との競争をめぐる葛藤を取り扱う

　この時点で，治療者はAの父親についてほとんど何も聞かされてこなかったことに気づいていた。彼の初めてのパニック発作は父親と二人きりで過ごした休暇の直後に，彼の説明では「父親のような人」だったという権威のある男性と一緒だったというのがAが報告した唯一の状況の詳細だったように，彼女はその関係性はAのパニックに重要な意味を持つことを予感していた。彼女は彼の父親に関することがここまでは題材として不在であったことに興味を持った。彼女は，Aの意識的な去勢不安，性愛的な転移の出現の可能性（治療の開始に関して，患者が治療者に「私たちが結ばれてから（since we got together）」と言った最近の言い間違いに見られる），Aの性生活における明らかな制止，そしてAが第3セッションの中で言った「個人対個人として，大人対大人として，隣り合って，至近距離で（hand to hand）」という言い間違いを踏まえて，彼の父親との熾烈な競争が果たしていた可能性のある役割について思いを巡らせた。

　治療者は，Aがほとんど父親のことに言及しなかったことに触れた。Aは子どもの頃は父親のことを軟弱だと感じていたが，今は家族を一つにまとめていた点で父親は強かったと見ており，そして不安など父親にはなかったように

思われたことについて話した。この話し合いの中で, A はこれまで報告しなかったパニックの引き金を明かした。彼はホテルの中で, 特に支払いをしなければならないときにパニック発作を起こした。治療者が彼にこの引き金について連想するよう促すと, A は彼がホテルの中を見回して他の家族たちが休暇を楽しんでいるのを見たときに発作が起こったと述べた。このことは, 彼が子どもの頃に家族と楽しんだ休暇のことを思い起こさせた。治療者が父親のことを探ると, 彼は「私はもう成人した家庭のある男です……でも自分が子どものように感じます」と答えた。彼が家族の長でいることは責任に対しておじけづく気分にさせ,「それは父親がすること」だという支払いを彼がするときにそれが浮き彫りになった。

　治療が終わった後にどのようにパニックに対処すればよいのかという彼の不安に対するいくらか応える形で, 治療者は A に向けてまとめたことを伝えた。「あなたは先週, あなたが不安を抱いたときにどうすればよいのか私に尋ねました。こういったことは私たちが取り組むことができることです。私たちは, ホテルにいることに何かがあることを知っています。それは, あなたが家族と一緒に休暇を過ごしているときに, 気楽な子どもだったことの記憶をあなたに思い起こさせます。今は, あなたが支払います。あなたはお金を稼ぎできました。あなたがボスなのです。でも, あなたはまだ小さい子どものように感じており, 家庭生活を営んでいくまでに達していないように感じているのです。その気持ちが, あなたにパニックをもたらすのです」彼女は彼に, その気持ちがどのように, そしてなぜ彼にパニックを引き起こすのかをより詳しく理解することが, パニックに対抗する手段となり得ることを示唆した。

　続いてのセッション (13) で, A は彼が小さな男の子のように感じることがいかに腹立たしかったかについて話した。治療者は, その一方で A が大人の男性として機能し「父がやっていたことをやる」ことに関して, 彼がいかに不安でもあったかを強調した。彼女は, 彼が自身の対人関係上の満足を制限し, 無意識的に怒りとパニックを利用することで, 何かを "切り離される" 恐れを回避していたと解釈を続けた。彼女は, A の男になることに関する葛藤を強調した。「あなたがもし自らを主張して, "おとなしくて従順" でなかったら, あなたは自分の母親あるいは妻を怒らせるのではないかと心配になるでしょう。一方で, あなたが父親に勝ると, あなたが予測するであろう彼からの何らかの

反応を被ることをあなたは恐れてもいます。」彼は「私は彼がこれまでに作ったものの3倍のものを作ります」と応えた。彼は「私はいい気分になることが恐いです。私は不安になるのが恐いですし……ものを失うのが恐いです」と続けた。治療者は，「人々と身体の部位を失うなんて！　これは大げさに聞こえるでしょうが，私たちはこれがあなたが意識的におびえてきたことだと知っています。もしあなたがそれを失わなければならなければ，あなたは自分の男性器を失うことがあるでしょう。もしあなたが成功を収め，強さを満喫し，シルビアと愛情のある関係にあり，イザベルの父親として充実していたら，あなたはそれを失うことがあるでしょう。隅で縮こまっている小さな男の子でいる方が楽なのです」と付け加えた。Aは「それは，まさしく文字通りに，私がしていることです！」と返した。

　いくつかのやり取りの中で，治療者がAにとって強さと成功を感じること，恐らく父親よりも強さと成功を感じることがいかに危険に感じられたかを繰り返し伝えた後，Aは母親の注目をめぐる息子の父親に対する対抗意識という新しい題材を治療者が持ち出してきたとコメントした。彼はこれを彼が10代の頃に父親との間で起こした大喧嘩と関連づけた。その喧嘩は，彼が父親の仕事上のライバルの娘とセックスをしたことに関するものだった。Aの父親はこの関係は不適切だと感じ，Aはこの関係性を終わらせようとする父親の命令と戦っていたと言った。Aは，父親にスペイン語で（ことのほか侮辱的にするために）罵り，家から飛び出したと報告した。さらには，その女の子はAの母親に似ていると近所に知られており，そして彼女は彼の母親と同じ名前だった。治療者はAと共に数セッションをかけて，彼が強く，魅力のある，セクシーな男になることについていかに葛藤し，このように彼が感じることから彼を守るのにパニックがいかに役立ったかを彼に示した。一方では彼は快楽を求め，他方ではそれは彼にとって父親と競いそして父親の激怒を招く危険，あるいはもっと悪いことには，父親を破りそれによって父親が死ぬ危険を意味した。彼女は，彼の恐れを8歳のときに経験したと彼が説明していた去勢不安に結びつけた。彼女は，彼の連想は彼の無意識的なこころの中で展開されていることの形跡であると言った。それは私たちの合理的思考（二次過程）のようには作動せず，より夢のよう——激しく，次々に移り変わり，そして不合理（一次過程）——である。彼女は，これらの葛藤がかれのこころの中で展開したと

ころ，彼はあたかも空想の危機が現実であるかのように感情的に反応したことを説明した。彼の反応は，彼がさまざまなやり方でやってきたように強くてセクシーな男になるのを回避するか，あるいは思い切って成功に向けて踏み出し，そしてその結果への恐れに反応してパニックを起こすかのいずれかだった。治療者はまた，パニック発作それ自体はAが自分自身を去勢する手段であったことも解釈した。

この解釈と彼が強く，成功し，セクシーになることについての話に続くセッションで，彼はやって来ると，彼は自分の真新しい鮮やかな赤いボートをドックに入れる際に二つの木製の杭の間を通り抜けたことを報告した。彼は何とかぎりぎりで通り抜けたものの，隙間は狭く，彼はボートの両側の塗装をこそげ落としてしまった。彼は友人と家族が集まるところに到着することになっており，彼は皆が彼のボートと彼の操縦技術を賞賛できるように"アッと言わせたい"と考えていた。最初，治療者がこの行動はAが自分自身を去勢するためのまた別の手段だったと思うと言った際には彼は懐疑的だったが，彼は熱心に耳を傾け，山のような証拠に目を向けるようになった。意識的な思考対無意識的な思考，そして具体的思考対彼の象徴的世界に取り組む努力の中で，彼は「私たちは，ペニスを失うことへの私の恐れに何度も戻ってくるようですが，でもそれは私が7歳か8歳ときにだけ意識した心配ですよ」と言った。治療者は，「これらはすべて，同じ恐れの現れです。私は，この恐れはあなたの身体に関する恐れの多くの基礎になっていると思います。あなたがパニック発作の間に視力を失うのではないかと思ったり，あるいはあなたの手足のいずれかが冷たくぐったりとなったために何か問題が生じているのではないかと考えたりするとき……。これらは……すべて恐れの根本に関連しています」と答えた。

彼女は，彼の気持ちの中でも攻撃に対してとても脆弱な部分は，彼が自分の競争的で破壊的な衝動に対して攻撃されても仕方がないと感じていたことであり，彼が常に人々を彼と戦うように刺激することだと指摘した。治療者が彼の父親との関係についてさらに聞いていくと，Aは全般的にはほとんど制限されずに育ち，めったに罰せられることはなかったと言った。「私は何をしても許された（I could get away with murder）」当然，治療者はAの注意をその表現に向けさせ，彼が人殺しのように感じたことから，なぜAは常に自分自身を罰せざるを得ないのかを説明するのに用いた。彼の自分の成功を制限する

欲求に対する理解は，彼の"不全感"が部分的には彼自身がそうしているものであることに彼が目を向けるのに役立ち，彼が"及ばない"のではないかという彼の恐れを減少させた。遂行することができないことへの彼の恐れが彼のパニックの一因となっていたことから，彼の期待されるよりも低い働きに対する防衛的側面の理解は，不全感とパニックへの恐れを減少させることにつながった。

Aは，彼らがまだ話し合っていない彼のパニックの引き金を話題に出した。それは，彼の父親との葛藤について彼らが話し合っている内容の中でのみ出現した。彼は，朝ネクタイを着けるときにパニックに陥った。彼は「私のこころから昇ってきた光景は，私の鏡，私の父親の鏡の前に立っていて――わかった。言い間違いがありましたね。私は，私の父親の鏡と言おうとしました。私が"私の鏡"と言ったことにはどんな意味があるのでしょう？ 私は，父親がネクタイを着けているのを見たのでしょう。私が朝ネクタイを着けていてパニック発作を起こしたとき，私は父親がネクタイを着けている光景を見ました……私は，"面倒を見てもらっている家にいる子どもから，稼ぎ手になるべく俗世間に出て行くためにスーツを着ている大人の親へと，私は今切り替わっている"のだと思います」と考えにふけった。

治療者は，彼の父親の鏡を彼のものとした言い間違いは，彼の父親の地位に就くための象徴的な方法であり，彼女が示唆した行為はAにとって大人になることがとても恐ろしいことになっている主な理由の一つであったことを付け加えた。彼女がこの記憶とホテルの中での彼の気持ちに彼がつながりを見出すか彼に尋ねたところ，彼はそれを見出した。

 治療者：大人になるということは，父親との縁を切った（knocked him out of the picture）ということになります……そして，あなたはまるで父親との縁を切ることが結構簡単だったことを恐れているかのようです……。それがあなたにとって恐いことです。
 患者：それは身体的にという意味ですか？ 文字通り彼を視野から追い出す（knocked him out of the picture）ということですか？ 家長の役割を引き継ぐ？
 治療者：あなたは父親の役割を引き継ぎました。あなたはお父さんです。あな

たは稼ぎ手です。あなたはホテルで支払いをする人です。あなたは，あなたの鏡の前でネクタイを着ける男です。そして，ネクタイを着けることそれ自体は男になることと関係があります。……そしてあなたがネクタイを着けるときはいつも，それがあなたが男であることを思い出させるのです。あなたがお父さんと一緒にいたときの記憶の中で，あなたは「これは私の鏡」と言います。象徴的に，あなたは彼との縁を切ったのです……。しかし，あなたが父親であるときに感じた恐れは，あたかもあなたが文字通り彼を視野から追い出したかのようでした。
患者：彼を殺した？
治療者：はい。
患者：死んだ。
治療者：はい。それだからあなたとても不安になるのだと私は思います。

　Aはさらにじっくりと考え「彼がもっと成功しなかった原因は私ですか？」と聞いた。彼と治療者は，彼が父親を殺し──そして「殺しの罪を免れる (gotten away with murder)」というAの罪悪感について検討することができた。Aと治療者がこの罪悪感をワークスルーすると，Aは10代の頃の男友達との親密な友情，そして女の子たちとの性的な探索と経験についての記憶と連想の吐露を経験した。それらの多くは，Aが罪の意識と恥を感じたものだった。
　この素材が現れると（第18セッション），Aは大人であることと「私の子ども時代──私の子ども時代の部分を手放す」ことに関する悲しみと喪失の気持ちを表明した。治療者は彼が何にしがみつきたいのか尋ねた。「育てられること，世話されること，癒されること，思いやってもらうこと。」治療者はAに，養育され，癒され，そして思いやってもらうのに，彼の母親が生きていた頃の年齢の子どもになる必要はないことを指摘した。彼が「人生の段階を出発する」ことが彼にとっていかに難しいことかを話すにつれ，彼は自身の作業プロジェクトの一部において週末にかけていかに効果的で生産的だったかについても説明した。彼は「大人みたいにふるまっている」と感じた。彼は治療者に「それはなんだか……あなたはいくらかの愛情の込められた世話を取り去ったように思えて……私の子ども時代を手放すように仕向けて……私はそうしたくないんです。……ここは，どこよりも私が思いやりともっとも深い理解を得られる環

境です。……私を理解して私が私自身のことを理解できるよう助けるために集中的な努力をする人はどこにもいません」と話した。彼は，自分がとても深く理解されたと感じられるようにするために，彼の生活の中でどのように他者にこころを開けばよいのか確信が持てないことについて話した。治療者は，彼が彼女抜きでやっていかなければならくなったときに彼がこのことを自分でやれる方法を押し進めており，彼は彼女が彼のことを治療から「追い出す」ように感じられていることを示した。

　治療者：私は，あなたが私たちが話し合って来たことの多くを引き継ぐ方法について話しているのだと思います。あなたはそれを実行に移していて，いくらかは成功しています……。あなたが，私が「あなたを子ども時代から追い出す」ことについて話したとき，この時点で私たちのセッション数は定められていたことをあなたはっきりと認識していました。あなたは，私たちがあと何回残されているのか知っていますか？
　患者：（首を振って）いいえ。それについて考えるために立ち止まったことはありません。
　治療者：今立ち止まってそれについて考えてみたら，あなたの予想はいくつになりますか？
　患者：6回？　思いつきですけど……。
　治療者：その通りです。……経過を把握するのにあなたがどれだけ注意深いかわかりますか，自分が知っていることを知らないまま，あなたはよく知っているのです。かなりびっくりしませんか？

　Aの差し迫った脅威と分離への鋭い感覚と亢進した気づきは，不安およびパニック発作を持つ人たちの特徴を反映している。この敏感さは，彼らの感情生活への理解を区分化することで患者が避ける不安誘導因子の一因となり，"突然の"感覚につながる。

性的な感情をめぐる葛藤を取り扱う

　次のセッション（19）で，Aは前の日の午後に衣服を着ていないときに起こったパニック発作を報告した。治療者が彼に，何が発作の引き金になったと思うか尋ねると，彼はわからないと言った。彼は2日前のテレビのニュース放送を連想した。その中で，小さな女の子が彼女に対して身体的に不適切に接していたと彼女が思った義父のことを当局に通知していた。Aはまた，テレビ番組を見た夜に見た，かわいらしい子羊がピンクの蝶ネクタイをつけている夢についても話した。彼は羊を自分の裸の胸の近くに抱きしめていた。彼は「とても触り心地が良かった，きっと違法のものだ」と物思いにふけった。ピンクの蝶ネクタイは，下の娘であるアナのために彼と妻が買ったばかりのものを思い起こさせた。彼は，蝶ネクタイは治療者が以前のセッションで着ていたシャツの色と同じであったと言った。

　聞かれたときに，Aは自分の連想の筋道とそれらのパニックとのつながりをすぐには見出さなかったけれども，子羊の官能的な感覚は彼の娘たちにふさわしい父親になりたいという彼の欲望と関連していたことは気づいていた。治療者は，今一度彼が葛藤的な気持ちでいっぱいになるのを示すことで，これを明確にした。彼女は，一方では彼は身体的に密な形でこの子羊に近づきたい（彼の娘を連想させる）という素敵な気持ちを抱いてたことを指摘した。他方では，彼は自分の欲望が娘にとって不適切で害になるかもしれず，当局が彼を罰するかもしれないと心配していた（夢の前の日のテレビ番組は夢に対する連想であり，夢の骨組みの一部であり，"**日中残滓物**[脚注15]"と呼ばれる，Freud, 1900）。彼女は，彼が衣服を脱ぐと，彼は夢の中で裸になったことでいい気持

脚注15）日中残滓物：夢の精神分析理論の用語で，夢の物語と夢を見た人の自由連想とのうちに見出される前日の覚醒状態の諸要素を指す。それら諸要素と夢のうちで達成される無意識的欲望には関連性があるが，多かれ少なかれ隔たりのある関連性である。次の二つの場合を両極にして，その間にあらゆる中間的なものが見出される。一つはこのような日中残滓物の存在が少なくとも最初の分析では前日の欲望とか心配に基づいているようにみえる場合であり，もう一つは一見無意味にみえるが夢の欲望との連想的結合のために選ばれている日中の諸要素である場合である。

ちがしたことを思い出したのを言い足した。彼女は「何があなたのパニックの引き金になったのか，何か疑問はありますか?!」と尋ねた。

彼女は「あなたは考え，感情，空想願望，夢，そして意図あるいは行為の間の区別をつけることが苦手です。だからときどき，あなたが一旦衝動を考えるか感じるかすると，あなたにはまるでそのもっとも恐ろしい形で実際に罪を犯したように感じられるのです」と続けた。それを現実であるかのように経験するこの空想の情緒的経験は，不安とパニックを持つ人たちの間にしばしば見られる。この傾向は，これらの患者に見られる感情をあたかも身体的現実として経験する認知スタイルや，具体的思考に対する脆弱性とつながることがある。

セッションの終わりに向けて，治療者はAの連想を引き継ぎ，彼は彼を脅えさせた親密さの感情と相互の愛について説明していたことを示した。彼女は，彼は以前のセッションの中で彼がどれだけ治療者を近くに感じていたのか，そして彼女によってどれだけ深く育てられたと感じていたのかについて話してきたことを指摘した。治療者は，彼が夢の中で子羊に感じていたように，彼は彼の彼女への切望に関してどれだけ自分自身を近づけてよいのか，そしてどれほど恥ずかしさと罪悪感を感じるのかということに悩んでいるのだろうと言った。

これらの感情と葛藤が残りのセッションの間に詳しく述べられると，治療者はAがこれらの満足を自らなくすことで親密さと性的な接触の両方への彼の欲望（彼はこれらがつながっていると経験した）に関する彼の罪悪感を処理しようとしいくつもの手段を詳しく説明した。彼自身のことを小さな男の子と見ることで，対人関係上の争いを引き起こし，彼の妻が聞くことのできる形で彼の欲求と感情を説明する時間を取らず，そして絶えず妻と共謀して彼らの小さい方の子どもが泣いたときにはいつでも彼らのベッドで寝られるようにしたのは，彼の親密さの快楽と彼自身の成功のための喜びを中断させるAのいくつものやり方の一部であった。彼らは，彼の争いの多いつながりを彼の母親とのつながりによく似た激しくて困難なもめごとに他者を引き込む手段として理解することができた。治療者は，パニック発作が同様の機能を果たすことがあるのか尋ねた。パニック発作は，激しく，めまいのする，息切れのする，ほとんど性的に感じる興奮をAが感じることを可能にし，しかもその時には人々を彼に熱心にかかわらせ心配させた。同時に，ちょうどスパーリングのように，彼らは彼に他者からの安全な距離を保つことを認める。パニック発作の苦しみ

はまた，彼が禁じられ"不純"だと感じていたことへの組み込まれた罰を提供した。Ａと治療者は，残りの治療を使ってこれらの問題に取り組んだ。

母親の喪失へのさらなる喪の作業を伴う終結を取り扱う

　治療者は，たとえ意識的ではなくても，Ａがどれほど敏感に彼らの一緒の時間の経過を追っているのかに焦点を当て，そして残された時間を彼が"忘れる"ことについてさらに話し合った。彼女は彼の"忘れる"ことを彼の彼女にしがみつくことの難しさに関連づけた。それは，彼女からの分離に関する彼の不安を強めていたと彼女は示唆した。彼は「私は（私たちの作業の詳細は）覚えていません，私が母親のことを覚えていないようにです」と言った。彼はこれを新しい人たちを入れることの恐ろしい気持ちにも結びつけた。「私は自分自身をさらけ出さなければならないでしょう……解放する。……外には可能性に満ちた世界があります……私は恐いです。……」彼が自身の心配について話すと，治療者はＡが治療を通して明かした恐れを強調した。彼自身のことを反応が早く近づきやすいと見ることは，彼は弱虫だということを意味していた。彼の結果としての態度は，開かれていて攻撃を受けやすい感じを避けるために，しばしば怒りっぽくて"頑固"なものとなった。これは手を取り合って（hand in hand）というよりも"至近距離で（hand to hand）"という彼の対人関係の見方を反映しており，部分的に彼の怒りをあてにすることと，強さを誇示するという主張を説明した。

　彼が自身の頑固な姿勢を放棄することへの恐れを表明すると，彼は優しさと弱さを持つことがより心地よく感じるようになったと報告した。彼は，妻と娘たちとの新しいかかわり方についての逸話をいくつか関連づけた。彼はイザベルを彼女の気持ちを育んで支援するようにしつけ，それによって癇癪の高まりから彼女を落ち着かせたことに言及した。彼はまた，彼が妻に何かを言った際の彼女の反応について，共感的で称賛の気持ちがある反応だったと説明した。彼は夜にアナが起きたときには，彼女のベッドにまた寝かしつけており，その結果彼とシルビアはベッドの中でより長い時間を過ごし，共に彼らの官能と性生活の再開を楽しんだ。治療者は，Ａがこれらの話をするのは，これらの対

人関係に成長する余地があることを確信しており，彼はその成長を促進することができると感じていたことの証だとコメントした。

　治療の終結が近づき，治療者とAは彼が示した妥協によって彼が何を失うのか話し合った。彼は治療の終結に関して彼が感じた悲しさについて話した。彼は自分自身を成熟した男性のように感じることができれば，治療者は彼を治療から離れさせてくれるだろうという空想を見出した。Aは母親が亡くなったことに対して彼がどれだけ怒ったかを直感的に思い出した。それは，彼が子どものときから自身に感じることを許すことができなかったものだった。彼は失うことと愛することで彼がどれほど脅えたか考えた。彼の男の子らしい構えが対人関係の深みとそこに彼が感じた喜びを奪い，それが喪失の苦痛を避けるために行われている無意識的努力の一部であることが彼にはより明確になった。これらの感情を明確に話すことで，彼の成人期ではなく子ども時代の考え方に関連する理由によって，彼はいかに広範のものを自ら失くしたかについて考えさせられた。

　無力だと感じることをA自身に許すことのAの恐れについて彼らが検討し，もっと自主的に機能することができるための彼の自信の感覚を強化することで，彼は治療者から離れることについてどれほど悲しいか，そしてあたかも彼女が亡くなるかのようなときにどのように感じるのかについてより楽に話すことができた。「こんなにも思いやりのある人と楽しく過ごすことができなくなるのは悲しいです。とても悲しい。」喪失は彼の母親を失った記憶をよみがえらせ，彼は男の子のときに母親の葬儀でいかにして泣かなかったのかについて，そして感情の痛みを遮断して彼の人生のほとんどの時期をどのようにして過ごしたのかについて話した。彼は続けて，数年前の彼の叔父の葬儀で泣いたことがいかに心地よく感じられたかについて話した。彼は解放することで本物のカタルシスを経験した。彼はセッションの中ではほんの少しだけ泣きたい気持ちだと話したものの，治療者は彼の表情から彼の悲しみについて話せる安心感を経験していることを読み取ることができた。その悲しみは，母親を動揺させることを恐れ，彼が母親とやっていけないと感じていたことだった。

　最後のセッションで，彼は治療者に贈り物を渡した。彼はもっとユーモアのあるものを探したかったのだが見つけることができず，それで彼は代わりにこの贈り物を用意したのだった。箱を開けると，治療者は愛らしい，半透明の，

淡い緑のシフォンのスカーフを目にした。治療者は彼にお礼を言い，とてもきれいだとコメントした。彼女は彼が贈り物についてどのように感じていたのか尋ねた。彼は「これが適切だったのかわかりません……あなたがこれを身に着けることを考えると，これはあなたの身体に巻き付きますし，ちょっとシースルーっぽいですし」と言った。それが最後のセッションであり，治療者は制約のない自由な形で探求するには急がされ過ぎると感じたことから，彼女は彼の不安の持続的な軽減を得るために彼女が重要と考えたメッセージを伝える機会とした。彼女は「ここであなたが考え，感じ，言うことはどんなことであっても適切です。あなたのこころがあなたのプライベートな空間であるように，ここはあなたのプライベートな空間なのです。自分自身にオープンになって，話し考えても安全です。強い怒り，愛情，性的な感情といったことについても……」と返答した。

Aは治療者を失うことについての悲しみと，この離別が彼によみがえらせた母親に対する悲嘆についてたくさん話してきた。治療者は，それらすべての中でこの治療の終結において重要な部分は，Aに彼が母親との間でなし得なかったと感じていたやり方でさようならを言うための十分な機会をAに提供することだと考えた。治療者は，この最後のセッションの中で，彼の彼女に対する性愛的な感情がこんなにもすぐに現れるとは予期していなかった。差し迫った分離がこれらの感情を非常に激しく喚起し，彼の性的かつ性愛的な感情に関する葛藤，罪悪感，そして恥は，彼にとって不安のとても強力な源であったことから，彼らはもっとこれらをワークスルーする必要があると彼女は考えた。彼女は「私は，たとえ私たちに残された少しの時間の中であっても，たとえ"24時"になっていても，これらの感情についてもう少し話すことが私たちに役立つのではないかと思います」と導入した。彼は，そのことは自分を不安にすると言い，恥ずかしそうなふりをして「いっそこの椅子の後ろに潜り込むことはできなかったのでしょうか？」と聞いた。治療者は，彼のパニックの中心に位置するものとして彼女が以前に扱った性格防衛を指摘し，「もちろん！　あなたは椅子の後ろに入り込むことなく，（これらの感情から）隠れる他のやり方を探す名人ですから」と答えた。「ユーモア」と彼は自ら進んで述べた。「はい。ユーモア，それと小さな男の子でいること。私は，あなたの欲望が一緒に混ざっていると思います……あなたが強さと安心感を得るために，私に母親としてあ

なたのことを抱っこして，なだめ，あやして欲しいという欲望，そして，違うやり方で私を抱き，ショールを使って抱擁したいという性的な欲望です。これらの感情があなたを混乱させているのです」

　彼は彼女に関する空想をより詳しく説明し，彼はその人物と一緒にいる人に対する感情についてこんなにもオープンに話したことはなく，そしてそれは心地よさと恐さを同時に感じるものだったと述べた。彼は，（たとえば，それ以上それらの感情について話さないことで）線を引かなければならないという感覚について話した。治療者は，彼が制限を設ける方法の一つは，彼自身を病気の小さな男の子として経験することだったと指摘した。彼女は，こうすることによって彼は愛する能力と快い関係を持つ能力を罪に変え，それのために彼は絶えず自分自身を罰していたことを示唆した。彼女は，彼が解決する機会を持ってこなかった母親に関する感情をワークスルーしていて，母親の身体に深く関与してきたことを推測した。

　Aが8または9歳だったある日，彼の母親が病気になる前，彼は彼女の寝室に入り込み，彼女に不意打ちを食らわせたことを思い出した。彼女は服を着ていなかった。治療者は，彼に覚えていることを尋ねた。彼は興奮していたことを思い出すことができた。彼は「私は彼女の身体を見ました。彼女は本当にかわいらしかったです。それが最後でした。彼女は，私が彼女の小さな男の子とは違った目で彼女を見ていたことを知っていました。彼女は，二度と私の前では裸になりませんでした」と言った。彼は，母親が自分自身を隠すために衣類を掴み，それは淡い緑の，半透明のシフォンのネグリジェだったことに言及した。治療者が彼に，贈り物との関連性に気づいていたか尋ねると，彼は「あなたは妥協するつもりはないのですね」と言って，まるで安心したかのように微笑んだ。

　彼と治療者は，彼の感情を認め，それを暴露することがいかに恐ろしいことだったかについて話し合うことができた。彼は必死なまでに人々に彼に耳を傾けてもらい，理解してもらいたかったが，それを隠すことの方がどんなに簡単だったかを説明した。「私を見ているすべての人たち。」治療者は，彼の感情を分かち合い，彼が感じる必要のあった脆弱さを理解することを許したことも彼には安堵となったことを付け加えた。彼らは，彼自身に正直でいることが，彼が母親を亡くしたときに失った，彼が追い求めた本物である感覚と地に足の着

いた感覚をどのようにして彼に与えることができたかについて話した。彼らはまた，彼の気持ちを他者と分かち合うことが，いかにして彼に愛されると感じさせることができ，彼の孤独感および彼が永遠に独りぼっちだと考えると経験した苦痛とパニックを和らげることができたかについて話し合った。

　彼らがこれについて話し合うと，Ａはより長期の旅に向け，家族が一緒に過ごせるより大きいボートを探し始めたことを伝えた。彼の妻は長い間それを欲しがっており，彼が探し始めたというニュースで，彼は彼女を驚かせ喜ばせた。治療者は，Ａは自分自身を成長させることができ，新しいやり方で彼の家族が一緒に成長する場所を作ることができたことを指摘した。彼女は「あなたは未知の領域を探索する準備ができたように見えます」と締めくくった。Ａは穏やかに微笑み，準備ができたと言った。

＊＊＊＊＊

　治療者は，最初にＡのパニックの引き金，パニック症状，主訴，そして主要な略歴を聞く中で，いくつかのテーマに注目した。彼女はＡに対して生じた，お母さんに愛してもらい，称賛され，育てられることを欲している（その結果起こる恥ずかしさを伴う）愛情に飢えた従順な小さな男の子と感じられる転移，そして態度を明確にするも報復を予想している（その結果起こる恐怖を伴う）争いの好きな自己主張の強い男性と感じられる転移を同定した。彼女は，怒りを表すこと，彼自身が成功すること，彼自身が愛することを巡る彼の葛藤の突出を読み取ることができた。彼の深刻な喪失，悲嘆，憤怒，恐れ，そして絶望についての苦しみは明らかだった。

　治療者が治療における二つの顕著な抵抗を同定すると，彼女はすぐにそれらを取り扱い，可能なときには転移の中で扱った。Ａの自分の気持ちの否認とそれらについて話さないことに関する探索は，彼が自分の感情について話すことは母親には荷が重く，彼の母親が亡くなった後は父には持ちこたえられなかったという彼の感覚の記憶につながった。大人の目を通して，彼は自分がどれほどそれを行う必要があり，どれほど彼自身の感情を"聞き"，それらを同定する必要があったのかを見ることができた。彼はまた，彼の防衛がどのように彼を隔離し，彼のパニックの下地となる孤独感に寄与したかを認識した。彼

がより自由に話せるようになるにつれ，彼は抑圧された怒りを自覚するようになった。それが A と治療者との間でどのように出現したかということも含め，彼の怒りに関する葛藤が検討されると，彼は怒りの経験と表出に関する制止を引き起こした，彼の両親との関係における怒りについての本来の理由と恐れを理解することができた。彼が自身の怒りをより理解できるようになるにつれ，その潜在的な破壊性に関する恐怖と罪悪感は減少し，彼は他者に対するより愛情を込めた誠実なかかわり方を見つけることができるようになった。そこには，対人関係が生き残り成長することを可能にするやり方で怒りを表出することも含まれた。

　彼が怒りによって目を反らされていた愛情と性愛の感情をより多く経験し始めると，（治療者との関係の中のものも含めて）これらの感情の発生は，彼の父親との関係性において深い罪悪感を呼び起こした古い感情を思い出すことを可能にした。彼は，父親に勝り破壊することの恐れの下敷きとなっていた空想に子どもじみた性質を見ることができ，性的なものと成功を収めることをより心地良く感じることができるようになった。彼がまったく実演することができなかった空想は結果的に減少し，その空想に付随して起こったパニックも減少した。終結は，彼が小さな男の子のときにできなかったやり方で母親に対する喪の作業を再開する機会を与え，彼に母親についてのたくさんの未解決の空想を経験することを可能にした。これらの葛藤的で以前は受け入れられなかった情緒の一部の解消は，母親と親密になる願望に関して彼が抱いていた不快感を取り除き，罪悪感や恥ずかしさを感じることなくこころの中に愛情のこもった彼女の表象を保持することを彼に可能にした。彼がこれらのつながりを理解すると，彼のパニックと抑うつは寛解した。彼の大人の視点は，彼の古い罪悪感と，彼の人生の喜びの制限とパニックによって彼自身を罰する欲求から彼を解放した。彼はより良い妥協を見つけ，愛情の込められた世話，愛，性的満足，そしてパニックまたは思い切って出掛けることへの恐れ（広場恐怖）なしに成功を得ることへの彼の願望を充足することにより自由を感じた。

　治療の経過を通して，治療者は A が多くのパニックの意味と彼のパニックが担っていた機能（第 4 章を参照）を同定するよう援助した。その他のフォーミュレーションでは，母親を失うことをめぐる悲嘆と彼女なしには機能することができないという感覚（めまい，"地に足がつかない感じ"，道を見失う感じ），

彼の母親を殺したと彼が信じていたように彼の激しい怒りが他者を殺すことができるという恐れ（何かをするように言われて彼が怒ったときのパニック），永遠に独りきりではないかという恐怖，そして父親を破壊し取って代わることを意味する空想を彼が抱いていたことによる，父親になること，そして性的で成功した男性になることをめぐる彼の葛藤（ホテルの支払いの際の，または"彼"の鏡の前でネクタイを着けたときのパニック）といった観点から，彼は自身のパニックの引き金の意味を理解した。彼はパニックの症状は記憶として（どこかへ行く途中で地に足がつかずめまいがするような感じは母親についての語られない悲嘆を表していた，あたかもしびれた手足を失うかのような感じはペニスを失うかもしれないと恐れていた彼の記憶に関連していた），そしてつながる手段として（病気の小さな男の子として世話を受ける）機能していたことを理解した。彼はパニックの役割を，（彼女の病気と同一化することで）大切な母親を側に居続けさせることとして，そして強くなりすぎたり成功しすぎたりすることへの彼の恐れに対する防衛（パニックはその場で彼を止め，彼の"罪"のために彼を罰した）として理解した。パニックそのものは，部分的には彼を落ち着かせる役割を果たした（「それは空虚感を埋めた」）。彼のパニック，広場恐怖症による回避，そして心的外傷の再現によって満たされていた多くの心理的欲求を満たす新しい方法を探すことは，少ない症状で彼に成長し人生を楽しむことを可能にした。

　ここで示したように本症例は複雑ではあるが，フォーミュレーションが十分に完成されることはない。たとえば，この治療ではAのきょうだいとの関係性についてはほとんど探索されなかった。しかし，Aの治療は十分に取り組まれ，パニック，広場恐怖による回避，心的外傷の再現は顕著に低下した。彼の高められた心理的理解は，彼の心理的欲求を満たす新しい手段を見つけることを可能にし，彼の生活における楽しさを増進させることができた。

あとがき

　私たちのオリジナルのパニック焦点型精神力動的心理療法（Milrod et al., 1997）の中で，私たちは「パニック症の治療のための精神力動的心理療法の有効性を確認するために，体系的な研究が必要である。それまでの間，本書で提案されている焦点化された精神力動的アプローチは，この複雑で障害を引き起こす病気を持つ患者を治療者が治療することを助けてくれる」（p.98）と結論づけた。
　私たちのオリジナルのマニュアルは，有効性を示したパニック症のための精神力動的心理療法の体系的な結果研究を可能にした（Milrod et al., 2007）。これまでのところ，パニック焦点型精神力動的心理療法（PFPP）は，DSM-Ⅳ（APA, 1994）のどの不安症にも有効性をはっきりと示した唯一の精神力動的心理療法である。患者たちはほとんどの場合良い状態を維持した。PFPP は他の 4 つの場所に伝えられ，現在ではニューヨーク，フィラデルフィア，ワシントン D. C.，ドイツ，そしてスウェーデンで研究されている。私たちは，このマニュアルの改訂が私たちの精神力動的フォーミュレーションと，パニック症およびそれに関連した併存疾患における臨床および調査活動に有用であった特定の症状に焦点づけた治療的戦略をより明確に示したと考えている。
　パニック症は，最大の罹患率ともっとも高い自殺率を有する不安症である（Kessler et al., 2005）。他の不安症も同様に深刻な社会的障害そして職業的障害の原因となり，高い自殺率を共有し（Kessler et al., 2005），当事者とその周囲にとてつもなく大きな損害を与える。したがって，私たちはパニック焦点型精神力動的心理療法 – 応用領域（PFPP-XR）を用いた有効な治療法についての我々の見解をパニック症および広場恐怖症以外の不安症について抽出し，私たちの精神力動的アプローチをより幅広い各種の不安症と関連した性格症状に拡張し，この治療法の診断を越えた有用性を強調した。
　原発性パニック症患者に対する PFPP を用いた治療の施行前後に見られる神経生物学的な変化を分析するために，Brad Peterson と Andrew Gerber（Gerber, A. j.；Junior NARSAD Award: パニック症患者を対象とした 3 種の心理療法に関する神経

画像研究，2008）によって進められている機能的磁気共鳴画像法（fMRI）を用いた私たちの研究が，ニューヨーク州精神医学協会およびワイル－コーネル医科大学で進行中である。この改訂版マニュアルが出版される頃にも，それらのデータはまだ収集されている。

　今後，私たちの研究事業は各種の不安症の間の力動の共通点と相違点を評価していくことを継続し，心理学的側面と神経生物学的側面の両面から"反応"についての私たちの理解を精緻化していく。種々の不安症の治療へのPFPP-XRの有効性を確定するための体系的な調査研究は，本治療法の全般的な有用性の明確化のために重要となる次のステップである。私たちは，臨床家がパニック症に対するPFPP-XRの使用に磨きをかける上で，また彼らがこの用途の広い治療法をより幅広い範囲の不安症に適用することができるように，この改訂されたマニュアルが彼らのより一層の助けとなることを期待している。

文　献

Alexander, P. C., & Anderson, C. (1994). An attachment approach to psychotherapy with the incest survivor. *Psychotherapy, 31*, 665-675.
Alighieri, D. (1472). *The divine comedy, I. Inferno* (C. S. Singleton, Trans.). Princeton, NJ: Princeton University Press, 1990.
Allen, L. A., McHugh, R. K, & Barlow, D. H. (2008). Emotional disorders: A unified protocol. In D. H. Barlow (Ed.), *Clinical handbook of Psychological disorders* (4th ed., pp. 216-249). New York, Guilford.
American Psychiatric Association. (APA). (1994). *Diagnostic and statistical manual of mental disorders* (4th ed.). Washington, DC: American Psychiatric Press.
American Psychiatric Association. (APA). (1998). Practice guideline for the treatment of patients with panic disorder. *American Journal of Psychiatry, 155* (Suppl.), 1-34.
American Psychiatric Association. (APA). (2000a). *Diagnostic and statistical manual of mental disorders, text revision* (4th ed.). Washington, DC: American Psychiatric Press.
American Psychiatric Association. (APA). (2000b). *Diagnostic criteria from diagnostic and statistical manual of mental disorders, text revision* (4th ed.). Washington, DC: American Psychiatric Press.
American Psychiatric Association. (APA). (2000c). Practice guideline for the treatment of patients with major depressive disorder (revision). *American Journal of Psychiatry, 157* (Suppl.), 1-45.
American Psychiatric Association. (APA). (2009). Practice guideline for the treatment of patients with panic disorder (2nd ed.). *American Journal of Psychiatry, 166* (Suppl.).
Anderson, F. S., & Gold, J. (2003). Trauma, dissociation, and conflict: The space where neuroscience, cognitive science, and psychoanalysis overlap. *Psychoanalytic Psychology, 20*, 536-541.
Andrews, G., Pollock, C., & Stewart, G. (1989). The determination of defense style by questionnaire. *Archives of General Psychiatry, 46*, 455-460.
Arlow, J. A. (1963). Conflict, regression, and symptom formation. *International Journal of Psychoanalysis, 44*, 12-22.
Arntz, A. (2002). Cognitive therapy versus interoceptive exposure as treatment of panic disorder without agoraphobia. *Behaviour Research and Therapy, 40*, 325-341.
Arrindell, W., Emmelkamp, P. M. G., Monsma, A., & Brilman, E. (1983). The role of perceived parental rearing practices in the etiology of phobic disorders: A controlled study. *British Journal of Psychiatry, 143*, 183-187.
Bandelow, B., & Baldwing, D. S. (2010). Pharmacotherapy for panic disorder. In D. J. Stein, E. Hollander, & B. Rothbaum (Eds.), *Textbook of anxiety disorders* (pp. 399-416). Arlington, VA: American Psychiatric Press.
Barlow, D. H., Gorman, J. M., Shear M. K., & Woods, S. W. (2000). Cogninive-behavioral therapy, imipramine, or their combination for panic disorder. *Journal of the American*

Medical Association, 283, 2529-2536.
Bateman, A., & Fonagy, P. (2008). 8-year follow-up of patients treated for borderline personality disorder: Mentalization-based treatment versus treatment as usual. *American Journal of Phychiatry, 165,* 631-638.
Beck, J. G., Stanley, M. A., Baldwin, L. E., Deagle, E. A., III, & Averill, P. M. (1994). Comparison of cognitive therapy and relaxation training for panic disorder. *Journal of Consulting and Clinical Psychology, 62,* 818-826.
Bibring, E. (1954). Psychoanalysis and the dynamic psychotherapies. *Journal of the American Psychoanalytic Association, 2,* 745-770.
Biederman, J., Hirshfeld-Becker, D. R., Rosenbaum, J. F., Hérot, C., Friedman, D., Snidman, N., et al. (2001). Further evidence of association between behavioral inhibition and social anxiety in children. *American Journal of Psychiatry, 158*(10), 1673-1679.
Biederman, J., Rosenbaum, J. F., Bolduc-Murphy, E. A., Faraone, S. V., Chaloff, J., Hirshfeld, D. R., et al. (1993). A 3-year follow-up of children with and without behavioral inhibition. *Journal of the American Academy of Child and Adolescent Psychiatry, 32*(4), 814-821.
Biederman, J., Rosenbaum, J. F., Hirshfeld, D. R., Faraone, S. V., Bolduc, E. A., Gersten, M., et al. (1990). Psychiatric correlates of behavioral inhibition in young children of parents with and without psychiatric disorders. *Archives of General Paychiatry, 47,* 21-26.
Black, D. W., Wesner, R., Bowers, W., & Gabel, J. (1993). A comparison of fluvoxamine, cognitive therapy, and placebo in the treatment of panic disorder. *Archives of General Psychiatry, 59,* 44-50.
Blanco, C., Schneier F. R., Vesga-Lopez, O., & Liebowitz, M. R. (2010). Pharmacotherapy for social anxiety disorder. In D. J. Stein, E. Hollander, & B. Rothbaum (Eds.), *Textbook of anxiety disorders* (pp. 471-499). Arlington, VA: American Psychiatric Press.
Bloom, H. (1973). *The anxiety of influence.* New York: Oxford University Press.
Borkovec, T. D., Alcaine, O., & Behar, E. (2004). Avoidance theory of worry and generalized anxiety disorder. In R. G. Heimberg, C. L. Turk, & D. S. Mennin (Eds.), *Generalized anxiety disorder: Advances in research and practice* (pp. 77-108). New York: Guilford.
Bouchard, S., Gauthier, J., Laberge, B., French, D., Pelletier, M. H., & Godbout, C. (1996). Exposure versus cognitive restructuring in the treatment of panic disorder with agoraphobia. *Behaviour Research and Therapy, 34*(3), 213-224.
Boulanger, G. (2002). Wounded by reality: The collapse of the self in adult onset trauma. *Contemporary Psychoanalysis, 38,* 45-76.
Boulanger, G. (2007). *Wounded by reality: Understanding and treating adult onset trauma.* Mahwah, NJ: Analytic Press.
Breslau, N., Kessler, R. C., Chilcoat, H. D., Schultz, L. R., Davis, G. C., & Andreski, P. (1998). Trauma and posttraumatic stress disorder in the community: The 1996 Detroit Area Survey of Trauma. *Archives of General Psychiatry, 55,* 626-632.
Busch, F. N. (Ed.) (2008). *Mentalization, Theoretical considerations, research findings, and clinical implications.* New York, Analytic Press.
Busch, F. N., Cooper, A. M., Klerman, G. L., Shapiro, T., & Shear M. K. (1991). Neurophysiological, cognitive-behavioral and psychoanalytic approaches to panic disorder: Toward an integration. *Psychoanalytic Inquiry, 11,* 316-332.

Busch, F. N., & Milrod, B. (2010). The ongoing struggle for psychoanalytic research: Some steps forward. *Psychoanalytic Psychotherapy, 24*, 306-314.
Busch, F. N., Milrod, B. L., Rudden, M., Shapiro, T., Roiphe, J., Singer, M., et al. (2001). How treating psychoanalysts respond to psychotherapy research constraints. *Journal of the American Psychoanalytic Association, 49*, 961-984.
Busch, F. N., Oquendo, M. A., Sullivan, G. M., & Sandberg, L. S. (2010). An integrated model of panic disorder. *Neuropsychoanalyais, 12*, 67-79.
Busch, F. N., Rudden, M. G., & Shapiro, T. (2004). *Psychodynamic treatment of depression*. Washington, DC: American Psychiatric Press.
Busch, F. N., Shear, M. K., Cooper, A. M., Shapiro, T., & Leon, A. (1995). An empirical study of defense mechanisms in panic disorder. *Journal of Nervous and Mental Disease, 183*, 299-303.
Caruth, C. (1996). *Unclaimed experience: Trauma, narrative and history*. Baltimore: Johns Hopkins University Press.
Cassidy, J., Lichtenstein-Phelps, J., Sibrava, N. J., Thomas, C. L., Jr., & Borkovec, T. D. (2009). Generalized anxiety disorder: Connections with self-reported attachment. *Behavior Therapy, 40*, 23-38.
Chambless, D. L., & Ollendick, T. H. (2001). Empirically supported psychological interventions: Controversies and evidence. *Annual Review of Psychology, 52*, 685-716.
Chambless, D. L., & Peterman, M. (2004). Evidence on cognitive-behavioral therapy for generalized anxiety disorder and panic disorder: The second decade. In R. L. Leahy (Ed.), *Contemporary cognitive therapy: Theory, research, and practice* (pp. 86-115). New York: Guilford.
Clarkin, J. F., Levy, K. N., Lenzenweger, M. F., & Kernberg, O. F. (2007). Evaluating three treatments for borderline personality disorder: A maltiwave study. *American Journal of Psychiatry, 64*(6), 922-928.
Corradi, R. B. (2009). The repetition compulsion in psychodynamic psychotherapy. *Journal of the American Academy of Psychoanalysis, 37*, 477-500.
Cougle, J. R., Feldner, M. T., Keough, M. E., Hawkins, K. A., & Fitch, K. E. (2010). Comorbid panic attacks among individuals with posttraumatic stress disorder: Associations with traumatic event exposure history, symptoms, and impairment. *Journal of Anxiety Disorders, 24*, 183-188.
Cougle, J. R., Keough, M. E., Riccardi, C. J., & Sachs-Ericsson, N. (2009). Anxiety disorders and suicidality in the National Comorbidity Survey: Replication. *Journal of Psychiatric Research, 43*, 825-829.
Craske, M. G., Brown, T. A., & Barlow, D. H. (1991). Behavioral treatment of panic: A two-year follow-up. *Behavior Therapy, 22*, 289-304.
Craske, M. G., DeCola, J. P., Sachs, A. D., & Pontillo, D. C. (2003). Panic control treatment for agoraphobia. *Journal of Anxiety Disorders, 17*, 321-333.
Crits-Christoph, P., & Connolly Gibbons, M. B. (2003). Research developments on the therapeutic alliance in psychodynamic psychotherapy. *Psychoanalytic Inquiry, 23*(2), 332-349.
Crits-Christoph, P., Connolly, M. B., Azarian, K., Crits-Christoph, K., & Shappell, S. (1996). An open trial of brief supportive-expressive psychotherapy in the treatment of generalized anxiety dicorder. *Psychotherapy, 33*, 418-430.

Crits-Christoph, P. Siqueland, L., Blaine, J., Frank, A., Luborsky, L., Onken, L. S., et al. (1999). Psychosocial treatments for cocaine dependence: National Institute on Psychiatry. Drug Abuse Collaborative Cocaine Treatment Study. *Archives of General Psychiatry, 56*(6), 493-502.

Crits-Christoph, P., Wolf-Palacio, D., Ficher, M., & Rudick, D. (1995). Brief supportive-expressive psychodynamic therapy for generalized anxiety disorder. In J. P. Barber & P. Crits-Christoph (Eds.), *Dynamic therapies for psychiatric disorders (Axis I)* (pp.43-83) New York: Basic Books.

Cross National Collaborative Panic study, Second Phase Investigations (1992). Drug treatment of panic disorder. *British Journal of Psychiatry, 160*, 191-202.

Deutsch, H. (1929). The genesis of agoraphobia. *International Journal of Psychoanalysis, 10*, 51-69.

Dowling, S. (1995). The ontogeny and dynamics of anxiety in childhood. In S. Roose & R. A. Glick (Eds.), *Anxiety as symptom and signal* (pp. 75-86). Hillsdale, NJ: Analytic Press.

Faravelli, C. (1985). Life events preceding the onset of panic disorder. *Journal of Affective Disorders, 9*, 103-105.

Fava, M., Anderson, K., & Rosenbaum, J. F. (1990). "Anger attacks", Possible variants of panic and major depressive disorders. *American Journal of Psychiatry, 147*, 867-870.

Fenichel, O. (1945). *The psychoanalytic theory of neurosis.* New York: W. W. Norton.

Fonagy, P. (2008). The mentalization-focused approach to social development. In F. Busch (Ed.), *Mentalization: Theoretical considerations, research findings, and clinical implications* (pp.3-56). New York: Analytic Press.

Fonagy, P, & Bateman, A. (2008). The development of borderline personality disorder: A mentalizing model. *Journal of Personality Disorders, 22*, 4-21.

Fonagy, P., & Target, M. (1997). Attachment and reflective function: Their role in self-organization. *Development and Psychopathology, 9*, 679-700.

Fraley, R. C., Fazzari, D. A., Bonanno, G. A., & Dekel, S. (2006). Attachment and psychological adaptation in high exposure survivors of the September 11th attack on the World Trade Center. *Personality and Social Psychology Bulletin, 32*, 538-551.

Frank, J. (1971). Therapeutic factors in psychotherapy. *American Journal of Psychotherapy, 23*, 350-361.

Freud, A. (1946). *The ego and the mechanisms of defense.* New York: International Universities Press.

Freud, A. (1963). The concept of developmental lines. *Psychoanalytic Study of the Child, 18*, 245-265.

Freud, S. (1893-1895). Studies on hysteria. In J. Strachey (Ed. & Trans.), *The standard edition of the complete psychological works of Sigmund Freud* (Vol. 2, pp. 1-181). London: Hogarth Press.

Freud, S. (1895). On the grounds for detaching a particular syndrome from neurasthenia under the description "anxiety neurosis." In J. Strachey (Ed. & Trans.), *The standard edition of the complete psychological works of Sigmund Freud* (Vol. 3). London: Hogarth Press.

Freud, S. (1900). *The interpretation of dreams.* In J. Strachey (Ed. & Trans.), *The standard edition of the complete psychological works of Sigmund Freud* (Vol. 4/5). London: Hogarth Press.

Freud, S. (1905). Fragment of an analysis of a case of hysteria. In J. Strachey (Ed. & Trans.), *The standard edition of the complete psychological works of Sigmund Freud* (Vol. 7, pp. 3-122). London: Hogarth Press.
Freud, S. (1909). Analysis of a phobia in a five-year-old boy. In J. Strachey (Ed. & Trans.), *The standard edition of the complete psychological works of Sigmund Freud* (Vol. 10, pp. 5-147). London: Hogarth Press.
Freud, S. (1911). Formulations on the two principles of mental functioning. In J. Strachey (Ed. & Trans.), *The standard edition of the complete psychological works of Sigmund Freud* (Vol. 12, pp. 213-226). London: Hogarth Press.
Freud, S. (1914). Repeating, remembering, and working through. In J. Strachey (Ed. & Trans.), *The standard edition of the complete psychological works of Sigmund Freud* (Vol. 12, pp. 147-156). London: Hogarth Press.
Freud, S. (1917). Introductory lectures on psycho-analysis. In J. Strachey (Ed. & Trans.), *The standard edition of the complete psychological works of Sigmund Freud* (Vol. 16, pp. 241-463). London: Hogarth Press.
Freud, S. (1920). Beyond the pleasure principle. In J. Strachey (Ed. & Trans.), *The standard edition of the complete psychological works of Sigmund Freud* (Vol. 18, pp. 1-64). London, Hogarth Press.
Freud, S. (1926). Inhibitions, symptoms and anxiety. In J. Strachey (Ed. & Trans.), *The standard edition of the complete psychological works of Sigmund Freud* (Vol. 20, pp. 75-175). London: Hogarth Press.
Gabbard, G. O. (1992). Psychodynamics of panic disorder and social phobia. *Bulletin of the Menninger Clinic, 56* (2, Seppl. A), A3-A13.
Gabbard, G. O. (1995). Countertransference: The emerging common ground. *International Journal of Psychoanalysis, 76*, 475-485.
Gabbard, G. O. (2000). *Psychodynamic psychiatry in clinical practice* (3rd ed.). Washington, DC: American Psychiatric Press.
George, D. T., Anderson, P., Nutt, D. J., & Linnoila, M. (1989). Aggressive thoughts and behavior: Another symptom of panic disorder? *Acta Psychiatrica Scandinavica, 79*, 500-502.
Gerber, A. J., Kocsis, J., Milrod, B., Roose, S. P., Barber, J. P., Thase, M. E., et al. (2011). A quality-based review of randomized controlled trials of psychodynamic psychotherapy. *American Journal of Psychiatry, 168*, 19-28.
Gorman, J. M., Kent, J. M., Sullivan, G. M., & Coplan, J. D. (2000). Neuroanatomical hypothesis of panic disorder, revised. *American Journal of Psychiatry, 157*, 193-505.
Greenson, R. R. (1967). *The technique and practice of psychoanalysis* (Vol. 1). Madison, CT: International Universities Press.
Griffin, D. W., & Bartholomew, K. (1994). The metaphysics of measurement: The case of adult attachment. In K. Bartholomew & D. Perlman (Eds.), *Advances in personal relationships: Vol. 5. Attachment processes in adulthood* (pp.17-52). London: Jessica Kingsley.
Hofmann, S. G., Barlow, D. H., Papp, L. A., Detweiler, M. F, Ray, S. E., Shear, M. K., et al. (1998). Pretreatment attrition in a comparative treatment outcome study on panic disorder. *American Journal of Psychiatry, 155*, 43-47.
Hofmann, S. G., Rief, W., & Spiegel., D. A. (2010). Psychotherapy for panic disorder. In D.

J. Stein, E. Hollander, & B. Rothbaum (Eds.), *Textbook of anxiety disorders* (pp. 417-433). Arlington, VA: American Psychiatric Press.

Hofmann, S. G., & Smits, J. A. (2008). Cognitive-behavioral therapy for adult anxiety disorders: A meta-analysis of randomized placebo-controlled trials. *Journal of Clinical Psychiatry, 69* (4), 621-632.

Huppert, J. D., & Sanderson, W. C. (2010). Psychotherapy for generalized anxiety disorder. In D. J. Stein, E. Hollander, & B. Rothbaum (Eds.), *Textbook of anxiety disorders* (pp.219-238). Arlington, VA: American Psychiatric Press.

Jacobs, T. (1986). On countertransference enactments. *Journal of the American Psychoanalytic Association, 34,* 289-307.

Kagan, J., Reznick, J. S., Snidman, N., Johnson, M. O., Gibbons, J., Gersten, M., et al. (1990). Origins of panic disorder. In J. Ballenger (Ed.), *Neurobiology of panic disorder* (pp. 71-87). New York: Wiley.

Kaplan, D. M. (1972). On shyness. *International Journal of Psychoanalysis, 53,* 439-454.

Katon, W. (1996). Panic disorder: Relationship to high medical utilization, unex-plained physical symptoms, and medical costs. *Journal of Clinical Psychiatry, 57* (Suppl. 10), 11-18.

Kernberg, O. F. (2006). The pressing need to increase research in and on psychoanalysis. *International Journal of Psychoanalysis, 87,* 919-926.

Kessler, R. C., Berglund, P., Demler, O., Jin, R., Merikangas, K. R., & Walters, E. E. (2005). Lifetime prevalence and age-of-onset distributions of *DSM-IV* disorders in the National Comorbidity Survey Replication. *Archives of General Psychiatry, 62,* 593-602.

Kessler, R. C., Sonnega, A., Bromet, E., Hughes, M., & Nelson, C. B. (1995). Posettraumatic stress disorder in the National Comorbidity Survey. *Archives of General Psychiatry, 52,* 1048-1060.

Klass, E. T., Milrod, B. L., Leon, A. C., Kay, S. J., Schwalberg, M., Li, C., et al. (2009). Does interpersonal loss preceding panic disorder onset moderate response to psychotherapy? An exploratory study. *Journal of Crinical Psychiatry, 70,* 406-411.

Klein, D. F., & Gorman, J. M. (1987). A model of panic and agoraphobic development. *Acta Psychiatrica Scandinavica, 335*(Suppl.), 87-95.

Klein, M. (1948). A contribution to the theory of anxiety and guilt. *International Journal of Psychoanalysis, 29,* 114-123.

Kocsis, J., Gerber, A., Milrod, B., Roose, S. P., Barber, J., Thase, M. E., et al. (2010). A new scale for assessing the quality of randomized clinical trials of psychotherapy. *Comprehensive Psychiatry, 51,* 319-324.

Koenen, K. C., Moffitt, T. E., Poulton, R., Martin, J., & Caspi, A. (2007). Early childhood factors associated with the development of post-traumatic stress disorder: Results from a longitudinal birth cohort. *Psychological Medicine, 37,* 181-192.

Krupnick, J. L., & Horowitz, M. J. (1981). Stress response syndromes: Recurrent themes. *Archives of General Psychiatry, 38*(4), 428-435.

Krystal, H. (1988). *Integration and self-healing: Affect, trauma, alexithymia.* Hillsdale, NJ: The Analytic Press.

Kudler, H. S., Blank, A. S., & Krupnick, J. L. (2004). Psychodynamic therapy. In E. B. Foa, T. M. Keane, & M. J. Friedman (Eds.), *Effective treatments for PTSD* (pp. 176-198). New York: Guilford.

LeDoux, J. (2002). *Synaptic self.* New York: Penguin Books.

Lee, S. (Director). (2006). *When the levees broke: A requiem in four acts* [Television series]. New York: HBO.
Leon, A. C. (2007). The revised warning for antidepressants and suicidality: Unveiling the black box of stastical analyses. *American Journal of Psychiatry, 164,* 1786-1789.
Leonard, H. L., & Rapoport, J. L. (1989). Anxiety disorders in childhood and adolescence. In A. Tasman, R. E. Hales, & A. J. Frances (Eds.), *Review of psychiatry* (Vol. 8). Washington, DC: Amreican Psychiatric Press.
Lewin, B. D. (1952). Phobic symptoms and dream interpretation. *Psychoanalytic Quarterly, 21*(3), 295-322.
Lindy, J. (1996). Psychoanalytic psychotherapy of posttraumatic stress disorder: The nature of the therapeutic relationship. In B. van der Kolk, A. McFarlane, & L. Weisaeth (Eds.), *Traumatic stress: The effects of overwhelming experience on mind, body, and society* (pp.525-536). New York: Guilford.
Lipsitz, J. D., & Marshall, R. D. (2001). Alternative psychotherapy approaches for social anxiety disorder. *Psychiatric Clinics of North America, 24,* 817-829.
Luyten, P., Blatt, S. J., & Corveleyn, J. (2006). Minding the gap between positivism and hermeneutics in psychoanalytic research. *Journal of the American Psychoanalytic Association, 54,* 571-610.
Malan, D. H. (1979). *Individual psychotherapy and the science of psychodynamics*. London, Butterworth.
Marks, I. M., Swinson, R. P., Basoglu, M., Kuch, K., Noshirvani, H., O'Sullivan, G., et al. (1993). Alprazolam and exposure alone and combined in panic disorder with agoraphobia. *British Journal of Psychiatry, 162,* 776-787.
McGrath, P. J., Robinson, D., & Stewart, J. W. (1985). Atypical panic attacks in major depression [Letter to the Editor]. *American Journal of Psychiatry, 142,* 1224.
Mennin, D. S., Heimberg, R. G., Turk, C. L., & Fresco, D. M. (2005). Preliminary evidence for an emotion dysregulation model of generalized anxiety disorder. *Behaviour Research and Therapy, 43*(10), 1281-1310.
Milrod, B. (1996). Anxiety as symptom and signal [Review.]. *International Journal of Psychoanalysis, 77,* 850-853.
Milrod, B. (2007). Emptiness in agoraphobia patients. *Journal of the American Psychoanalytic Association, 55,* 1007-1026.
Milrod, B. L., & Busch, F. N. (2003a). Epilogue to Psychoanalytic research: Current issues and controversies. *Psychoanalytic Inquiry, 23,* 405-408.
Milrod, B. L., & Busch, F. N. (2003b). Prologue to Psychoanalytic research: Current issues and controversies. *Psychoanalytic Inquiry, 23,* 211-217.
Milrod, B., Busch, F., Cooper, A. M., & Shapiro, T. (1997). *Manual of panic-focused psychodynamic psychotherapy*. Washington, DC: American Psychiatric Press.
Milrod, B., Leon, A. C., Barber, J. P., Markowitz, J. C., & Graf, E. (2007). Do comorbid personality disorders moderate panic-focused psychotherapy? An exploratory examination of the APA practice guideline. *Journal of Clinical Psychiatry, 68,* 885-891.
Milrod, B., Leon, A. C., Busch, F., Rudden, M., Schwalberg, M., Clarkin, J., et al. (2007). A randomized controlled clinical trial of psychoanalytic psychotherapy for panic disorder. *American Journal of Psychiatry, 164,* 265-272.
Milrod, B., Leon, A. C., & Shear, M. K. (2004). Can interpersonal loss events precipitate

panic disorder? [Letter to Editor]. *American Journal of Psychiatry, 161,* 758-759.

North, C. S., Suris, A. M., Davis, M., & Smith, R. P. (2009). Toward validation of the diagnosis of posttraumatic stress disorder. *American Journal of Psychiatry, 166,* 34-41.

Otte, C., Neylan, T. C., Pole, N., Metzler, T., Best, S., Henn-Haase, C., et al. (2005). Association between childhood trauma and catecholamine response to psychological stress in police academy recruits. *Biological Psychiatry, 57,* 27-32.

Parker, G. (1979). Reported parental characteristics of agoraphobics and social phobics. *British Journal Psychiatry, 135,* 555-560.

Pecknold, J. C., Swinson, R. P., Kuch, K., & Lewis, C. P. (1988). Alprazolam in panic disorder and agoraphobia: results from a molticenter trial. III: Discontinuation effects. *Archives of General Psychiatry, 45,* 429-436.

Perry, S., Cooper, A. M., & Michels, R. (1987). The psychodynamic formulation: Its purpose, structure, and clinical application. *American Journal of Psychiatry, 144,* 543-550.

Pollack, M. H., Smoller, J. W., Otto, M. W, Hoge, E., & Simon, E. (2010). Phenomenology of panic disorder. In D. J. Stein, E. Hollander, & B. Rothbaum (Eds.), *Textbook of anxiety disorders* (pp.399-416). Arlington, VA: American Psychiatric Press.

Pollock, C., & Andrews, G. (1989). Defense styles associated with specific anxiety disorders. *American Journal of Psychiatry, 146,* 1500-1502.

Pontoski, K. E., Heimberg, R. G., Turk, C. L., & Coles, M. E. (2010). Psychotherapy for social anxiety disorder. In D. J. Stein, E. Hollander, & B. Rothbaum (Eds.), *Textbook of anxiety disorders* (pp.501-521). Arlington, VA: American Psychiatric Press.

Resnick, H. S., Yehuda, R., Pitman, R. K., & Foy, D. W. (1995). Effect of previous trauma on acute plasma cortisol level following rape. *American Journal of Psychiatry, 152,* 1675-1677.

Rosenbaum, J. F., Biederman, J., Gersten, M., Hirshfeld, D. R., Meminger, S. R., Herman, J. B., et al. (1988). Behavioral inhibition in children of parents with panic disorder and agoraphobia. *Archives of General Psychiarty, 45,* 463-470.

Rosenbaum, J. F., Biederman, J., Hirshfeld, D. R., Bolduc, E. A., Faraone, S. J., Kagan, J., et al. (1991). Further evidence of an association between behavioral inhibition and anxiety disorders: Results from a family study of children from a non-clinical sample. *Journal of Psychiatric Research, 25,* 49-65.

Roy-Byrne, P. P., Geraci, M., & Uhde, T. W. (1986). Life events and the onset of panic disorder. *American Journal of Psychiatry, 143,* 1424-1427.

Rudden, M., Busch, F. N., Milrod, B., Singer, M., Aronson, A., Roiphe, J., et al. (2003). Panic disorder and depression: A psychodynamic exploration of comorbidity. *International Journal of Psychoanalysis, 84,* 997-1015.

Rudden, M., Milrod, B., Meehan, K. B., & Falkenstrom, F. (2009). Symptom-specific reflective functioning: Incorporating psychoanalytic measures into clinical trials. *Journal of the American Psychoanalytic Association, 57,* 1473-1478.

Rudden, M., Milrod, B., Target, M., Ackerman, S., & Graf, E. (2006). Reflective functioning in panic disorder patients: A pilot study. *Journal of the American Psychoanalytic Association, 54,* 1339-1343.

Sandler, J., Kennedy, H., & Tyson, R. L. (1980). *The technique of child psychoanalysis.* Cambridge, MA: Harvard University Press.

Sarles, R. (2004). *Letter from the Academy of Child and Adolescent Psychiatry to the*

FDA. Retrieved from *http://www.aacap.org/Announcements/antidepressents.htm*
Shapiro, T. (1992). The concept of unconscious fantasy. *Journal of Clinical Psychoanalysis, 1*, 517-524.
Shear, M. K., Cooper, A. M., Klerman, G. L., Busch, F. N., & Shapiro, T. (1993). A psychodynamic model of panic disorder. *American Journal of Psychiatry, 150*, 859-866.
Shear, M. K., & Maser, J. D. (1994). Standardized assessment for panic disorder research: A conference report. *Archives of General Psychiatry, 51*, 346-354.
Sholomskas, D. E., Syracuse-Siewart, G., Rounsaville, B. J., Ball, S. A., Nuro, K. F., & Carroll, K. M. (2005). We don't train in vain: A dissemination trial of three strategies of training clinicians in cognitive-behavioral therapy. *Journal of Consulting and Clinical Psychology, 73*, 106-115.
Silove, D. (1986). Perceived parental characteristics and reports of early parental deprivation in agoraphobic patients. *Australian and New Zealand Journal Psychiatry, 20*(3), 365-369.
Subic-Wrana, C., Knebel, A., & Beutel, M. E. (2010). *The Mainz PFPP study: A RCT comparing a psychodynamic and a cognitive behavioral short term psychotherapy for panic disorder*. Panel presentation at Society for Psychotherapy Research, Asilomar, CA.
Twaite, J. A., & Rodriguez-Srednicki, O. (2004). Childhood sexual and physical abuse and adult vulnerability to PTSD: The mediating effects of attachment and dissociation. *Journal of Child Sexual Abuse, 13*, 17-38.
Tyson, P. (1996). Termination of psychoanalysis and psychotherapy. In E. Nersessian & R. G. Kopff, Jr. (Eds.), *Textbook of psychoanalysis* (pp. 501-524). Washington, DC: American Psychiatric Press.
Van Ameringen, M., Mancini, C., Patterson, B., Simpson, W., & Truong, C. (2010). Pharmacotherapy for generalized anxiety disorder. In D. J. Stein, E. Hollander, & B. Rothbaum (Eds.), *Textbook of anxiety disorders* (pp.193-218). Arlington, VA: American Psychiatric Press.
Viederman, M., & Perry, S. W. (1980). Use of a psychodynamic life narrative in the treatment of depression in the physically ill. *General Hospsral Psychiatry, 3*, 177-185.
Vinnars, B., Barber, J. P., Norén, K., Gallop, R., & Weinryb, R. M. (2005). Supportive-expressive psychotherapy in personality disorders: An outpatient randomized controlled trial. *American Journal of Psychiatry, 162*, 1933-1940.
Weiss, D. S., & Marmar, C. R. (1993). Teaching time-limited dynamic psychotherapy for post-traumatic stress disorder and pathological grief. *Psychotherapy Research, 30*, 587-591.
Weissman, M. M., Leckman, J. F., Merikangas, K. R., Gammon, G. D., & Prusoff, B. A.(1984). Depression and anxiety disorders in parents and children. *Archives of General Psychiatry, 41*, 845-852.
Wu, E. Q., Birnbaum, H. G., Shi, L., Ball, D. E., Kessler, R. C., Moulis, M., et al. (2005). The economic burden of schizophrenia in the United States in 2002. *Journal of Clinical Psychiatry, 66*, 1122-1129.
Zerbe, K. J. (1994). Uncharted waters: Psychodynamic considerations in the diagnosis and treatment of social phobia. *Bulletin of the Menninger Clinic, 58*(2, Suppl. A), A3-A20.
Zetzel, E. (1956). Current concepts of transference. *International Journal of Psychoanalysis, 37*, 369-375.

訳者あとがき

　私が心理士として働いている病院臨床の現場では，本書で取り上げられているパニック症をはじめとした不安症や心的外傷後ストレス障害に対する心理社会的介入として認知行動療法が第一選択として実施されている。その理由は，エビデンスが示されているということだけではなく，15回前後という比較的短期間の中で構造化された治療を提供する点にもある。また，認知行動療法は心理教育やスキル訓練といったより短期の心理社会的介入と組み合わせることや，グループ療法として複数の対象者にプログラムを提供することも可能である。病院臨床では効率性や柔軟性が求められる面が少なからずあり，認知行動療法はそのニーズに応えやすいといえる。私は臨床現場に出るようになってからセミナーやスーパーヴィジョンを受けつつ精神分析的理解に基づいた心理臨床実践を行ってきたが，病院臨床のセッティングでは精神分析療法または精神分析的精神療法を導入することのハードルは高い。一人に対して回数を定めずに長期にわたり治療の枠組みを維持することが難しいためである。そういった点からも，本書のパニック焦点型精神力動的心理療法－応用領域（PFPP-XR）を紹介する意義は大きいと思われる。プログラムのトレーニングをどのように受けるか，一般的には多くても週1回の頻度でセッションが行われている中で週2回のセッションをどのように実施するかなど，本邦でPFPP-XRを実施するにあたっての課題はいくつかあるが，3カ月間で24回のセッションを実施するという枠組みは，さまざまな機関で導入の可能性を現実的に検討する余地を持たせるのではないか。また，本書は"マニュアル"として各治療段階や疾患ごとに典型的に扱われるテーマを示している。このような治療を進めていくための具体的な指針が示されている点も本書の特徴といえる。パニック症とその周辺の疾患に対してPFPP-XRが介入法の選択肢の一つとして挙がるようになり，他の精神分析的臨床実践への理解や関心の高まりにもつながっていくことを期待したい。

　最後に，このような貴重な機会を与えてくださった貝谷久宣先生，引き合わ

せていただいた早稲田大学の野村忍先生，ご支援いただきました金剛出版の中村奈々氏に深く感謝申し上げます。

2015 年 8 月

鈴木　敬生

● 監訳者略歴
貝谷久宣（かいや　ひさのぶ）
名古屋市立大学医学部卒業。医療法人和楽会理事長，京都府立医科大学客員教授，医療法人和楽会パニック症研究センター代表，不安・抑うつ臨床研究会代表。

著訳書
『気まぐれ「うつ」病——誤解される非定型うつ病』（筑摩書房，2007），『社会不安障害のすべてがわかる本』（監修・講談社，2006），『適応障害のことがよくわかる本』（監修・講談社，2012），『エビデンス・ベイスト心理臨床シリーズ8　社交不安障害』（監修・金剛出版，2011），『嘔吐恐怖症——基礎から臨床まで』（監修・金剛出版，2013）．

■訳者略歴
鈴木敬生（すずき　たかお）
上智大学大学院文学研究科心理学専攻博士後期課程満期退学。国立研究開発法人国立・精神神経医療研究センター病院臨床心理士，早稲田大学大学院非常勤講師。

著訳書
著訳書
『過敏性腸症候群の認知行動療法　腸脳相関の視点から』（共訳・星和書店，2011），『子ども心理辞典』（分担執筆・一藝社，2011）

坂井俊之（さかい　としゆき）
上智大学大学院文学研究科心理学専攻博士後期課程満期退学。東京医科大学病院臨床心理士。

著訳書
『生い立ちと業績から学ぶ精神分析入門——22人のフロイトの後継者たち』（共著・創元社，2015），『フロイト技法論集』（編訳・岩崎学術出版社，2014），『米国クライン派の臨床』（共訳・岩崎学術出版社，2011）

鈴木菜実子（すずき　なみこ）
上智大学大学院総合人間科学研究科心理学専攻博士後期課程修了，博士（心理学）。上智大学総合人間科学部心理学科　特別研究員

著訳書
『嘘の心理学』（分担執筆・ナカニシヤ出版，2013），『フロイト技法論集』（編訳・岩崎学術出版社，2014）

パニック症と不安症への精神力動的心理療法

2015年12月1日印刷
2015年12月10日発行

編 者　フレデリック・N・ブッシュ
　　　　バーバラ・L・ミルロッド
　　　　メリアン・B・シンガー
　　　　アンドリュー・C・アロンソン

監訳者　貝谷久宣

発行人　立石正信

発行所　株式会社　金剛出版
　　　　〒112-0005　東京都文京区水道1-5-16
　　　　電話 03-3815-6661　振替 00120-6-34848

装　丁　本間公利・北村　仁
印刷・製本　音羽印刷

ISBN978-4-7724-1431-9 C3011　　　Printed in Japan ⓒ 2015

嘔吐恐怖症
基礎から臨床まで

［監修］=貝谷久宣　［編］=野呂浩史

●A5判　●並製　●280頁　●定価 **4,200**円＋税
● ISBN978-4-7724-1286-5 C3011

発症メカニズムを理解し
クライエント・ニーズ主体の治療へつなぐ
「世界初の嘔吐恐怖症モノグラフ」！

認知行動療法・薬物療法併用ガイドブック
エビデンスベイスト・アプローチ

［著］=ドナ・M・スダック　［監訳］=貝谷久宣

●A5判　●並製　●270頁　●定価 **3,800**円＋税
● ISBN978-4-7724-1329-9 C3011

セラピストと医師の共同治療によって，
各種精神疾患への認知行動療法と
薬物療法の併用療法を導入するための
ヒントが満載のガイドブック。

精神分析的心理療法
実践家のための手引き

［著］=ナンシー・マックウィリアムズ
［監訳］=狩野力八郎　［訳］=妙木浩之他

●A5判　●上製　●384頁　●定価 **5,400**円＋税
● ISBN978-4-7724-1096-0 C3011

精神分析的心理療法とは何か？を
「治療の定義」「セラピストの姿勢」
「クライエントの準備」など，
多次元的視点から説明する。